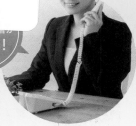

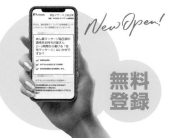
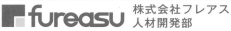

MONTHLY SNAPSHOT

今月のスナップショット

特別企画1

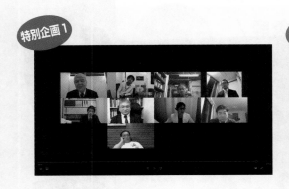

岡部系の経絡治療学会から分派して誕生した井上系の一つである日本鍼灸研究会。両会が「ツボの選び方」を下地に激論を交わした（→p.27）

業界ニュース

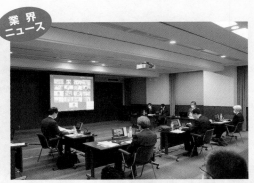

4月22日、第17回柔道整復療養費検討専門委員会が開催。今回、新型コロナウイルス感染症の拡大防止のため、Web会議が導入された（→p.157）

特別寄稿集

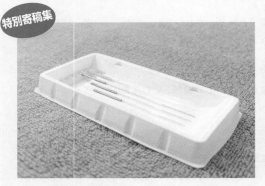

1月号、2月号の連動企画「ツボの選び方」の続編、特別寄稿集「私の『ツボの選び方』」に登場する整動協会、栗原誠氏の道具。特別な治療器具は使用しない（→p.42）

特別寄稿集

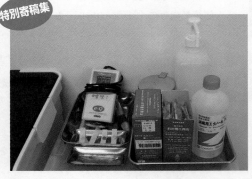

日本はり医学会のワゴンの上段。写真左にある磁石は診察器具の奇経テスター。中央の前田豊吉商店寸3-1番銀鍼は基本的に生気の不足を補う（→p.58）

学び方伝え方

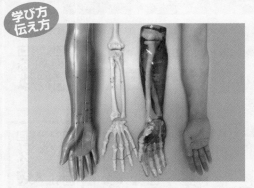

小川一氏（花田学園日本鍼灸理療専門学校）は実寸大で透過型の経穴認知3Dモデル（左から3つ目）による経穴内部の可視化に挑戦。素材はアクリル樹脂（→p160）

プレゼント

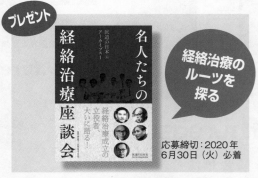

経絡治療のルーツを探る

応募締切：2020年6月30日（火）必着

特別企画1にあわせて『医道の日本アーカイブ1 名人たちの経絡治療座談会』を抽選で4名様に。巻末愛読者はがきか医道の日本Webサイトよりご応募ください

「無意識の緊張」に気づかせてくれた

私は幼い頃から絵を描くことが好きで、小学校高学年にしてすでに肩こりがありました。年々肩こりは悪化し、美大受験のため画塾に通うようになって以降、右手は常に腱鞘炎を抱えています。

8年前に、初めて「医道の日本」誌でイラストのお仕事をさせていただく機会がありました。その際に、担当の編集者さんに「鍼は痛くないですよ」と教えてもらったので、思い切って鍼灸治療を受けてみました。マッサージだけよりも圧倒的に即効性を感じ、肩こりの改善のみならず、身体全体が軽くなりました。それ以降、鍼が大好きになりました！

今は1〜2カ月に1回のペースで、定期的に鍼灸院に通っています。顔への美容鍼、アロママッサージも好きです。顔も知らないうちにこっているんだなと感じます。

日常生活のなかでも「無意識の緊張」がいろいろあるような気がします。その緊張に気づき、身体をゆるめてリラックスさせてくれる。そんな鍼灸師さんに、いつも感謝しています。

オオスキ トモコ

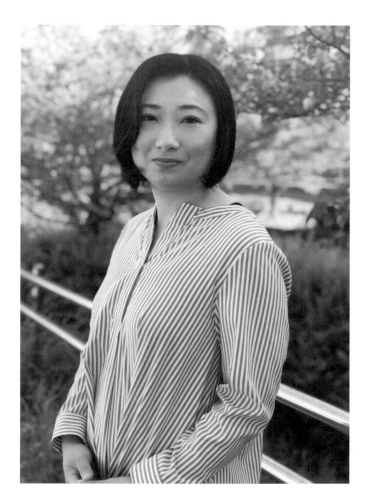

オオスキ・トモコ　イラストレーター。熊本県生まれ。兵庫県神戸市在住。2002年、武蔵野美術大学造形学部基礎デザイン学科卒業。『温灸読本』（宮川浩也著、医道の日本社）のほか、「栄養と料理」（女子栄養大学出版部）連載「機能性成分のひみつ」、日経DUAL（日経BP）連載「これって教育虐待? 愛しているのにまさか私が?」、「朝日新聞EduA」（朝日新聞社）連載「Editor's Talk」などでイラストを担当。

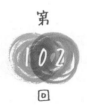

第
102
回

紫河車

帝京平成大学 薬学博士　鈴木達彦

植物画：みやしたはんな
本文イラスト：シュクヤフミコ

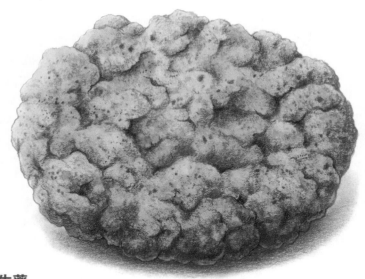

● ヒト由来、胎盤を用いる生薬

　生薬の多くは植物を由来とするが、本連載で紹介してきたように、鉱物、動物由来の生薬も存在する。『本草綱目』では収載する生薬を、上品、中品、下品と分ける伝統的な本草書の三品分類を改めて、自然分類を採用し、鉱物のような無機物からはじめ、植物由来、次いで虫、魚介類、獣類などの動物生薬、そして最後はヒト由来の生薬を並べている。植物由来の生薬と比すれば圧倒的に数は少ないが、毛髪や排泄物をはじめ、あらゆるものを利用しており、中国伝統医学の奥深さを感じさせる。

　紫河車は後産、ヒトの胎盤を用いた生薬であり、代表的なヒト由来の生薬である。近年ではプラセンタという名称でも知られている。各種ポリペプチドや、多糖類、ホルモンを含んでおり、女性のホルモンバランスの改善や、抗体を含むことから免疫機能の改善があるとされる。また、補血、強精作用が期待される。

● 胎児の先にある混沌

　紫河車は『本草綱目』では「人胞」として収載されており、別名に、紫河車のほか、「胞衣」や「混沌衣」などが挙げられる。「混沌」は老荘思想において「道」と同一視されることもあり、本草書においては紫河車の「河車」も道家思想に基づくものとされている。

　混沌は陰陽が生じる前の段階にあり、混沌から生じた陰陽は、次いで森羅万象、あらゆる事象に展開される。生命の誕生において、母体から出生したときの男女の性別の違いは、はじめに生じる陰陽の分化である。出生児にはヘソの緒がついており、それをたどっていくと胎盤があり、

胎盤は男女の陰陽が定まる前に生じている混沌に値する存在である。

　経脈においては、胎盤からつながるヘソの正中線には任脈が通っている。督脈、任脈などの奇経には、多様な解釈がなされるが、体幹を一周して流れる任脈と督脈については、小周天として道家的な見方をとることが可能である。一般的な経脈の循環は、十二正経で考える。手の太陰肺経から始まり、手から足、陰経から陽経へと五臓六腑に関連づけられてめぐる道筋である。十二正経は、陰陽はもとより十干十二支、五行説を介して、時間の概念や五臓六腑、ありとあらゆる事象に展開を示す過程に位置づけられる。任脈と督脈に陰陽の関係はあろうが、ヘソや丹田を中心として任脈、督脈の流れをみるときには、高度に整理された十二正経に比すれば未分化で根源的な生命の営みにかかわる経脈の流れととらえることができる。

　胎盤である紫河車は、ヘソにつながっていたものであり、生命の根源的な営みに寄与する任脈、督脈の機能を賦活させる。また、胎児につながる道筋の上流にあり、陰陽、そしてさらなる分化へ促すはたらきを兼ね備えているといえよう。

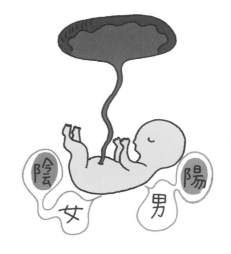

生命を形成する精微な動き

　混沌は道家的な解釈がされることが多いが、根源的なものが次第に分化していくという概念は、中国思想のそこかしこに存在している。今日明らかになっている、生命が1つの細胞から形成される生理現象に不思議と重なっている。

　紫河車はホルモン様作用を持つとして、更年期疾患など婦人科系疾患に用いられる。混沌である胎盤から、男女に分かれるまで、1つの細胞から増殖、分化していき、さまざまな器官へと分化していく過程には、極めて精微な生理現象が関与している。生薬となる植物にも、各々の性質として陰陽や気の性質、五臓六腑に結び付けられているが、1つの生物として高度に分化されたあとの存在である。紫河車は任脈を介して、ほかの生薬にはできないような、生命が形成される際にみられる微細な活動を助けることができる。混沌から陰陽への分化を促す紫河車は、ホルモンのバランスの変化や転換にも寄与することができる。

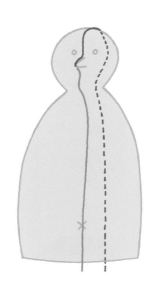

　婦人の月経周期や更年期に起こるホルモンの変化は当然明らかになっていて、ホルモン療法は理にかなっているといえる。ただし、問題の大部分は解決し得るとしても、生命の根源にかかわる部分の調節は難しいこともあるだろう。ヒト由来など、からだに直接的にはたらきかける生薬は、それ自体にある微細なはたらきを無視してしまいがちである。生薬を用いた治療に限らず、からだの精微な営みに寄り添うのは、伝統医学の大きな使命の一つであろう。

F ファシア

－その存在と知られざる役割－

定価：本体4,500円＋税
B5判／165頁

新刊

著：David Lesondak　監訳：小林只

訳者（五十音順）：浅賀亮哉、今北英高、鵜川浩一、木村裕明、黒沢理人、鈴木茂樹、須田万勢、銭田智恵子、銭田良博、谷掛洋平、並木宏文、渡邉久士
協力：一般社団法人日本整形内科学研究会（JNOS）

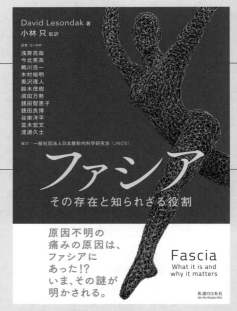

David Lesondak 著
小林只 監訳

訳者（五十音順）
浅賀亮哉
今北英高
鵜川浩一
木村裕明
黒沢理人
鈴木茂樹
須田万勢
銭田智恵子
銭田良博
谷掛洋平
並木宏文
渡邉久士

協力　一般社団法人日本整形内科学研究会（JNOS）

ファシア
その存在と知られざる役割

原因不明の
痛みの原因は、
ファシアに
あった!?
いま、その謎が
明かされる。

Fascia
What it is and
why it matters

医道の日本社

原因不明の痛みや機能不全が、「ファシア」抜きで語れなくなってきた。

「筋膜（myofascia）」と似て非なるといわれつつ、長い間、解剖学的に「不活性」「不要」とされていた体組織、「ファシア（Fascia）」。2018年の国際疾病分類・第11回改訂版（ICD-11）で、この正式名称を授けられ、医療者や治療家にとどまらず、幅広い層からさらに注目を集めている。ファシアが運動器だけでなく内科・泌尿器科・婦人科・耳鼻咽頭科・眼科・麻酔科などのあらゆる分野で、これまで原因不明とされてきた病態と関係する可能性についても、さらなる研究が進んでいる。

本書ではファシアの医学界における歴史を掘り起こしながら、現時点で明らかになっているその形態や機能について、全身の連続性というマクロの視点から、細胞レベルというミクロの視点までを横断的にまとめている。そして、世界中で展開されているファシアを対象とした鍼や徒手療法についての解釈、未来の治療へのヒントを与えてくれる。日本発のファシアリリース治療「エコーガイド下ファシア・ハイドロリリース」を考案した木村裕明医師と小林只医師らを中心に、一般社団法人日本整形内科学研究会（JNOS）主要メンバーの熟考された監訳により、ファシアの世界の核から触れられる1冊！

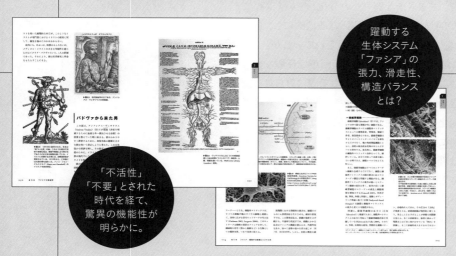

パドヴァから来た男

躍動する
生体システム
「ファシア」の
張力、滑走性、
構造バランス
とは？

「不活性」
「不要」とされた
時代を経て、
驚異の機能性が
明らかに。

主な内容

- 躍動する組織とシステム系
- マクロとミクロの関連
- ファシアと解剖学
- ファシアと神経系システム
- ファシアと脳
- ファシアと臓器
- ファシアの病態を評価する
- ファシアを対象とした治療方法

医道の日本社

フリーダイヤル **0120-2161-02**　Tel.**046-865-2161**　ご注文FAX.**046-865-2707**
1回のご注文1万円（税込）以上で梱包送料無料〈1万円未満：梱包送料880円（税込）〉

医道の日本 CONTENTS
VOL.79 NO.6 2020年6月

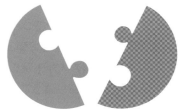

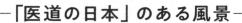

読者を訪ねて
──「医道の日本」のある風景──

第14回

なかまる東洋はり灸院・整骨院
大倉山公園前はりきゅう治療室（ともに神奈川県横浜市）

HERE

◀ なかまる東洋はり灸院・整骨院の院長中丸一洋氏と、受付を手伝う素敵な笑顔の妻、順子氏

今回は、新型コロナウイルス感染拡大の影響でオンラインにて取材を行った。写真提供：中丸一洋

「大学生の頃、バックパックを背負って海外を旅行したり、トルコやインドでボランティア活動に参加していたため、青年海外協力隊が身近な存在でした」という鍼灸マッサージ師・柔道整復師の中丸一洋氏。広告代理店に就職して3年、意を決して青年海外協力隊に応募。赴任先での生活と、鍼灸との出会いが人生の岐路となった。

🌿 タンザニアで出会った鍼灸マッサージ

中丸一洋氏は2003年から2年半の間、青年海外協力隊としてアフリカのタンザニアに赴任。途上国での生活を通して、人と人とのつながりの大切さを学んだという。

「昔の日本もそうだったのかもしれませんが、タンザニアでは、近所の人同士が料理をおすそ分けし合ったり、子守りを互いに手伝ったりしており、よい意味で『密』な、つながりのある社会を肌で感じました。そして自分も将来、身近な仲間や地域の人々と親密な関係性を築き、そのコミュニティのなかで役立ちながら年齢を重ねていきたいと思いました」

タンザニアには、中国人、韓国人が開業する鍼灸院が多数あるそうだ。中丸氏は、現地で長年ホテルを経営する日本人に誘われ、治療院を訪れたことがきっかけとなり東洋医学や鍼灸マッサージに興味を持つ。

「治療院には急性や慢性の痛みや内臓疾患、脳梗塞など、さまざまな症状に悩む人が来院していました。この仕事ならば、困っている人々に寄り添うことができると考え、帰国をした

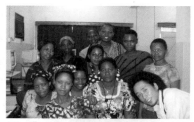

タンザニアの職業訓練校の生徒と中丸氏。1年の約半分が停電している環境だったため、パソコンを使う実技講習に大変苦労したという

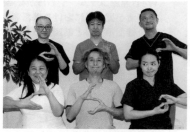

中丸氏（中央下）と、大倉山公園前はりきゅう治療室のスタッフ（現在は1人増員して6人）。互いの臨床経験を生かし、治療法や疾患の知識を共有し合っている

ら専門学校に通おうと決めました」

🌾 2つの治療院で社会のネットワークを構築

　中丸氏は2009年に呉竹鍼灸柔整専門学校を卒業。鍼灸マッサージ師の免許を取得後、院長が中国人の鍼灸整骨院に就職し、さらに東洋医学への興味を深める。そこで、骨折や麻痺などで来院できない患者に対する治療の必要性を感じ、院長に掛け合って往療部門を立ち上げる。2012年に独立し、往療専門で大倉山公園前はりきゅう治療室を開業した。

　「次第に患者さんが増えていき、スタッフを雇用しました。当院のスタッフと私の立場はあくまで対等で『鍼灸師による往療のネットワーク』のようなイメージです。信頼できる鍼灸仲間同士がつながって、互いに高め合う場として考えています」

　現在、スタッフは6人。別の治療院と掛け持ちをしている鍼灸師もおり、目標やライフスタイルに合わせて働いている。

　2019年末、中丸氏は往療範囲の中心地である横浜市神奈川区六角橋に、なかまる東洋はり灸院・整骨院を開業した。こちらは店舗を構えており、現在は中丸氏が1人で治療を行っている。往療では疾患の治療やリハビリが中心となるのに対し、治療院では経絡治療をベースに、不定愁訴にも対応している。

　「往療で診ている患者さんのご家族から、『自分も鍼を受けてみたい』という声をよくいただいていました。そういった方の受け皿として自費診療メインの治療院を開業しました。患者さんの周囲の方々に対して、そのときに必要なケアを提供することも『密』な関係性の構築になると思います。往療と治療院の両立で、当院が地域の人々同士をつなぐネットワークの一つとして機能していくことを目指しています」

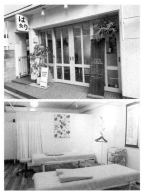

なかまる東洋はり灸院・整骨院の外観と治療室。清潔感のある白を基調とし、照明や小物でアットホームな雰囲気を演出している。1人体制のため、できるだけ予約時間が重ならないように調整して、2台のベッドを交互に使って治療を行っている

● 読者の治療院情報 ●

名称　なかまる東洋はり灸院・整骨院

住所　横浜市神奈川区西神奈川3-9-6 1F

アクセス　東急東横線「白楽」駅より徒歩5分／横浜市営バス「六角橋」より徒歩2分

受付時間　9:00～12:30、14:00～18:00（18時以降は完全予約制）

休診日　日・祝日
火曜日は往療のため休み

スタッフの人数　1人

ベッド数　2台

開業年　2019年

読者が選ぶこの一冊！

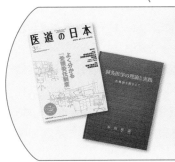

『医道の日本』2019年3月号（医道の日本社）
『鍼灸医学の理論と実践 ～食養論を踏まえて～』（本田維道、自費出版）

「受領委任制度について知りたく、8年ぶりに定期購読を開始した1冊です。経絡治療については、「はり一本、もぐさ一ひねり」の治療を体現している本田維道先生の書籍で興味を持ちました。経絡治療の入門書、食養生の参考書としておすすめです」

あはきの
教育現場の今

（第6回） 学校法人花田学園 日本鍼灸理療専門学校

創立64年。知の蓄積にみる底力

文・写真：編集部

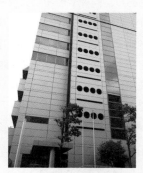

新型コロナウイルス感染症の拡大防止のため、文部科学省は2020年3月2日より全国の教育機関に休校要請を発した。あはき師養成施設においても、学生が学校に通うという当たり前の風景が消えた。オンライン授業への切り替えに追われる学校も多い。今回紹介する日本鍼灸理療専門学校は5月31日まで休校の措置をとった。取材は2019年10月に行ったものである。

▲ 東京都心、渋谷区にある日本鍼灸理療専門学校の外観

✏ あいさつから始まる

午前8時40分。日本鍼灸理療専門学校の校舎玄関前に、同校校長の櫻井康司氏が立っていた。登校する学生一人ひとりに「おはよう」と声をかけている。同校の教員に聞いたところ、校長就任当初から続けている櫻井氏の姿勢だという。

「学生には、あいさつをされたらあいさつを返す、その際はヘッドフォンや帽子は外す、といった人として当たり前のことができるように、始業式のときに伝えています」と櫻井氏。学生一人ひとりの顔を見てあいさつをする時間は、櫻井氏にとって「診察眼が養われる時間でもある」とのこと。

日本鍼灸理療専門学校の前身は日本中央鍼灸専門学校であった。東京高等柔道整復学校（現・日本柔道整復専門学校）とともに1956（昭和31）年、花田傳氏（1895～1982）が開

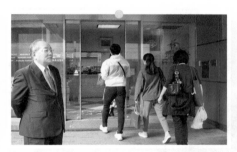

▲ 校舎玄関前で学生とあいさつをかわす櫻井康司校長（左）

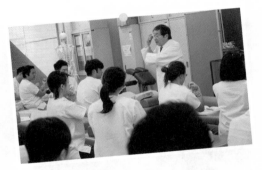

▲ 溝口秀雪氏の「あマ指実技」の様子

校した。花田傳氏といえば、第二次世界大戦後アメリカのGHQ指令によりもたらされた鍼灸存亡の危機に鍼灸師の大同団結を促したメンバーの一人。日本鍼灸師会の設立にも深くかかわり、同会の第3代会長を務めた人物である。現校長の櫻井氏は1993（平成5）年に日本柔道整復専門学校の、1997（平成9）年に日本鍼灸理療専門学校の第4代校長に就任した。

2019年4月までに同校が輩出した卒業生は9,628人。年1回は会報を発行し、同窓会も積極的に開催している。2009年に開学した東京有明医療大学は、日本鍼灸理療専門学校と同じ学校法人花田学園が運営し、共同研究や臨床研修を行うなど連携も強い。

✑ アスレティックトレーナーを育てる AT専攻科

渋谷駅から徒歩5分の好立地に加え、夜間部もある日本鍼灸理療専門学校。しかも「本科」の鍼灸あん摩マッサージ指圧科の夜間部定員は、昼間部と同じく60人。夜間部を有する全国のあはき師養成施設で最大の定員数である。「専科」の鍼灸科は昼間部、夜間部ともに30人。働きながら、あはき師の資格を取りたい社会人にとってありがたい存在といえる。

特筆すべきは、附帯教育として「アスレティックトレーナー専攻科」を設けている

ところである。公益財団法人日本スポーツ協会（JSPO）公認アスレティックトレーナー（AT）適応コース承認校であり、NPO法人日本トレーニング指導者協会認定トレーニング指導者養成校でもある。3年次から受講でき、2年コースなので入学してから最短4年であはき師とJSPO-ATを取得できる。定員は30人。授業や現場実習は月曜から土曜まで、授業料は年間26万円。卒業生には、誰もが知っているような一流アスリートに帯同するトレーナーも多い。実践力養成のためにAT専攻科のカリキュラムは中身が濃く、共通科目に加えて専門科目ではスポーツ科学、予防とコンディショニング、アスレティックリハビリテーションなどを学ぶ。現場実習は180時間。トレーナーの活動現場を見学する特別科目もある。

同専攻科学科長の溝口秀雪氏は、あはき業界のスポーツ学を牽引する重鎮。その人脈の広さと影響力の大きさは、本稿の「在校生のリア充な学び方」コーナーに登場する学生の話からも理解できるだろう。

✑ 図書室や備品にもある 伝統校の強み

学校選びに迷ったら、その学校の図書室をのぞいてみるとよい。蔵書が充実している学

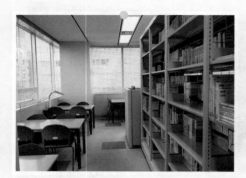
▲ 図書室。自習スペースもある

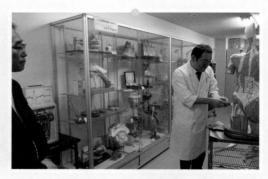
▲ 模型室には各種人体模型や顕微鏡がそろっている。左が教務部長の木戸正雄氏、右は専任教員の光澤弘氏

校は、学生時代だけでなく卒業後に論文を書いたり調べものしたりするときにも必ず強い味方となってくれる。日本鍼灸理療専門学校の図書室の蔵書は9,308冊。各種関連雑誌の定期購読数は19冊。小誌のバックナンバーも創刊号から保管され、最新号は目に留まる

ところに掲示されていた。DVDの貸し出しも行っている。

同校教務部長の木戸正雄氏は「蔵書の質と量は創立が古い学校ならではの蓄積の証でもあります」と語る。「イノベーションに走らず、むしろ基本を中心にした教育、研究、臨

在校生の
「リア充」な学び方
日本鍼灸理療専門学校本科・日本柔道専門学校柔道整復科3年生
西應唯花さん
（にしおうゆいか）

▍自転車ロードレースに魅せられて

　大学卒業後は出版社で旅行ガイドをつくる仕事をしたあと、転職して会社の事務職に携わっていました。仕事は好きでしたが、このまま続けるべきか悩んでいたとき、たまたまテレビでツール・ド・フランスの映像を見たのです。自転車ロードレーサーが急な坂道を自転車で駆け上って、その周りに観客がいる。その映像を見た瞬間に「この舞台をつくる一要素になりたい」と思いました。選手をサポートする「マッサー」という仕事があることを知り、鍼灸マッサージ師になることを決めました。

　調べてみると、花田学園の卒業生にマッサーがいたので、この学校で学ぶことにしました。7月にレースの映像を見て、9月の入学試験を受け、10月の合格発表のあと会社に退職の意向を伝え、翌年2月に退職しました。

　アスレティックトレーナー専攻科の溝口秀雪先生がマッサーの学生時代の担任だったと聞き、溝口先生にマッサーを紹介してもらい、現在はマッサーの治療院で研修を受けています。目指す人の卒業校に入学したことで、夢が一気に近くなりました。

　自転車ロードレースは外傷が多い競技です。医学の知識がなければ現場に出たとき選手や

関係者と話ができないと思います。外傷の勉強もしたかったので、最初から柔整とのダブルスクールを選びました。新カリキュラムがスタートした年の入学でもあり、周囲からは「絶対にしんどいよ」と言われましたが、今後の自分のライフプランを視野に入れ、できるだけ早く卒業して現場に出たいので、しんどいのは承知のうえです。

もともとスポーツが好きだったので、「スポーツとかかわりたい」という思いはありました。中学生のときに怪我をして、治療をしてくれたトレーナーの仕事に興味を持ち、大学時代はアメフトの試合の実況放送を担当したこともあります。

▌入学前に覚える

入学前からダブルスクールは大変だと分かっていたので、授業についていけなくなることがないように経穴名と筋骨格の基本的な名称は入学前にひととおり覚えて書けるようにしておきました。入学前の予習のおかげで学校の授業の理解も深まり、勉強がはかどりました。それまでは「肩甲骨」という名称も、それがどの骨かも知らなかったのですが……。経穴は経穴名を書いたシールを自分の身体に張ったりして覚えました。

今苦労している科目は、一般臨床論、臨床各論です。私はこれまで大きな病気をしたことがなく、病気を直接見たり体験したりする機会がなかったので、授業で見たことも聞いたこともない疾患が取り上げられると想像しづらいです。例えば「クローン病」について授業で説明があったときはネットで画像を検索したり、学校の図書室で画像を観たりしてインパクトで覚えるようにしています。ネットと図書室は画像を見るために活用しています。

教科書に書き込むのが好きなので、テスト勉強のときは教科書だけを見れば済むように全部書き込んでいます。

▌アウトプットは黒板を活用

本科の授業が終わったら、治療院で17時まで研修を受けて学校に戻り、18時からは夜間部の柔道整復科の授業に出席します。ほかの人よりも学校にいる時間が長いので、図書室や空き教室で勉強しています。ノートはつくりません。空き教室の黒板に書いて覚えます。紙に書くのが面倒くさいなと思って前を見たら黒板があり、「黒板に書けばいいんだ」と思いついたのがきっかけです。プリントに書くと捨てられなくなるし、かさばるのがいやなんです。黒板なら1回消したら残らないので、その場で覚えるようとして集中できるのかもしれません。絵は苦手ですが、思いのほかきれいに描けたときはスマホで撮影します。テスト前には黒板の前でクラスメートにプチ授業をして教えることで自分自身も覚えています。どうやら私はアウトプットして覚えるタイプのようです。

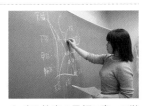

▲ 空き教室の黒板に書いて覚える

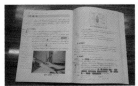

▲ 教科書に書き込むのが好き。イラストも描く。重要な語句にはマーカーを引く

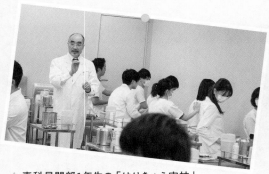

▲ 専科昼間部1年生の「はりきゅう実技」。ペアを組んでの体表観察の仕方を教える小川一氏

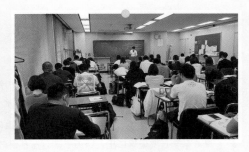

▲ 本科昼間部3年生の「はりきゅう理論」。担当教員は川瀬明子氏。生理学の観点をベースに講義を進める。小テストをこまめに行うことで60人の学生の理解度をチェック

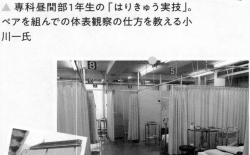

▲ 花田学園メディカルビルの3階にある附属鍼灸院の治療室。ベッドは10台

▲ 校舎から少し歩いたところにある花田学園メディカルビル

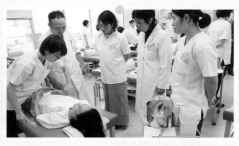

▲ 課外活動の様子。東洋医学研究班では水上祥典氏（左から2番目）が脈診とともに刺鍼のポイントをアドバイス

床の三本柱を目指しています。蔵書にもこだわりがあり、東洋医学系文献が充実しています。本校の学生は、東京有明医療大学付属図書館も利用できます」とのこと。

　模型室が設置されているのも同校の特徴だろう。各種人体模型だけでなく顕微鏡もそろえ、学生の知の探究を後押しする。

✐ カリキュラムは「診察法」を核とする

　あはき教育の現場では2018年から臨床重視の新カリキュラムとなった。単位数の増加とともに各校独自の科目も設定できる。日本鍼灸理療専門学校では、2年次の「総合領域」

に「東洋医学診察法」「西洋医学診察法」の科目を新たに設け、東西の診察法を偏りなく提供する方針をとった。「体表観察」はもちろん、そのほかのカリキュラムも「診察法」を核として構成している。その理由を教務副部長の小川一氏は次のように説明する。

　「以前のカリキュラムでは、『臨床医学総論』は西洋医学に重点が置かれ、『東洋医学概論』は概論にとどまっていました。診察法は教員が個々の授業で教えるかたちでしたが、カリキュラム改正に伴い当校の教員間で話し合い、『学生の診察力を強化する』という明確な目標を設定しました。臨床現場では常に診察力が問われます。ただ単に教育内容を拡張したのではなく、今までやってきたことを

よりクリアに再分類と関連付けを行い、整理をした結果です」

診察力を強化することで臨床実習がより充実する。学生は座学で得た診察法を、臨床実習で確認することができる。

新カリキュラムを実施して2年。手ごたえはどうか。

「臨床実習の時間自体が増えたので、厚みが増しているのは当然なのですが、当校のカリキュラムはかなりつくり込んだ内容なので、間違いなく学生のスキルは上がっています」と小川氏。木戸氏も「1年次から附属鍼灸院で臨床実習ができるようにしています。早い段階から臨床の現場で実際の患者様をみる機会があり、その後の外部実習も含めて臨床能力向上を目標とした内容を積み重ねているので、学生自身も力をつけていることが徐々に分かってきます」と独自のカリキュラム構成に自信をのぞかせる。

外部実習は現在のところ、東京有明医療大学付属鍼灸センターのほか、研修実績のある施設に依頼している。

もう一つ、同校は課外活動が盛んに行われていることも紹介しておきたい。昼間部と夜間部の学生が参加できる昼過ぎに活動時間帯が設定され、任意で参加できるので複数を掛け持ちする学生もいる。研究班は「東洋医学研究班」「基礎研究班」「鍼灸臨床研究班」「経穴認知班」の4つで、基礎研究班は東京有明医療大学との共同研究を行っている。部活動は柔道部、少林寺拳法部、太極拳部、そのほかに気功研究会、漢方研究会、アスレティックトレーニングサークルがある。

創立64年。スキルの高い教員がそろい、卒業生の活躍も目立つ日本鍼灸理療専門学校。戦前からあはき師と柔整師の養成を担ってきた伝統校が、コロナ禍でどのように対応するかを見守りたい。

🏫 学校概要

名称	学校法人花田学園 日本鍼灸理療専門学校
住所	〒150-0031　東京都渋谷区桜丘町20-1
最寄駅	JR山手線・東急東横線・田園都市線・東京メトロ他、渋谷駅より徒歩約5分
学校創設	1956（昭和31）年
定員（1学年）	本科昼間部60人、本科夜間部60人、専科昼間部30人、専科夜間部30人
定員（3学年）	本科昼間部・夜間部445万円、専科昼間部375万円、専科夜間部355万円
実技授業の特徴	1年次から本校附属鍼灸院（院長：吉川信）にて臨床実習を行う。外部実習は同法人の東京有明医療大学など研修実績のある施設で実施。
独自カリキュラム	2年次に「東洋医学診察法」「西洋医学診察法」の科目がある。付帯教育としてアスレティックトレーナー専攻科が設置されている。

p.160に同校教務副部長の小川一氏による「続・あはき臨床 私の学び方 伝え方」を掲載しています。

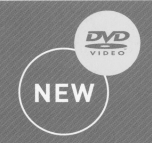
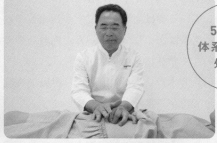
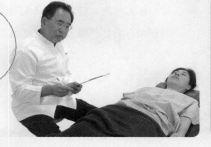
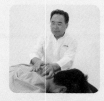

誌上で鑑別トレーニング

外傷整復道場

【第102回】

帝京平成大学ヒューマンケア学部
柔道整復学科助教
西沢正樹（にしざわ・まさき）

Profile
2008年、帝京平成大学卒業後、東京
都練馬区の樽本接骨院勤務。2011年、
呉竹学園東京医療専門学校鍼灸科卒
業。同年、樽本接骨院グループ千川
接骨院院長。2012年、長野救命医療
専門学校非常勤講師。2014年より
現職。

| 企画協力 | 伊藤讓
日本体育大学保健医療学部
整復医療学科教授 |

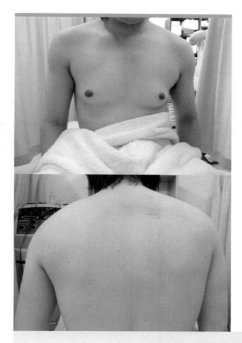

🔍 **鑑別してみよう**　患者は41歳の男性。写真は受傷当日、来院時に撮影したものである。

ヒント
・左鎖骨遠位端部に階段状の変形を認める。
・肩関節外転運動時に運動痛がある。
・左鎖骨遠位端部にピアノキーサインを認める。

CASE 受傷状況や症状

　仕事で足を滑らせ転倒し、左肩部を地面にぶつけたと訴え来院した。自覚症状として、運動痛を訴えた。他覚所見として、左肩鎖関節部に階段状の変形、ピアノキーサイン（突出した鎖骨遠位端部に圧迫を加えると沈み、圧迫を除去すると元に戻る現象）、左肩鎖関節部の圧痛を認めた。また、感覚異常は認めなかった。応急手当として固定を施し、整形外科を紹介した。

**鑑別の
ポイント**

POINT 1
受傷機転を聴取する。

POINT 2
外観の変形を確認する。

POINT 3
ピアノキーサインを確認する。

左肩鎖関節脱臼

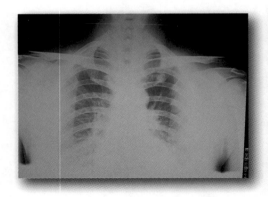
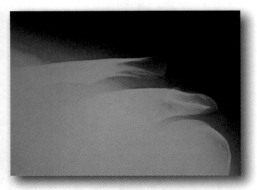

疾患の特徴

　肩鎖関節脱臼は鎖骨脱臼の約90%を占め、15〜30歳の男性に多発する。発生機序は転倒による肩強打やスポーツ外傷が多い。鎖骨遠位端部の脱転方向により、上方、下方、後方脱臼に分類され、多くは上方脱臼となる。その大半は、転倒の際、肩関節内転位で肩部を強打することで肩甲帯および肩峰が下内方に強制され、鎖骨と肩峰の間が離開して上方脱臼となる。上方脱臼の転位は、肩峰に対する鎖骨遠位端部の位置で表すので、鎖骨が肩峰よりも上方となるが原位置より上方に転位しているわけではない（図1）。

　臨床症状は、肩関節上方の疼痛、腫脹、また完全脱臼では明らかな変形がある。肩関節の運動痛があり、特に外転運動のときに疼痛が著明となる。また、肩鎖関節部に圧痛があり、完全脱臼ではピアノキーサインがあるが、背臥位では上肢の重量が作用しないため転位が軽度に見えるので注意が必要である。従来、損傷の程度によりトッシー（Tossy）分類などの3型分類が主流だったが、現在ではより詳細なロックウッド（Rockwood）分類（図2）が使用されている。

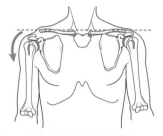

図1　肩鎖関節上方脱臼

（平澤泰介, 北條達也, 橋本俊彦監修, 伊藤譲著. 柔道整復外傷学ハンドブック—上肢の骨折・脱臼. 医道の日本社, 2011. p.251, 253より転載）

Type I	Type II	Type III
外力の作用		
Type IV	Type V	Type VI

図2　ロックウッド分類

治療法・整復法・治療の注意点など

　肩鎖関節脱臼は、鎖骨遠位端部骨折との鑑別が必要となる。特に鎖骨遠位端部骨折の場合は、腫脹が著明であり、階段状の変形が不明瞭である。また、鎖骨遠位端部の圧迫により軋轢音が触知される。

　ロックウッド分類に基づく治療法は、Type Ⅰ、Type Ⅱは保存療法の適応となる。Type Ⅲは重大な後遺症が残らないので保存療法の適応となるが、スポーツのレベルが高くオーバーアーム動作（投擲動作）を伴う場合や活動的な男性は手術療法の適応となる。Type Ⅳ、Ⅴ、Ⅵは手術療法の適応となる。

　保存療法はまず整復が必要なものは整復を行い、安静のため三角巾などで上肢の提肘を行う。整復は容易であるが、特に上方脱臼の固定は上肢の重量があるため困難である。固定は三角巾のほかに、装具固定（写真）を行うことが望ましい。固定は3～4週間ほど行う。

　応急的に絆創膏固定を使用した場合には、特に夏場は痒みや皮膚のかぶれに注意する。皮膚損傷があると、そこから感染を起こす危険性がある。よって応急手当としての一時的な固定やスポーツ活動のテーピングとして用いる場合を除き、絆創膏固定を治療における固定として用いるべきではない。

　実際に整復固定をした症例のなかで、強固な固定をした結果、肩鎖関節痛が遺残してしまったり、逆に強固な固定はせずに放置されてしまった状態でも疼痛も機能障害もなく予後良好な場合も多く見られる。よって、肩鎖関節を脱臼前の状態に戻すために保存療法か手術療法かの選択をしていくが、施術の方向性として患部を変形させないことよりも肩の機能を維持することが重要である。

　後遺症としては、肩鎖関節部の階段状変形が遺残しやすい。また、肩こり、倦怠感、上肢への放散痛、肩部の違和感などが長期に残ることもあるため、長期にわたって施術していく可能性があることを患者に伝えておく。

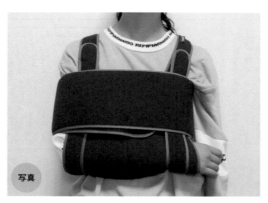

写真

装具固定

今回のまとめ

　肩鎖関節脱臼は、鎖骨遠位端部骨折との鑑別が必要な疾患である。肩鎖関節脱臼と判断された場合、整復は容易であるが、整復位の保持が困難である。治療の目的として、患部を変形させないことよりも肩の機能を維持することに重点を置く。

これを読まずに脈診は語れない！

現代語訳 脈論口訣

― 原文・注釈・解説付き

著：曲直瀬道三
訳・校注：篠原孝市

350ページ　B5判
定価：（本体 4,500円＋税）

戦国時代の名医、曲直瀬道三の名著が蘇る！
日本鍼灸の原点はここにあった――

　信長、秀吉、家康と天下人から信頼された、戦国時代の名医、曲直瀬道三。曲直瀬道三の脈論を編集した『脈論口訣』には、現在、経絡治療で行われている脈診のルーツが凝縮されている。伝統医療の一つの原点がここにあるといっても過言ではない。

　本書は、全5巻にわたる『脈論口訣』について、日本鍼灸研究会代表で、井上恵理・本間祥白・井上雅文の流れをくむ経絡治療家・篠原孝市氏が全文の現代語訳を行うとともに、重要箇所に対して、臨床に応用しやすいように、校注と解説をつけたものである。

　本書を読めば、曲直瀬道三が脈診からどのような治療体系を形づくったのか、その息遣いを感じることができるだろう。日本鍼灸のアイデンティティに迫る1冊。

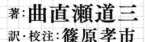

現代語訳 脈論口訣
― 原文・注釈・解説付き
著：曲直瀬道三
訳・校注：篠原孝市
医道の日本社

戦国時代の名医、曲直瀬道三の名著が蘇る！日本鍼灸の原点はここにあった――
信長、秀吉、家康から信頼された、戦国時代の名医、曲直瀬道三。曲直瀬道三の脈論を編集した『脈論口訣』には、現在、経絡治療で行われている脈診のルーツが凝縮されている。日本鍼灸のアイデンティティに迫る1冊。

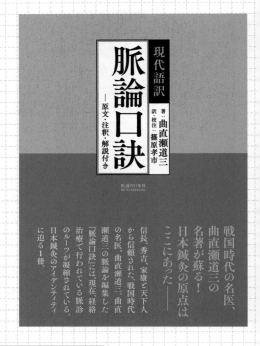

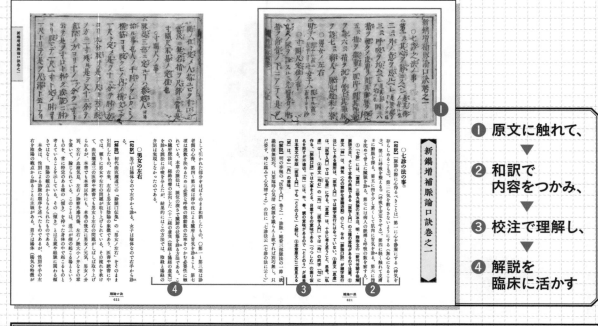

❶ 原文に触れて、
❷ 和訳で内容をつかみ、
❸ 校注で理解し、
❹ 解説を臨床に活かす

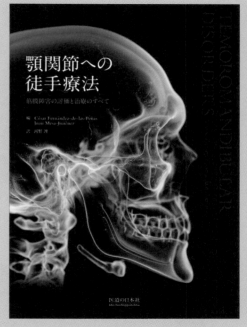

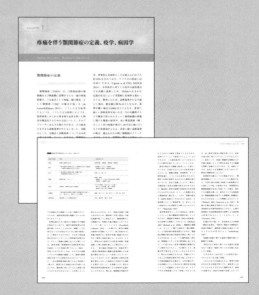

SNSを利用したオンライン舌診と
セルフケアメソッドの処方の可能性について

　新型コロナウイルス感染症の感染予防のため、鍼灸院も通常通りの診療が困難になっている。そんななか、若林理砂氏（アシル治療室）は、オンライン上で舌診を行い、タイプ別に養生を指導する試みを行っている。詳細は88ページを読んでいただくとして、ここでは、舌のカラー写真を掲載する。本文と合わせて、読んでいただきたい。

[編集部]

タイプ「水っぽい民」の舌 ①

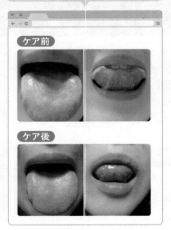

▲セルフケア後は、胖舌に改善がみられる

タイプ「水っぽい民」の舌 ②

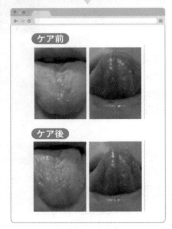

▲舌の幅が縮小し、胖舌が改善している

タイプ「黄色い民」の舌

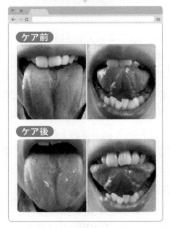

▲黄苔が強く、乾燥気味だったものが、潤いが戻り、黄苔自体も少し減っている

タイプ「白い民」の舌

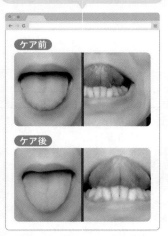

▲全体に白っぽく冷えが疑われる一例。ごく少数の経穴へのペットボトル温灸で十分に気血が巡り歯痕舌が減ることが分かる

タイプ「わりと元気な民」の例

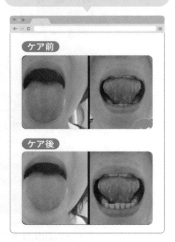

▲外関にごく軽い刺激が加えただけだが、赤味が増すなど変化が見られた

詳細は
88ページへ

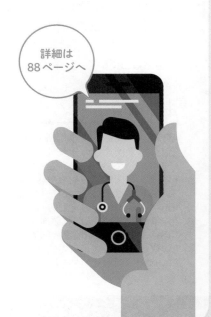

てい鍼テクニック
―船水隆広のTST―

著者：船水隆広　定価：3,600円+税
192ページ　オールカラー

臨床を重ねて編み出した鍉鍼術の メソッドとテクニックを完全公開

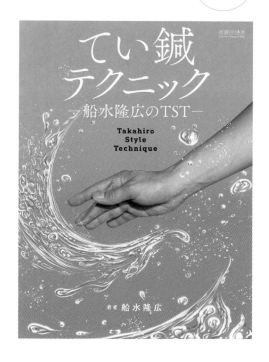

　船水氏が実践する「TST－Takahiro Style Technique－」は、思考やイメージ力を重視して考案された、低刺激で安全な治療法である。TSTのそれぞれのテクニックにはイマジネーションを掻き立てられるオリジナルなネーミングがされており、鍉鍼1本で行える多彩な技を、初学者でも習得しやすい工夫がされている。本書では、鍉鍼を使って患者に気を注ぎ、気を流す繊細な技術を豊富な写真とイラストで解説。各テクニックの組み合わせによる、こころの病や美容への活用例も掲載しており、実践的な内容となっている。

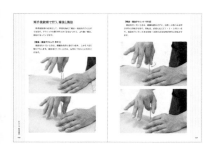
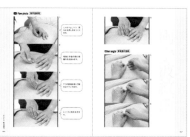
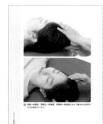
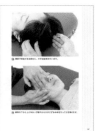

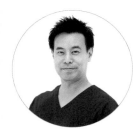

船水隆広

学校法人呉竹学園臨床教育センターManager。はり師・きゅう師・あん摩マッサージ指圧師として20年の臨床経験をもち、欧米やアジア各国など国内外で鍼灸の指導にあたっている。ストレスケア、こころの病気に対する経絡治療と、鍉鍼術が専門分野。心身健康科学修士、経絡治療学会評議員、日本伝統鍼灸学会理事、日本更年期と加齢のヘルスケア学会幹事、多文化間精神医学会会員、（一社）こころ鍼灸協会理事。

目次

- ・1章　TST鍉鍼術
- ・2章　TST鍉鍼術の準備
- ・3章　術式の解説
- ・4章　術式の活用

医道の日本社

フリーダイヤル 0120-2161-02　Tel.046-865-2161　ご注文FAX.046-865-2707
1回のご注文 1万円〈税込〉以上で梱包送料無料〈1万円未満：梱包送料880円〈税込〉〉

「ツボの選び方」の
向こう側

小誌2020年1月号、2月号の連動企画「ツボの選び方」では
計42の研究会が一つの症例に挑み、手の内をさらした。
しかし、それぞれの理論や手法を総覧することだけが、この企画の意図ではない。
浮き彫りになった課題に向き合い、考え、深めてこそ、今後の成長がある。
そんな「続き」を内包していたことを、ここに明かしたい。
まずは経絡治療において袂を分かっていた2つの会が
「ツボの選び方」を題材に座談会を行い、検証をスタートさせた。
その様子を次号と2回に分け、お届けする。
そして24の研究会が、ほかの研究会の「ツボの選び方」を読んでの
意見・感想、改善点を挙げてくれた。読者のご意見も参考になる。
さらに、1月号、2月号に登場しなかった3つの研究会の「ツボの選び方」も掲載している。
「ツボの選び方」の向こう側。その景色を見ながら、託す準備を整えよう。

特別企画1
経絡治療オンライン座談会2020
／経絡治療学会・日本鍼灸研究会

特別企画2
「ツボの選び方」を深める

特別寄稿集
私の「ツボの選び方」

緊急企画
新型コロナウイルス感染症と
鍼灸治療　第2弾
・緊急寄稿
　COVID-19の〈災害急性期〉に鍼灸師のできること
・緊急アンケート　ほか

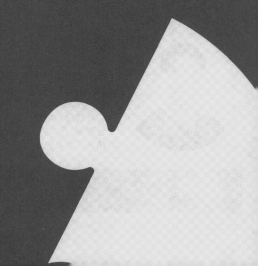

経絡治療 ONLINE DISCUSSION オンライン座談会 2020

前編

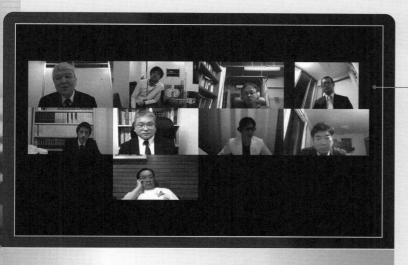

馬場道啓

大上勝行

山口誓己

中川俊之

吉岡広記

岡田明三

篠原孝市

橋本巌〔司会〕

　小誌編集部が提示した患者の症例に対して、各研究会および学会は、どのように診察を行い、どんな配穴をして、どのような施術を行うのか――。月刊「医道の日本」2020年1月号と2月号の連動企画「ツボの選び方」は、発刊後に大きな反響を呼んだ。日本鍼灸の多様さを改めて実感した読者も多くいることだろう。

　一方で、研究会同士の学術的な交流も見られている。経絡治療学会と日本鍼灸研究会が、その好例である。もともとは、経絡治療学会から分派するかたちで、日本鍼灸研究会が誕生した。同じ経絡治療でありながら、「岡部系」と「井上系」とで分かれて、それぞれ異なる系譜を持つ。どんな違いがあり、どのような共通点があるのだろうか。また、今後は手を携えていくのか、それとも、あくまでも別々の道を歩むのか。両会の会長をオブザーバーに据えながら、それぞれの会で学術を担うメンバーに、「ツボの選び方」の企画をきっかけに、経絡治療の歴史的背景や発展の経緯を踏まえて、今後について改めて議論してもらった。

　なお、この座談会が行われた2020年4月22日時点で、新型コロナウイルス感染症の拡大防止の対策として全国に外出自粛が出ているため、zoomオンライン会議システムを用いての座談会となった。オンライン上の学術交流は、今回のコロナ禍を契機に進んでいくことだろう。そういう観点でも、誌面をお楽しみいただければ幸いである。

▶MEMBER

[経路治療学会]

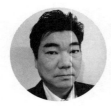

馬場道啓

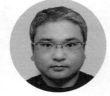

橋本巌〔司会〕

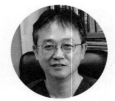

大上勝行

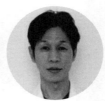

山口誓己

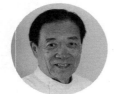

岡田明三

[日本鍼灸研究会]

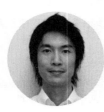

吉岡広記

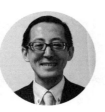

中川俊之

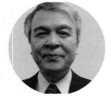

篠原孝市

「ツボの選び方」にどう挑んだか

橋本　月刊「医道の日本」2020年1月号と2月号の連動企画「ツボの選び方」を題材にしながら、経絡治療について議論していきたいと思います。

　経絡治療学会と日本鍼灸研究会をそれぞれ代表し「ツボの選び方」の原稿を執筆したメンバーに加えて、学術にかかわるメンバーが、この座談会の参加者です。経絡治療学会からは執筆者の私と馬場道啓先生、そして、学術の議論としては外すことのできない大上勝行先生と山口誓己先生にご参加いただいています。日本鍼灸研究会からは、学術担当の中川俊之先生と執筆者の吉岡広記先生に来ていただきました。また、両会の会長である岡田明三先生と篠原孝市先生にオブザーバーとしてご参加いただきました。

　経絡治療をテーマにした座談会は、月刊「医道の日本」で1959（昭和34）年から1980（昭和55）年まで掲載されており、『医道の日本アーカイブ1　名人たちの経絡治療座談会』（岡田明三監修、医道の日本社）として、まとめられています。柳谷素霊先生の発案のもと、主幹の戸部宗七郎先生によって企画されたもので、今読み返しても非常に勉強になる内容です。柳谷先生は、持論である「鍼灸の本来の治療体系は、経絡治療にあり」を後輩に再確認する作業だったと、述べられています。座談会の司会を丸山昌朗先生が務め、岡部素道先生、井上恵理先生、本間祥白先生、竹山晋一郎先生をレギュラーメンバーとして、スタートしました。まさに伝説の座談会といってよいでしょう。

　当初は、柳谷先生が誌上参加する予定だったそうですが、第1回の座談会が行われる前、1959（昭和34）年2月20日に亡くなってしまったため、かないませんでした。これまでの経緯

をみると、岡部先生しかり、井上先生しかり、大家が亡くなると、必要に迫られて議論が一段階、進むという傾向があります。今回、岡田先生と篠原先生にご参加いただき、私たちの議論を見守っていただけるのは、非常に意義深いことだと思います。

いわゆる「岡部系」の経絡治療学会と「井上系」の日本鍼灸研究会、それぞれの経絡治療について共通点と相違点を探りたいと思います。まずは、日本鍼灸研究会の「ツボの選び方」を執筆した吉岡先生、原稿の概略についてお話しいただけますか。

吉岡 課題の症例を一読し、非常に分かりやすく素直なものでしたので、すぐさま全体像を思い描くことができました。10日ほどで一気に書き上げました。

ポイントは、実際の診察治療のプロセスを詳細かつ簡潔明瞭に文章にするということです。私は、経絡治療ほど診察・病態構築・治療に至るまで一貫した理論体系を持つものはないと思っていまして、体系の明解な言語化ができれば、仮に担い手がいなくなったとしても、顧みる者が現れれば復活できると考えています。実際に診ることのできない人物の病態解析ができるということが、言語化できるということの一つの証になるわけですから、今回の企画はその意味でもよい機会になったと思っています。

原稿では、ツボを選ぶために不可欠である診察に最も字数をさきました。診察の重要性は井上系に限らない話だと思いますが、井上雅文先生の「簡単なものは誰がやっても簡単だし、難しいものは誰がやっても難しい」という名言が頭に浮かびます。その意味するところは、診察が極めて理論的な行為であること、そして、「どんな名人であっても診察を誤れば治療に失敗し、駆け出しであっても診察が合っていればうまくいく」ということです。本文には、診察の

要点として「初対面の瞬間から望診と聞診による診察が始まること」「患者の脈状は、脈診の前に病状解析により得られた病証から推定すること」「脈診は、脈状を感じ取る作業ではなく、あらかじめ病証から構想した脈状と患者の脈状との一致不一致を確認する作業であること」を述べ、具体的な流れを示しました。

それから、井上系では、例え腰痛であっても現代医学の診断法を取り入れることはありません。自明のことかもしれませんが、古典的な鍼灸の立場では、現代医学の所見から病態を構築できませんので、そのままでは治療に結びつかないですよね。一見、整形外科的な症状であっても、中国医学独自の病証学の観点から診ていきますので、その解析法も丁寧に書きました。なので、情報に不足があっても「実際に触れてみないと分からない」というようなところに持っていくのではなく、限られた情報のなかで病態を組み立て、時間軸に沿ってその変化を推定することで逆算的に行間を埋めていくという作業に徹しました。これは問診にも欠かせない思考であり、より緻密な病態把握に通じています。

このように、診察に重点を置いた分、選経選穴や治療についてはほかの会と比べて簡素になっていますが、実際の治療でもそれほど難しいことをしているわけではありません。詳細は参考資料を見ていただければ理解できると思います。これが「井上系の日頃の臨床」ととらえていいただいて差し支えない内容になっています。

橋本 できるだけリアルな治療を誌面で再現したということですね。

吉岡 これは個人的な感想になるのですが、井上系では人迎気口診による症状と脈状の順逆関係から病の時間的推移や軽重、予後を判定し、時に脈状ではなく症状から想定される脈状に合わせた戦略的な選経選穴も行います。今回の症例では症状と脈状の間にねじれがなく、選経選

穴に工夫を加える必要がありませんでしたので、次はそうした症例の原稿を書いてみたいですね。

　ほかにも実脈や外邪性のものもよいと思っています。人迎気口診を通じて内外傷をどう分けるのか、こうしたことも病証学に重きを置く井上系の特徴ですから。

橋本　症例が変われば、また今回とは違う研究会の特徴が出てくるかもしれませんね。経絡治療学会の場合は、今回の「ツボの選び方」を執筆するにあたって、診察では脈診を掘り下げ、選穴は『難経』六十九難を中心にしながら、それ以外も根拠を載せています。

　ただし、さまざまな流派があるため、各派と相談しながら執筆したというのが実情です。私がつくった骨子に、共著者の馬場道啓先生の治療をミックスしながら、原稿を執筆しました。その後、学術部の浦山久嗣先生や木戸正雄先生と相談しながら、会長の岡田明三先生、副会長の馬場道敬先生や樋口秀吉先生にも閲覧いただいたうえで、掲載に至っています。誰かの臨床を示しているというよりは、共通項を踏まえて、過不足ない内容になっています。

　実際の治療のパートは、私と馬場道啓先生とで執筆し、普段行う刺鍼術を書きました。私と馬場先生の相違点ももちろんあります。大きな

ところでは、私は置鍼を行いますが、馬場道啓先生は置鍼を行いません。両方に矛盾がないように執筆しました。

篠原　経絡治療学会としてではなく、例えば、橋本先生が所属する明鍼会、あるいは、馬場道啓先生が所属する経絡治療学会九州支部としての立場であれば、統一感のあるものが書けた、と理解してよろしいでしょうか。

橋本　そう思います。経絡治療学会には、まず、私が含まれる岡田明祐先生、岡田明三先生の流れを汲んでいる系統と、馬場道敬先生や馬場道啓先生の流れを汲んでいる系統、そして、池田政一先生の流れを汲む系統があります。また、接触鍼の樋口秀吉先生など、ほかにもいくつかの系統があります。それらになるべく矛盾がない格好で書いたということです。

馬場　橋本先生に「私ならこのような治療になります」と伝えて、その後、各派の共通項などをすり合わせて作成していきました。個人的には、脈診の情報に陰経陽経の情報が入っていないので難しかったです。『難経』六十九難の選穴についても自経補寫他経補寫の説明も必要かと思いましたが、これは『日本鍼灸医学　経絡治療・基礎編』（経絡治療学会）を読んでいただければと思います。

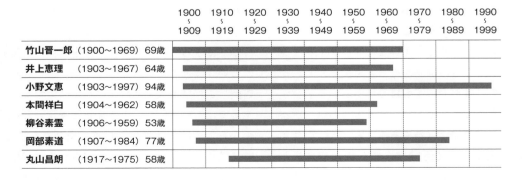

	1900～1909	1910～1919	1920～1929	1930～1939	1940～1949	1950～1959	1960～1969	1970～1979	1980～1989	1990～1999
竹山晋一郎　（1900～1969）69歳										
井上恵理　（1903～1967）64歳										
小野文恵　（1903～1997）94歳										
本間祥白　（1904～1962）58歳										
柳谷素霊　（1906～1959）53歳										
岡部素道　（1907～1984）77歳										
丸山昌朗　（1917～1975）58歳										

■図■　斯界の人々の生年と没年（年齢は没年から生年を引き算したもの）

大上 経絡治療学会は、いくつかの会派で成り立っていますが、その理論の中心は経絡治療学会の教科書である『日本鍼灸医学』です。もちろん会派によって、どの程度採用しているかの差はあります。

実技の面では、どの会派も、背臥位で五兪穴を、腹臥位で兪穴を選穴・治療している点では共通しています。ただ置鍼を用いる会派と、単刺を用いる会派とで分かれます。池田の流れを汲むものの多くは、背臥位では単刺で、腹臥位では置鍼を用います。背臥位での単刺は、本治法において気の至りを重視するためです。

山口 大上先生がおっしゃるように、池田系は気の至りを感じながら治療するところに、大きな特徴があります。そして単刺のよさ、置鍼のよさ、両方を病理によって使い分けていきます。よって背臥位で本治法として単刺を行い、腹臥位で置鍼を行うのが基本ですが、病理によっては背臥位での本治法に置鍼を用いたり、腹臥位での兪穴の治療に単刺を用いることもあります。これによって急性病にも慢性病にも柔軟に対応しています。

橋本 私は岡田明祐先生、岡田明三先生に師事しましたが、明祐先生がこだわられた弾入による管鍼法であることと、一連の手技による気の去来を特に重視しています。治療の形式は、必ず全身を診ることを脈診と切診で行います。背臥位と腹臥位で治療が進み、置鍼が入る、昭和後半の経絡治療といってもいいかもしれません。比較的スタンダードな形になると思います。

吉岡 経絡治療学会の「ツボの選び方」の原稿を拝見して感じたことですが、経絡治療学会としての統一見解ではなく、会派ごとに、それも一人で書き上げたものを出されたらよかったのではないでしょうか。読者のことを考えてみれば、今回の課題は症例検討ですから、会派としての見解もさることながら、その中での一つの

現実を見せることも大切なことのように思います。それに、今後、こうした座談会や議論の場があるとすれば、それぞれにどのような共通点と相違点があるのかをまずは明らかにしなければならないはずですから。可能であれば改めてお書きいただけたらと思っていますが、いかがでしょうか。

橋本 今回の症例については、吉岡先生の認識とは逆なんですね。それぞれ個人の症例としては、今日参加されている先生方をはじめ、いろいろなところで発表されていますし、過去の「医道の日本」誌にも症例が出ていると思います。今回は経絡治療学会への依頼で、経絡治療学会の教科書としている『日本鍼灸医学』を軸に述べられる形であるべきとも思い、迷いませんでした。むしろ経絡治療学会として統一見解で臨む症例報告という形も、考えてみればこれまで行われたことはありませんので、経絡治療の標準化としても有意義とも思ったわけです。今後は吉岡先生から提案があったような、個人や一派の特徴も出しやすいと思っています。

経絡治療学会の発展と停滞

橋本 いろいろな流派を含む経絡治療学会ですが、広く岡部系の系統を継いでいる点では、共通しています。その一方で、井上系の経絡治療の流れを汲んでいる研究会の一つが、日本鍼灸研究会です。

中川 経絡治療の中心が、脈診を中心とした経絡の補瀉であるという理解は、経絡治療学会と日本鍼灸研究会ともに共通していると思います。ですから、経絡治療に流派はありません。ただし、歴史の過程で、井上恵理先生や本間祥白先生は、病証学を理論の中心に置いて、選経と選穴に結びつけようとしました。その点では、岡

部素道先生の系統とは異なるといえるでしょう。

橋本 経絡治療の成立は1939（昭和14）年の弥生会発足からとされています。その点については、中川先生、いかがでしょうか。

中川 経絡治療の創成過程は、助走期と創成期に分けられると思います。助走期は、1933（昭和8）年6月の岡部先生による「古典に於ける補瀉論に就て」（「東京鍼灸医学誌」第2巻第2号）に始まり、古典的治療、経絡的治療と呼ばれた時期です。柳谷素霊先生の提唱する「経絡の重視」と、八木下勝之助先生の治療をモデルとする岡部先生の研究が特徴です。「経絡」を重視する姿勢はありますが、診察法の定式はまだ打ち出されていません。

創成期は、1941（昭和16）年4月の東邦医学会改組に始まり、経絡的治療から経絡治療への脱皮が起こる時期です。竹山晋一郎先生の証概念、岡部、井上先生の選経選穴法が相次いで発表され、10月の「東邦医学」誌上に「経絡治療」の名称が現れます。そして、12月の『鍼灸論文集第一輯』（医道の日本社）にて、脈診を中心とし、陰陽五行的な証決定を行う診察法が発表されました。その後、1942（昭和17）年から1944（昭和19）年初めにかけて、「東邦医学」の連載「経絡治療治験例」や病証研究が行われ、経絡治療が定式化されました。

新人弥生会については、古典的な鍼灸治療の確立や、鍼灸師の地位向上を目指した会であり、経絡治療の創成前夜における中心的存在であったと思います。

橋本 馬場白光先生は当時、岡部素道先生の内弟子の一人としてそばにいましたよね。

馬場 はい。祖父（編集部注：馬場白光氏）は1939（昭和14）年に入門してから1年間、岡部素道先生のもとで学びました。父（編集部注：馬場道敬氏）も1969（昭和44）年に、岡部先生に弟子入りしているのですが、祖父が弟子入

りした頃は単刺が中心でしたが父がいたときには置鍼が中心だったと聞いたことがあります。当院では、祖父が弟子入りしていた頃の岡部先生の治療を、今でも引き継いで行っています。

橋本 馬場白光先生と岡田明祐先生（編集部注：岡田明三氏の父）は1917（大正6）年3月31日と、同年同月同日生まれです。1939（昭和14）年の弥生会発足時には、岡田明祐先生は23歳と一番若手として参加されています。岡田先生は当時の話をお聞きになっていますか。

岡田 特別なことは聞いていませんが、岡部素道先生と井上恵理先生がそれぞれグループをつくり、父は岡部先生のグループに入りました。それが経絡治療学会として、現在も続いていることになります。

橋本 岡部素道先生のグループには、馬場白光先生、岡田明祐先生、そして岡部素道先生の内弟子の方々などがいた一方で、井上恵理先生のグループには本間祥白先生などがいらっしゃった。その後、井上先生のグループは、経絡治療というよりは古典鍼灸のほうへ集約していきます。戦後の動向について教えてください。

中川 戦争末期、経絡治療の研究は頓挫しますが、1946（昭和21）年4月、月刊「医道の日本」の復活とともに、経絡治療の啓蒙と研究活動が再開します。井上先生の「経絡治療講話」、本間先生の「鍼灸臓腑経絡講義」などの連載が「医道の日本」誌上で始まり、その成果として、1949（昭和24）年、本間先生の『経絡治療講話』（医道の日本社）が出版されます。戦後の数年でこれまでの経絡治療を総括し直したわけです。

また、GHQ（連合国軍最高司令官総司令部）による鍼灸排除への抵抗運動では、岡部、井上先生など経絡治療家が積極的に参加し、鍼灸の有効性を説いています。

岡部先生は1949（昭和24）年1月に「硬結の臨床的研究」（『随証療法』第1巻第1号）を書き

ますが、これは、1940（昭和15）年の「硬結の経絡的研究」（『東邦医学』第7巻第5号）の姉妹編にあたります。どちらも経絡上の硬結を扱ったものですが、戦前と戦後で異なる点があります。前者は、脈診や触診による硬結の診察が主題となりますが、後者は、硬結を"反応点""圧痛点"と関係付け、「知覚反射の一現象」といった説明をします。「経絡を離れて鍼灸なし」の姿勢を守りつつ、当時の"科学的な言葉"で解説しており、とても興味深く感じます。

橋本　昭和20年代初めに病証の再検討が進み、同時に、GHQによる抑圧に対抗すべく、経絡の科学的な説明が試みられたということですね。それがまさに1959（昭和34）年に柳谷素霊先生が亡くなり、経絡治療座談会が開始された頃の時代背景です。当時の鍼灸経絡治療夏期大学（以下「経絡治療夏期大学」もしくは「夏期大学」）のテキストを見ると、6ページにもわたって病証について羅列してあります。

岡田　私は1969（昭和44）年の第11回経絡治療夏期大学から参加していますが、岡部素道先生は置鍼を中心に施術を組み立てていて、すでに井上系とは異なる治療を行っていました。岡部先生が単刺から置鍼に変わっていく。その段階から、経絡治療は大きく変わってきたと考えています。同時に、診察については触診が脈診と合わさり、経絡の虚実を診ることが重視されるようになります。

医師メンバーの影響と中国の台頭

橋本　『医道の日本アーカイブ1　名人たちの経絡治療座談会』を読むと、竹山晋一郎先生と井上恵理先生は「触診によって経絡の虚実を判断できない」という立場です。一方、岡部素道先生は「触診で決まる」と言い切っていないものの、「脈だけではなく、触診でも経絡の虚実は定まるのではないか」というスタンスです。

　1970（昭和45）年の第12回経絡治療夏期大学から、井上グループが抜けて、経絡治療学会は岡部素道先生中心の運営になり、馬場白光先生、岡田明祐先生も講師として参加し始めます。一方、抜けた井上グループは、井上雅文先生を中心に古典鍼灸研究会に集約していきます。篠原先生は夏期大学には、いつから参加されていますか。

篠原　私は1974（昭和49）年の第16回経絡治療夏期大学に参加しました。そのとき、岡部素道先生や岡田明祐先生、そして丸山昌朗先生の系統の人たちが、中心になっているという印象を持っています。

岡田　そうですね、岡部素道先生と井上恵理先生のグループ以外に、丸山昌朗先生ら医師のグループも大きな影響を持っていました。現代医療に限界を感じて鍼灸へ、というある種のロマンを持っていらしたね。

篠原　影響と同時に、経絡治療をやや歪めた部分もあるのではないでしょうか。

岡田　結果的にそういうこともあったかもしれません。丸山昌朗先生が亡くなったあと、豊田白詩先生や、島田隆司先生が、岡部素道先生とは違う考え方を持つようになり、別の道を歩んでいますからね。ただ、学問的な理由だけで袂を分かったのではないという印象を持っています。

篠原　『医道の日本アーカイブ1　名人たちの経絡治療座談会』には、1980（昭和55）年に行われた「＜座談会＞経絡治療についてⅡ」の前編と後編も収録されています。これまでのメンバーとは異なり、藤原知先生が司会を務め、小野文恵先生、山下詢先生、井上雅文先生、島田隆司先生が参加しています。

　この座談会について、井上雅文先生からこんな話を聞きました。これは、岡部素道先生や岡

田明祐先生ら主流派に対して学術的に対抗する目的で、月刊「医道の日本」に舞台を設定したのだと。実際に、このとき井上雅文先生たちは「経絡医学協会」を立ち上げようとします。その構想は幻に終わりますが、当時のことを岡田先生は何かご存じですか。

岡田 夏期大学が硬直化していた時期ですね。病証など決めなくても、経絡の虚実だけで決まった取穴をすればよいと、治療がパターン化していきました。それに対するアンチテーゼとして、そういった動きが起きたのではないかなと思います。

篠原 その後、島田先生たちは、古典文献講読のための常設講座である原塾を1984（昭和59）年につくります。4年間にわたって開催され、岡田明三先生も講義をされています。経絡医学協会がうまくいかなくて、原塾が始まったという理解でよろしいでしょうか。

岡田 経絡治療の根本をもう一度、考え直そうと始まったのが、原塾です。背景には共通点があるといえるかもしれません。そういう趣旨のもと、原塾には、島田隆司先生や井上雅文先生、そして、篠原先生にもいらしていただきました。

　もう一つ、当時の状況として、忘れてはいけないのが、中国の台頭です。日本鍼灸ではこのままでいけない。原点からやり直さなければ、というのも、原塾がつくられた大きな理由の一つです。

橋本 原塾は当時、「鍼灸師による古典研究のシンクタンク」という呼び名だったと聞いています。鍼灸師が古典を研究する機会は当時、それほどなかったのではないでしょうか。

　昭和40年～50年代にかけては、夏期大学の参加者が増えていくなかで、岡田明祐先生や馬場白光先生、池田太喜男先生らが夏期大学の講師となります。岡田明三先生も早くから普通科の主任を務めています。

岡田 この頃がまさに、豊田先生や島田先生など丸山先生の影響を受けた方々が一斉に経絡治療夏期大学を辞めた時期です。同時に、池田太喜男先生など新たな講師が出てくることになります。

橋本 当時の夏期大学参加者の感想によると、太喜男先生が夜間の講義を行うと、受講生が集中して、各支部の受講生がいなくなっちゃったという話があります。その人気ぶりが伝わってきます。太喜男先生の弟にあたる池田政一先生は、太喜夫先生が亡くなった翌年の1990（平成2）年の第32回から夏期大学の講師になっています。

　大上先生が池田政一先生に弟子入りされたのは何年ですか。そのときには夏期大学には参加していましたか。

大上 私が池田政一先生に弟子入りしたのは25歳のときなので、1991（平成3）年ですかね。その前年に、池田太喜男先生が亡くなっているので、お会いすることはできませんでした。夏期大学には、学生時代から参加しているので、1990年の第32回から参加しています。

橋本 私は1994（平成6）年の第36回経絡治療夏期大学から参加しています。夏期大学は第37回までは熱海で行われました。ここで一つの時代が終わったかなという感じがしています。

岡田 時代の区切りという意味では、岡部素道先生が亡くなって岡部素明先生に経絡治療学会の会長が変わるんですよね。そこから池田政一先生を中心とした理論づくりが始まります。岡部素明先生は医師だったので古典はあまり詳しくありませんでした。そんななか、池田政一先生を中心に病証学を含めて再構築し、経絡治療学会の教科書である『日本鍼灸医学』としてまとめられていきます。

橋本 1995（平成7）年の日本経絡学会（現・日本伝統鍼灸学会）では、井上雅文先生、藤本

● ● ● ● ●

蓮風先生、池田政一先生が参加するシンポジウムがありました。池田先生自身が、井上雅文先生の脈状診によって選穴を分けるというところに、伝統鍼灸治療法の理論構成のヒントがあったと述べています。

大上 同様のシンポジウムが四国でも開催されて、リアルタイムで聞きました。非常に面白かったですね。小川卓良先生、島田隆司先生、池田政一先生と錚々たるメンバーでした。

橋本 そして大上先生が、池田政一先生が編纂した『日本鍼灸医学』の改訂を手がけるというところにつながっていくのですね。

大上 2006（平成18）年から2008（平成20）年にかけて行われた『日本鍼灸医学』の改訂ですね。私と橋本先生、馬場先生、そのほか約10人が集まって、各流派のすり合わせをしながら、改訂を行いました。今の経絡治療学会にとって、非常に有意義なことだったと思っています。

橋本 非公開の「第三の経絡治療座談会」と呼んでいます（笑）。

山口 私も参加しましたが、お互いの学と術について腹を割って話し合ったのは初めてでしたね。ぶつかり合いながらも、時間をかけてすり合わせていったあの時間は、すごく価値のあるものだったと思います。

大上 これまでの経絡治療座談会もきっちり検証しなければなりませんよね。かつての経絡治療と現在の経絡治療を混同されることがあるので、整理して伝えていく必要があります。

離脱後の井上系経絡治療が注力した研究

橋本 こうした岡部系の経絡治療学会の流れと並行して、井上系の一つとして日本鍼灸研究会の流れがあります。お教えいただけますか。

中川 井上系は1969（昭和44）年を最後に、経絡治療夏期大学から離脱します。1960年代後半から、井上雅文先生はさまざまな病態に応じた選経選穴法の確立に取り組みました。その結晶が1980（昭和55）年に刊行された『脈状診の研究─脈状及びその臨床的応用』（自然社、現在は医道の日本社でオンデマンド版）です。

篠原 経絡治療夏期大学を退いたあとの井上雅文先生は、岡部素道先生が主導する経絡治療の主流への対抗的意識がありましたね。井上先生の陰陽虚実や病証、選経選穴の問題への取り組みは、そうした強い対抗意識のなかで、井上恵理、本間祥白の両先生の戦前からの課題と問題意識を踏まえて行われたものです。初期経絡治療における陰陽虚実は、『素問』や『傷寒論』にから構成された概念ではなく、証（陰陽経の虚実）の決定に必要な条件として重要視されたのですが、六部定位脈診の構造にも規定されて、特に陽虚は曖昧なままでした。

一方、証の背景となる病証の研究は戦前から行われていましたが、病証を選経選穴に反映させることは難しく、六十九難の停滞しきった選経選穴を超えることはできていませんでした。そこで井上先生は、まず手足の五兪穴の主治病証研究によって、選穴の限界を突破しようとしましたが、どうもうまくいかなかったのです。1970年代前半の状況は概ねこうしたものでした。

その後、1970年代後半になって、脈状診の導入により、ようやく懸案であった陰陽虚実や内外傷の決定、五兪穴の自在な選穴を実現したわけです。ですから、井上先生の脈状診は、脈診の技術的な展開を目的としたものではなく、脈状の側からの病証の把握に力点があります。

1970年代後半に行われた井上雅文先生による脈状診（人迎気口診）の研究は、1980（昭和55）年の『脈状診の研究─脈状及びその臨床的応用』に結実しました。この時期が井上系の理論的な水準のピークと考えていただければよいと思い

ます。以来、現在まで「病証によって選経・選穴を運用する」という井上系の一貫した問題意識が継承されているわけです。

中川 井上雅文先生には、『難経』六十九難の選穴だけでは、さまざまな病態に対応できないという問題意識がありました。試行錯誤のあと、脈状診にて陰陽虚実証を把握し、六十八難の病証選穴から選穴に結ぶ研究を行いました。脈状診の構築にあたり、初めに24の脈状を8脈状（浮沈遅数虚実と滑濇）で把握しようと試みますが、うまくいきませんでした。次に、陰陽虚実証を8脈状で診察する取り組みを行い、これが現在の形に繋がります。井上系の人迎気口診は「難しい」とよく言われます。しかし、診察の枠組みを知れば、理解は容易かと思います。

大上 以前から疑問だったのが、井上流の流れを汲むといわれる池田太喜男先生や池田政一先生の鍼と、いわゆる井上系の鍼が全然違うということです。それがなぜなのか分からなかったのですが、月刊「医道の日本」での篠原先生の連載「臨床に活かす古典」を読んで、本間祥白先生や井上恵理先生が病証学をいかに大切にしていたのかを知り、つながりがあると思いました。

ただ、私たちは、経絡治療のなかに蔵象学を取り込もうとしていますが、井上系では蔵象学にどのように取り組んでいるのかが見えてきません。いかがでしょうか。

吉岡 問診で得た「睡眠」「飲食」「大小便」などの情報は、基本的に五蔵病証と分類をして、経絡の証に落とし込んでいます。今回の「ツボの選び方」の原稿でいえば、「睡眠」では「夢は毎晩のように見る」「8時間以上寝ないと昼間きつい」のは肺（肺経）の病証、「飲食」では「甘味を好む」脾（脾経）の病証があり、という具合のものがそれです。今、肺や脾が出てきましたが、これは肺経が虚し、その母の脾経も虚しているための症状と考えます。仮に肝にかかわ

るものがあった場合には、相剋関係から肝経が肺経と脾経に対して相対的に実しているためと見なします。

「五蔵＝経絡」ではありませんが、「五蔵≒経絡」と考えているのです。私たちが「五蔵病証」と呼んでいるものが、おそらく経絡治療学会でいうところの「蔵象」に該当するのだろうと思います。

大上 五蔵による病証と人迎気口による病証の2種類があると考えてよろしいでしょうか。

吉岡 そのようにお考えいただいて結構です。五蔵による病証が「蔵象」であり、それが六部定位診の証に結びつけられています。人迎気口診による病証は、内外傷であり、その弁別をします。例えば、急に頭痛がして、鼻水が出て、喉が痛くなり、寒気（悪風）がするという患者さんがいた場合、私たちはパッと風証だと診るんですね。風証ならば脈状は左の人迎の脈が浮いて右の気口の脈より強いはずだと想定する、そんなふうにして病証を脈状とセットで理解していきます。

大上先生なら、風証の患者はどのようにとらえますか。

大上 風証は何らかの陽気が上に昇った状態だと考えます。その裏には、陽実も陽虚も陰虚もあります。単に風証でひとくくりにするのではなく、陰陽のバランスや表裏を踏まえて、陰陽虚実寒熱に落とし込み、それと蔵象と結びつけていきます。

吉岡 なるほど。その点でいえば、風証は内外傷に属する問題なので、井上系では人迎気口診で判断するのみで、直接、経絡の証と結びつけることはしません。ただし、風証と五蔵の虚実を結びつけることはできます。これも人迎気口診の範疇となります。右の気口は、内の五蔵とかかわるため、浮虚は陰虚、沈虚は陽虚、五蔵でいえば陰虚は肝や腎の虚、陽虚は心や肺の虚

となります。したがって、気口が浮脈の風証は肝腎の虚が影響したもの、沈脈の風証は心肺の虚が背景にあると理解できます。

しかし、実際には、今申し上げた陰虚や陽虚を含む広い意味での陰虚、私たちはそれを広義の陰虚といいますが、風証はその極としての陽盛または陽実状態と見なしています。肝腎の陰虚と陽虚はというと、「ツボの選び方」の「1. 初対面」の箇所で書きましたように、主に肥痩との順逆関係を診ます。ちなみに、痩人は陰虚が順、肥人は陽虚が順となります。

このように、人迎気口診の導入後、脈診のうえでは経絡と五蔵の虚実を区別できるようになったものの、病証のうえでは明確な区分けがなく、五蔵と言った場合には、基本的には旧来通り経絡のほうが主になっています。

篠原 井上系は古い要素をそのまま保存しているんですよ。そういう意味では、私は馬場先生の治療にも非常に関心があります。

行き着いたのは人迎気口診

篠原 結局は、経絡を決めなければいけないわけです。どう決めるのか。さまざまな方法を模索した結果、六部定位脈診が経絡を選ぶのに一番よいという結論にたどり着きました。それで証を構成しますが、十二経の虚実は六部定位脈診の構造上難しかったので、陰経の虚とその陰経の虚の上の陽実や陰実をとりあえず証として定めよう、そういうことになったわけですね。

ところが、例えば、同じ肺経虚証でも、腰痛を伴う肺経虚証もあれば、ストレス性の肺経虚証もあります。こうした背景が分からないので、戦前から病証学に取り組んだのです。井上・本間両先生による病証学は、いわゆる中医学ではなく、『傷寒論』のそれでもなく、金元明の病証学や岡本一抱の著作を読み込んで形成されたものです。

そのため、経絡治療に金元明の病証学をプラスして組み立てるのですが、臨床への応用がなかなか難しい。つまり、経絡の虚実とうまく結びつかない。そこで、とりあえず経絡の虚証と親和性のある五蔵病証につなげました。しかし、それでは、金元明の病証学の全体が棚上げされたままになります。そこで、井上雅文先生は、改めて金元明の病証学をとらえる方法を考え、人迎気口診にたどり着きます。

つまり、病態、内外傷、予後をあいまいなところなく、決めなくてはならない。そのための古典的方法は、人迎気口診しかない、おそらく、井上雅文先生はそういうふうに考えられたと思います。『脈論口訣』から人迎気口診に到達して、これでとりあえず処理をすると。

蔵象という言葉は、もちろん私たちも使います。しかし、その蔵象を説明する言葉の典拠が違う。経絡治療学会とは、土台となっている文献が異なるのです。

大上 私は、経絡治療は古典を読み解くツールだととらえています。経絡治療学会でいうと、経絡の虚実から始まり、陰陽寒熱という考えが入った延長線上に、蔵象があると理解しています。今のこれも完成形ではなく、もっと精度の高いものにしていく。最終的には、古典医学すべてを経絡治療で読み解けるようになるのが、理想だと思っています。井上系では、そういった取り組みはされているのでしょうか。

篠原 井上系は、あくまでも基本が経絡治療です。経絡治療そのものが、日本以外にないものです。確かに中国古代にも『素問』『霊枢』『難経』のように、経脈を主体とする鍼灸はありました。しかし『明堂』以来、近年の中医鍼灸までほぼツボ治癒で、中国の文献を読んでも、日本の文献を読んでも、経絡をとらえるなんて方法はそ

れまでなかったわけです。

　そんななか、八木下勝之助先生の示唆に従って、とりあえず十二経の虚実でいくと決めた。けれども、そのための方法は脈診でやるか、病証でやるか、もしくは、切経、つまり、流注でやるか、くらいしかなかったわけですね。病証の材料というと、経脈病証では、やっぱり非常に限定されたものだったと考えています。そのために病証学が最も隆盛した金元明医学に着目したのでしょう。私たちは、これからも経絡治療の病証学は、金元明医学を基本として構築していくしかないと思っています。

岡田　病証学は外邪性の疾患に、一方、経絡は内傷性の疾患に着目するという違いがあり、それが急性疾患と慢性疾患のいずれを重視するかの違いにつながってくると私は考えています。病因が内因系なのか外因系なのかの違いだけで、両方正しいのではないでしょうか。蔵象を中心にするグループと、外感から六淫のほうで考えるグループがある。これが大きな違いじゃないかと思うんですね。

篠原　昨今の経絡治療には、中医学の影響が顕著ですね。井上系経絡治療は古いものを継承していると申し上げましたが、私が勉強を始めた1970年代においてすら、著名な経絡治療家でも、中医学に全面的に依拠しながら病証の解説をしていたくらいですから、その影響は、結構あるのではないでしょうか。

岡田　同感です。私は岡部先生も井上先生も両方よく存じ上げていますが、中医学は当時の鍼灸界に相当な影響を与えたと思いますね。

篠原　そんななか、井上雅文先生は中医学の言葉を好まなかった。中医学が提示している枠組み総体への対抗心があったと思います。

岡田　陰虚陽虚の使い方なんかは、まさしくそうですよね。

異なる会同士で議論を深めていく

橋本　「病因」「病証」「病理」、そして「蔵象」。これらの言葉のレベルをそろえる議論をそれぞれ行わないと、答えに至らないことが見えてきました。そして、岡田先生がおっしゃったように、この議論を進めていくと、おそらく臓腑経絡学説に立脚している点では、共通してくると考えられます。つまり、切り取り方の違いです。次に、治療する立場から、選穴にあたって何に重きを置くか。その点に集約されていくと思います。

大上　月刊「医道の日本」2020年の1月号と2月号で各研究会の「ツボの選び方」をピックアップして、カタログ的に載せたのは非常によい試みだったと思います。ただ、治療に取り込む場合には、自分の研究会の言葉や考え方に落とし込まないと役に立たないんですよね。この座談会のように、異なる会同士が議論を重ねてすり合わせていくことが今後も大切だと思います。

中川　その通りですね。まずは経絡治療の歴史的な背景を共通認識として持ったうえで、用語の検討を進めていく。そのための資料は残されているわけですから。この座談会をきっかけに、一緒に話していければと思います。

橋本　経絡治療の経緯を踏まえつつ、脈診の研究へと論を移していきたいと思います。

（つづく）

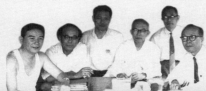

「ツボの選び方」
症 例 と 課 題 （年月日の情報を追加）

症例

【患者】

　45歳、男性。中肉中背。
　患者の生年月日：1974年5月19日

【経過】

　X-20年、運動中にぎっくり腰を発症。動けなくなり緊急でクリニックを受診（1999年1月14日）。
3日間医師の往診を受ける。その後、接骨院にて干渉波による治療を受ける。

　X年、6カ月前に極度のストレスを感じたあと、急性腰痛を発症（2019年1月30日）。3回の鍼灸治
療により改善したが、デスクワークで長く座位を続けると腰部に違和感が生じる。胸腰部伸展動作
で腰部に若干沁みるような痛みがある。

【主訴以外の所見】

望診：愛想がよく、明るくよくしゃべる。顔は日に焼けて黒いが、胸腹部や背部は白い。

聞診：声は大きくて高いが、しばらくしゃべっているうちに小声になる。

問診：夢は毎晩のように見るが、睡眠中に目が覚めることはない。8時間以上寝ないと昼間きつい。
　　　午前中はなんとなく身体がだるく、午後から夜にかけて本調子となる。毎食後、一時的に猛
　　　烈に眠くなる。常に過食気味で、甘味を好む。便秘することはなく、日によって、毎食後に
　　　排便に行くことがある。排尿の回数は他人よりもやや少なく、尿が少し赤みを帯びている。
　　　肩こりの自覚はなく、頭痛も背中の痛みもないが、手足ともに、ややほてる感じがある。

切診：脈状は左右ともに沈、虚、数、濇。左右寸関尺の相対的虚実は、左関上が最強、右関上が最
　　　弱。各部の虚実の関係は左寸口＞右寸口＞右関上で、左右の尺中は左寸口と同程度の強さで
　　　あるが、左右差は判定できない。
　　　前腕部の大腸経、下腿部の胆経に圧痛が見られる。
　　　腹部や腰背部の皮膚に触れると、やや冷たい感じがする。

この治療院への初診日：2019年7月13日。

課題（上記の症例に対して）

● **どのように診察をするか、どのような証を立てるか。**

● **選穴理論**

　病態の解析を行った場合は、病の機序や原因。証の内容。本症例の治療穴（選経や選穴、中心と
なる穴と補助穴、鍼穴と灸穴）と、その治療穴を選ぶ理由（典拠とする文献や理論）。

● **選んだツボへの施術方法**

　鍼の場合は鍼の種類、刺鍼角度、刺鍼深度、雀啄など手技の有無、置鍼時間。
　灸の場合は艾の種類、艾炷の大きさ、壮数、使用する線香。
　あん摩マッサージ指圧の場合はその術法、時間。

● **道具の写真**（上記の道具を含む、日常の臨床で用いるワゴン上の写真）**とその説明文**

寄稿集「ツボの選び方」において、小誌が提示した症例と課題は左下のとおりである。
寄稿は一つの症例に対する回答であるから、各研究会のスタンスが一目瞭然である。
各研究会の1ページ目には、会の最新情報を掲載した。42の研究会から集まった回答を掲載し
た1月号ならびに2月号の発刊後、同企画に興味を持った3つの研究会から新たに回答を得た
ので、今回紹介する。尽きることのない日本の鍼灸の多様性をご覧いただきたい。

　今回、3つ研究会のうち一般社団法人整動協会と一般社団法人日本はり医学会は、1月号ならびに
2月号で掲載した各研究会の「ツボの選び方」を読み、どのような所感を抱いたか。これについて
各回答の冒頭「Ⅰ.寄稿集『ツボの選び方』を読んで」の項にて述べてもらった。そののち、提示
した症例に対するそれぞれの「ツボの選び方」を紹介している。
　一方で鍼道五経会は、42の研究会の回答を読んだうえで、その多様性に着目。「『ツボの選び方』
の向こう側」として、経穴のとらえ方や鍼、診察の技法に違いが生じる所以を分析。同会が考える
「鍼灸師の分類」をもとに論を展開する。

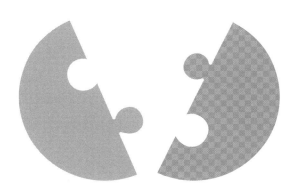

※本寄稿集内の「診断」は主に東洋医学的な診断を指す。
※五十音順。各研究会の欄では「主な執筆者」を上に掲載している。
※年月日の情報は要望のあった研究会のみに知らせている。

No.43　一般社団法人 整動協会

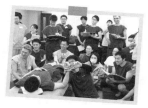

❶ 主催者、代表者名
栗原 誠

❷ 会の発足年
2009年、前身の「活法研究会」設立。2017年、「一般社団法人整動協会」を設立。

❸ 発足の目的、背景
古武術整体「活法」の技術研鑽・普及を目的とした「活法研究会」を前身とし、代表栗原が活法をヒントに「古武術鍼法」を創案。のちに「整動鍼」と名称を改め、整動鍼と活法の普及、学術研究、スポーツ分野での応用などを目指して「一般社団法人整動協会」を設立。

❹ 会員数
約200人

❺ 主な勉強会、セミナーの開催頻度と開催場所
【整動鍼セミナー／活法セミナー】年間60日（2019年実績）
開催場所：東京・札幌・名古屋・岡山・バルセロナ（2020年以降は東京・バルセロナ）

❻ 代表的な会費等
年会費：19,800円（税込）
セミナーは非会員でも受講可。会員には割引料金が適用される。

❼ 主な支部
東京都（本部）、群馬県（事務局）、バルセロナ（ヨーロッパ支部）

❽ 会の特徴
1. セミナー
「整動鍼」と古武術整体「活法」の実践的トレーニングをセミナー形式で実践し、それぞれ「入門編」「基礎編（3編）」「応用編（3編）」の7つのカリキュラムを提供している。
2. 公認交流会
Facebook上のプライベートグループ「整動協会 公認交流会」で、臨床や経営の相談、趣味の共有など、活発な交流が行われている。
3. 公認勉強会
セミナーで学んだ内容を確かなものとするため、各地域で勉強会を開催しており、技術の研鑽、交流の場として利用されている。
4. ツボネット（https://tsubonet.com/）
症例と使用したツボのデータをウェブ上に蓄積し、臨床や患者の鍼灸院選びに役立てるためのサイトを運営している。無料で利用可能。

❾ 連絡先
一般社団法人 整動協会 事務局
〒370-0131　群馬県伊勢崎市境米岡754-1（養気院）
TEL：0270-74-3592
E-Mail：office@seidonet.or.jp

整動協会の「ツボの選び方」

動きを整えるツボの選び方

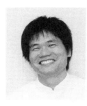

栗原 誠（くりはら・まこと）

1976年、群馬県生まれ。大学にて生物学を専攻したのち、2001年、東京衛生学園専門学校東洋医療総合学科卒業。2003年、群馬県にて「養気院」を、2014年、東京都にて「はりきゅうルーム カポス」を開業。古典鍼灸の研究に加え、日本の整体術「活法（かっぽう）」を修得。ツボと動きの関係に着目し、2014年に整動鍼®を創案。著書に『ツボがある本当の意味』、DVD『次世代の鍼灸論 整動鍼』（ともにBABジャパン）がある。株式会社活法ラボ代表、一般社団法人整動協会代表。

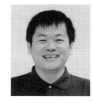

大島伸二（おおしま・しんじ）

1976年、神奈川県生まれ。1999年、関東学院大学工学部電気工学科卒業。2003年、東京医療福祉専門学校卒業。2015年まで接骨院勤務ののち、訪問専門で開業。2017年、神奈川県横須賀市にて「しん鍼灸院」を開業。しん鍼灸院院長、一般社団法人整動協会 整動鍼・活法講師。

┃ I. 寄稿集「ツボの選び方」を読んで

　この企画のタイトルを目にしたときは興奮した。なぜなら、ツボ選びこそ鍼灸師のアイデンティティであると思うからだ。同じ患者を診ても同じツボが選ばれるとは限らない。これを当たり前とし許容しているから成り立っているともいえる。鍼灸を医療として位置づけるならば、多様性を認め合う文化は極めて稀有な存在であるといえる。逆に、この多様性が医療としての信頼を得るための障壁になっているということもできる。

　いずれにせよ、ツボの多様性を理解することが、自らのポジションを確認するうえで重要であることは間違いない。他流のツボの選び方を知ることは、「自分は何者なのか」という問いかけと等しい。

　2020年1月号では18の研究会、2月号では24の研究会、合わせると42の研究会が誌面において顔を合わせた。企画としての面白さだけでなく、歴史的にも価値が高い仕事であったと思う。これだけ多くの研究会に声をかけ協力を得ることは容易ではないはずであるから、「医道の日本」の編集に携わった方々の苦労が想像できる。

　私は、各研究会の特徴を企画からあぶり出そうと試みた。その結果、もっとこうしたほうがよいという改善点があるので、提案してみたいと思う。

　まず提示する症例について、主訴に関する情報がもっとほしい。実際の臨床ではより多くの情報を得てから、触診を経て、ツボ選びをしている。ダラダラと長いのは考えものであるが、主訴に関する

経過については、最低2倍の情報がほしいと感じた。

「主訴以外の所見」は、それぞれの流派の着眼点を考慮して、さまざまな角度からヒントを盛り込んでいる点に工夫を感じた。

各研究会の記事についても思ったところがあった。それは、各研究会の特徴の説明に多くのスペースが割かれていたことである。症例への対応を詳しく解説すれば、自ずと各研究会の特徴が出てくるはずであるから、研究会の紹介は少なくてよいと感じた。ただ、簡単とはいえない事情があることも確かだ。それは、各研究会が共通言語を持っていないことである。仮に同じ言葉を用いても、その言葉が示す内容が違うことは珍しくない。そういった事情から、常に前置きが必要である。このことに鍼灸師が抱える問題が集約されているように思う。

こうした企画が繰り返されることで、この問題は次第に解決され、薄れていくのかもしれない。今後に期待したい。

Ⅱ.整動鍼における腰痛治療

ここでは整動鍼におけるツボの選び方を紹介する。整動鍼は文字通り「動きを整える」ことを得意とする。ツボ一つひとつを動きと結びつけ、動きの問題を解決するという考え方である。動きと痛みは密接にかかわっているため、動きの改善は、すぐさま痛みの軽減をもたらす。

それでは、整動鍼の視点を紹介しながら課題症例に取り組んでみたいと思う。

Ⅲ.腰痛を診る際のポイント

1.痛みの位置と範囲を確認する

当たり前のようでいてお粗末になりやすいのが感覚の聞き取りである。痛みの位置、深さ、範囲を丁寧に聞き取る。痛みは患者の主観であるから、客観的な現象として観察することができない。だからこそ、患者の感覚に寄り添う姿勢が大切である。

2.痛みの表現をそのまま受け入れる

痛みにも種類がある。これも患者の主観から生まれるものであるため、言葉から出た表現そのままをカルテに記す。例えば、「ズーン」「ズキン」「ピリッ」など。患者が用いた表現のままのほうが、次回の来院時に「ズーンとした痛みはどうですか?」と患者の感覚に寄り添った問診ができる。

3.触診で情報を集める

痛みを訴える範囲の筋に触れ、目立った緊張がないか、また押圧した際の痛みの変化を確認する。上下での比較も行うが、最重要なのは左右差である。ただし、主訴と無関係なものもあるため、左右差と痛みを直接結びつけることはしない。

筋の緊張だけでなく、全身の熱と冷え、そして発汗の状態も確認する。また、患部の熱感、腫れ、

傷の有無も確認し、鍼灸の適応の範囲内にあることを確かめる。

4.痛みが増悪する姿勢や動きを確認する

　問診中や置鍼中に痛みが増悪しても、口に出せず我慢してしまう患者もいる。我慢させすぎてしまった場合、施術の結果を台無しにしてしまうことがある。あらかじめ「我慢をしないほうが早くよくなるので、気になることはすぐにおっしゃってください」と告げておく。

5.感覚を共有する

　痛みを共有しやすいようにサインペンなどで位置や範囲をマーキングすることもある。施術の前後で比較しやすいという意味もあるが、理解を示している姿勢を形として表すことができるので信頼関係の構築においても望ましい。

Ⅳ.腰痛にかかわる筋の連動とツボ

1.痛みの原因を連動で考える

　発痛メカニズムには諸説あるが、当会で最も重要視しているのが「動き」である。腰の筋は単独で動くことができず、関連する筋が多数ある。ただし、解剖学的な単位で考えようとすると、離れた筋と筋が連動していることに気づくことができない。ここでいう連動とは、筋と筋の物理的な接続を調べることではなく、「物理的な接続があるなしにかかわらず、関連する動きすべて」を指す。例えば、腰方形筋、腓腹筋、三角筋は動きにおいて関連している。

2.筋単位ではなくツボ単位で確認する

　筋単位で人体の動きを理解しておくことは重要だが、臨床では網が粗すぎて効果的な刺鍼点にたどり着けない。同じ筋でも位置によって連動の仕組みが異なる。解剖学はあくまでも位置関係の指標であり、動きの指標としては不十分である。そこで、従来のツボを指標として用い、不足するものを当会では「独創穴」として提唱している。

Ⅴ.課題症例の分析

　それでは、ここから課題となっている症例を中心に、当会の「整動鍼」がどのように対応していくのか説明していきたい。ツボ選びをするうえで参考にした部分のみを抜き出して解説した。

1.経過より
(1) 20年前のぎっくり腰

　6カ月前に発症した急性腰痛との関連を示す証拠がないことから、参考情報にとどめる。

(2) ストレス後の急性腰痛

「ストレス」とは何かに思考を巡らせなければならない。本症例では2つのパターンを想定する。一つ目は、短期間の出来事に対して一次的に身体が緊張状態（筋の柔軟性が失われている状態）になった場合。二つ目は、中長期にわたる精神の疲労が蓄積された場合。

どちらかはっきりしないが、「3回の鍼灸治療により改善した」という事実から、一次的なストレスで身体が緊張していた可能性のほうが高い。

(3) デスクワークにおける座位

長時間の座位が身体にもたらす悪影響を5つ挙げた。

①坐骨周辺の圧迫
②ハムストリングスの圧迫
③骨盤後傾による姿勢不良
④眼精疲労
⑤タイピングなどによる手指の疲労

このなかから、課題の症例とかかわりが深いものを考えてみたい。まず、①と②は患者が使用する椅子にもよるが、影響は避けられない。また、「胸腰部伸展動作で腰部に若干沁みるような痛み」とのことから、③も疑われる。なぜなら、胸腰部伸展動作を座位において行うと骨盤は前傾する（図1）。骨盤後傾が長時間続くことにより、骨盤前傾方向への可動性が低下している疑いがある。

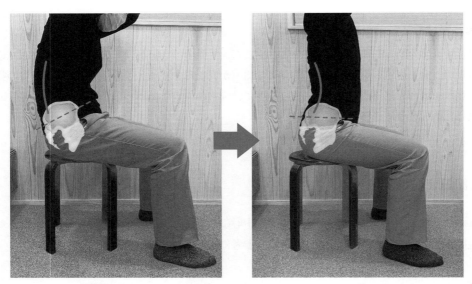

図1 座位において胸腰部の伸展動作を行うと骨盤は前傾する

2. 主訴以外の所見より

(1) 愛想がよく、明るくよくしゃべる

社交的で周りに気遣いできる性格かもしれない。だとすれば、周囲との調和を優先し、不満を溜め込んでしまい、精神的に疲労しやすい傾向が疑われる。また、こうしたタイプの患者は、問診や触診に協力的であることが多く、細かな情報まで引き出される。その一方で、施術後の変化に対する評価が甘めであることが多いので、気をつけたい。

(2) 顔は日に焼けて黒いが、胸腹部や背部は白い

もともと色白で、屋外で過ごすことが多いことが想像できる。仕事でデスクワークが多いのであれば、趣味はアウトドアかもしれない。また、普段の仕事が屋外であるならば、デスクワークには慣れていない可能性がある。

(3) 声は大きくて高いが、しばらくしゃべっているうちに小声になる

社交的な性格であるがゆえに声が大きく高くなるが、疲労感から小さくなるのかもしれない。もしくは、自分の弱み（症状）を伝えることに対する引け目があるのかもしれない。いずれにせよ、「小声」のほうに本質が眠っているように思う。

(4) 夢は毎晩のように見るが、睡眠中に目が覚めることはない

少なくとも腰痛で目が覚めることはなさそうである。身体のコンディションによっては、背臥位、側臥位、腹臥位、いずれの姿勢も継続が難しいことがある。その場合は仙骨周辺のコンディションを観るが、この場合には除外してもよさそうである。

(5) 8時間以上寝ないと昼間きつい

睡眠が浅いことを示唆していると考える。

(6) 午前中は何となく身体がだるい

睡眠によって疲れが十分に取れていないことを示唆している。この疲れとは毎晩の夢と重ねて考えると、慢性的な精神疲労だと推測できる。

(7) 毎食後、一時的に猛烈に眠くなる

食後の眠さは、誰にでも訪れるもので異常であるとはいえない。ただ、精神疲労が蓄積している場合には、食事をきっかけに緊張が絶たれて眠気が出やすいといえる。

(8) 肩こりの自覚はない

自覚があるなしにかかわらず、整動鍼では肩周辺の筋は触診で緊張度合いを確かめている。この症例では、実際の身体に触れることができないので、緊張がある可能性を否定せずに考えたい。

(9) 頭痛も背中の痛みもない

自覚している痛みと筋の緊張度合いは必ずしも一致しないため、背中の緊張も確認しておく。緊張があれば腰痛とのかかわりを考慮する。

(10) 脈状

整動鍼ではツボ選びの参考にはしない。

(11) 前腕部の大腸経、下腿部の胆経に圧痛（図2）

腕橈骨筋から母指にかけて緊張がある可能性があり、その場合は肩甲骨の外縁の緊張、骨盤上部の緊張、ハムストリングスの緊張が疑われる。これは、整動鍼の連動理論の一部である。このように、人体には経絡やアナトミートレインでは説明できない連動システムが潜んでいると考えている。

こうした理論の背景には、刺鍼によって生じる筋と動きの変化を観察した蓄積がある。

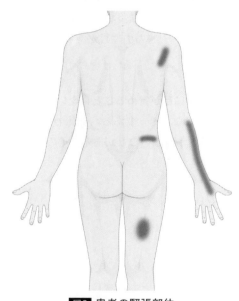

図2 患者の緊張部位

Ⅵ. 選穴

情報が十分でなく、また触診ができないため、必要なツボを絞り込むことができなかった。特に、整動鍼では患部の位置をヒントにツボの左右差を見極め、どちらか一方に鍼を行うことを常としている。ここでは十分な情報がないため、左右の問題には触れない。また、ツボを絞りきれなかったため、3つのパターンに分けて解説してみた。

1. 脊柱起立筋が過緊張している場合

脊柱起立筋の働きは、いうまでもなく脊柱を支えることである。脊柱起立筋が正常に脊柱を支えら

れるかどうかは、内臓機能と相関関係がある。例えば、お腹の調子が悪いときに背中が張ってくることがある。また、風邪を引けば肩甲間部が張ってくる。経絡理論においては、脊柱起立筋は足の太陽膀胱経の一行線と重なり、ここには各内臓の反応点が配置されている。整動鍼においても、このような内臓と筋の関係を利用する。

　本症例においても、内臓機能との関係を疑う必要がある。患者が違和感を覚える原因について、脊柱起立筋の弾力性の低下から来ている可能性を考えてみる。腰部に違和感がある場合、上部腰椎（1～3番）付近であることが多い（表1）。

表1 緊張部位と付随する症状

緊張部位	症状
上部腰椎（1～3番）	重さやだるさになる傾向
下部腰椎（4～5番）	動作時の痛みになる傾向

　動かずにじっとしているときに痛みが強くなってくる場合、特に腎兪の緊張が影響していることが多い。腎兪が緊張することにより、座位における胸腰部伸展動作が苦手となる。高齢者の腰が曲がるメカニズムに腎兪がかかわっていると思われる。

　腎兪の緊張を緩和するには陰谷を用いる。整動鍼では、脊柱起立筋上にある兪穴に作用するツボを検証によって導き出しており、腎兪に関していえば、合穴である陰谷となり、経絡理論とピタリと一致する例といえる。

　また、椅子に座りすぎたことで圧迫を受けたハムストリングスの過緊張を解くため、殷門に鍼を行う。

選穴と施術
①陰谷

　寸3−1番の鍼を10分置鍼したのち、腎兪の緊張が緩和されるのを確認する。

　兪穴は内臓の反応点であるから、瞬間的な変化を期待せず、内臓機能の向上を図るため置鍼する。整動鍼では、このように内臓機能にアプローチすることを「整流」と呼んでいる。
②殷門

　2寸−5番の鍼をハムストリングスの深部にある過緊張にあてる。内臓へのアプローチを目的としない刺鍼であるため、刺鍼点の筋が緩むのを確認したら抜鍼する。骨盤に入り込む筋の緊張が解ける。

2.腰椎周辺が過緊張している場合
　腰椎周辺の過緊張は、前述の「脊柱起立筋の過緊張」より椎体に近い部分を指す。腰椎は、大腰筋（図3）と腸骨筋で股関節と結ばれている。特に大腰筋の過緊張は腰椎全体の負荷を増やす。股関節の伸展可動域が狭くなるため、股関節をやや屈曲させた姿勢を好むようになる。この姿勢が常習化すると、いわゆる「腰が曲がった状態」となる（ただし、実際に曲がっているのは股関節）。

　大腰筋の過緊張がある場合、股関節を曲げていたほうが楽なため側臥位を好み、背臥位が苦手な傾向がある。本来であれば、寝る際の姿勢についても参考にしたかった。

選穴と施術

①大腰（図4）

　このツボは整動鍼が独自に定めたツボ（独創穴）である。太衝と近い位置にあるが、中足骨の股で骨ぎりぎりの位置にあると定義し、明確に区別している。寸3－1番の鍼を用いる。深度は中足骨の厚みの中央を目安にする。

②股門

　前述したため省略。

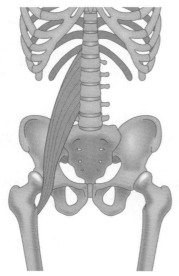

図3　大腰筋

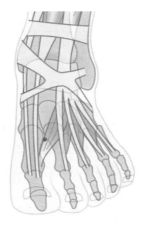

出典；tsubonet.com

図4　大腰

3. 股関節と仙骨が過緊張している場合

　内旋方向に股関節の可動域制限がある場合にも、胸腰部伸展動作に問題が生じる。なぜなら、立位において胸腰部伸展動作をする際には、股関節が内旋方向に動いてバランスを保とうとするからである。逆に、屈曲動作の際には股関節を外旋させてバランスを保つ。こうした人体の法則を利用してツボを選ぶ。この症例では、内旋しやすい方向に調整することが必要である。

選穴と施術

①豊隆（整動）

　このツボは股関節の内旋を改善させる。「下腿部の胆経に圧痛が見られる」との記載があることからも、胆経に近い豊隆（足の陽明胃経）を選ぶ理由である。寸3－1番を用いて、前脛骨筋と腓骨筋の溝のなかにある硬結を緩める。

②股門

　前述したため省略。

▌Ⅶ.動きを整えると痛みは消える

整動鍼において、腰痛とは「腰の動きが止まっている状態」と考える。健康的な肉体は常に動いているもので、一見すると動きがなくても、必ず、うごめきながら活動している。こうした動きが止まったときに、人は痛みを感じると考える。つまり、痛みを改善するには、止まっているところを動くように仕向ければよいのである。

▌Ⅷ.道具

整動鍼では特別な治療器具を必要としない。

最も多用するのは寸3－1番鍼で、ツボの深さに応じて寸6－3番、2寸－5番、10〜15mmの短鍼などを使用する。高い精度での刺鍼が求められるため、できるだけ鍼管の細いものを用いることが望ましい。

そのほか、花粉症治療（本誌2020年3月号で紹介）では効果を持続させるため、パイオネックスも用いる。

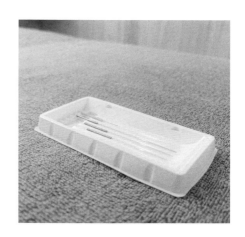

※ p.139に栗原誠氏の新型コロナウイルス感染症に関する見解を掲載しています。

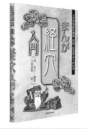

No. 44 | 一般社団法人 日本はり医学会

❶ 主催者、代表者名
一般社団法人日本はり医学会　中野正得

❷ 会の発足年
1981年（2016年に法人化）

❸ 発足の目的、背景
1981年、関西で経絡治療を普及するために、宮脇優輝（旧名：和登）初代支部長（現・法人名誉会長）ら7人の臨床家によって、前身の東洋はり医学会北大阪支部（後に関西支部）を発足。以来、経絡治療鍼灸専門家を育成して40年の実績がある。2016年、一般社団法人東洋はり医学会関西を設立。2020年、日本はり医学会方式、宮脇スタイルを世界に発信するために、一般社団法人日本はり医学会に会名改称。

❹ 会員数
150人

❺ 主な勉強会、セミナーの開催頻度と開催場所
毎月第3日曜日（変更あり）に森ノ宮医療学園専門学校にて月例会を開催（8月は休会）。

❻ 代表的な会費等
【入会金】一般：30,000円　新卒者：10,000円　学生：無料
【年会費】入会1～4年：48,000円　5年目以降：44,000円　学生：42,000円
【聴講費】鍼灸師：1回4,000円　鍼灸学生：1回1,000円（ただし6回まで）

❼ 会の特徴
「日本はり医学方式」による脉診流経絡治療および、双方向共有システム「宮脇スタイル」を習得することによって経絡治療を科学することを目的としている。習得の過程で、エンジェルタッチによる脉診、腹診、生きて働いている取穴、証決定、適応側の判定、超接触鍼による補法と瀉法のテクニックが身につく、臨床経験豊富な指導講師から手から手への技術指導を少人数制で学ぶことができる実技中心の会である。また、少数穴本治法以外にも宮脇奇経治療、古野式経絡骨盤調整療法、異種金属圓鍼トルネード鍼法などの補助療法・標治法を学ぶことができる。

❽ 連絡先
（一社）日本はり医学会　広報部長　三ツ川友一郎
TEL：072-872-5678
〒574-0026　大阪府大東市住道1-2-25 三ツ川鍼灸院内
聴講受付　聴講部長　宮田あずさ
E-mail：toyoharichokoh@yahoo.co.jp（予約はこちらまで）
HP：http://kansaitoyohari.com/

日本はり医学会の「ツボの選び方」

「日本はり医学会方式」×双方向共有システム「宮脇スタイル」

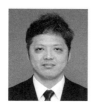

中野正得（なかの・まさなり）

2002年、関西医療学園専門学校卒業。在学中より3年3カ月、宮脇鍼灸院の内弟子となる。2004年、はり・灸・小児はり 中宮院を開業。2012年より東洋はり医学会関西支部支部長、2016年より（一社）東洋はり医学会関西会長を経て、2020年に（一社）日本はり医学会会長に就任。（一社）和歌山県鍼灸師会副会長。森ノ宮医療大学講師。ニューメキシコ州東洋医学医師。

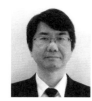

浅井輝昭（あさい・てるあき）

1988年、行岡整復専門学校（現・大阪行岡医療専門学校長柄校柔整科）卒業。1989年、関西学院大学大学院博士課程後期課程修了。1989年より日本テキサス・インスツルメンツ株式会社（現・日本テキサス・インスツルメンツ合同会社）勤務。1993年より新井病院（現・医療法人永光会新井クリニック）に勤務。1997年、浅井整骨院を継承。2000年、行岡鍼灸専門学校（現・大阪行岡医療専門学校長柄校鍼灸科）卒業。同年、あさいはり治療所を開業。現在、あさいはり治療所・浅井整骨院院長。2020年、（一社）日本はり医学会副会長兼学術部長に就任。

┃I.寄稿集 「ツボの選び方」を読んで

　まず、同じ土俵でそれぞれの相撲の取り方を公開されたわけであるが、実に興味深い企画であった。企画された同誌編集部の方々と出し惜しみすることなく公開された各会派の代表者に敬意を表したい。提示された症例についての各会派の診察、治療、そしてツボの選び方、取り方は多様性に富んでいるが、以下に要約されるようである。

　脾と肝胆の変動、肺と肝胆の変動に分かれるが、総じて「肝胆の実的な変動」というのはほぼ一致している。治療においては、標治法の有無にかかわらず、生命力の強化を第一に掲げている。そのアプローチは会によって特徴があるが、選穴の理論的根拠は病因病理に置かれていて、最終的には反応を重視している。その中心は虚実であり、今生きて働いているツボである。そしてそこに優劣はなく、どの会派もすばらしい。これこそが日本鍼灸の強みであると再認識させられた。まさに、本企画は誌面を介した学術交流の場である。

　先の企画ですでに完成されているわけであるが、あえて申し上げるとすれば、科学性に乏しい。これは日本鍼灸全体の課題である。ただし、ここでいう「科学性」とは、数値やデータではない。鍼灸臨床における科学性とは、我々の治療によって、患者の病気や症状が治る、よくなる、元気になる、これに尽きる。

　治療効果を施術者と患者が双方向で客観的に共有することを「科学性」、あるいは「鍼灸を科学する」と定義したい。鍼灸を科学して患者と双方向で治療効果を共有することができれば、診察の適否、治療の適否、あるいは予後がより確かなものとなるし、ひいては受療率の改善につながると信じている。患者の気持ちになって考えてみれば「効くか効けへんか分からんもんに、金なんて出せるか」である（筆者関西在住）。

　当会が、取り組んでいる経絡治療を科学する双方向共有システム「宮脇スタイル」は、日本鍼灸全体の課題を解決する最適解であり、この方法は流派に関係なく臨床実践できるところが強みである。ぜひ本稿を読み進めていただき、六十九難を新解釈した経絡治療、「日本はり医学会方式」と併せて参照していただければ幸いである。

Ⅱ. 診察・証の立て方

1. 主訴の腰痛を弁別

　長く座位を続けると腰部に違和感があるという症状をまともに受け取れば、「久しく座せば肌肉を傷る」で脾土経の変動である。あるいは長時間同じ姿勢を続けたことを「久しく行えば筋を傷る」と診れば肝木経の変動である。「腰は腎の府」と診れば腎水経の変動である。胸腰部伸展動作で腰部に若干沁みるような痛みは、当会の臨床研究では後屈は腎水経の変動である（ちなみに前屈は肝の変動）。また関節においては曲げるが骨、伸ばすが筋のため、肝木経の変動といえなくもない。

　列挙すると脾と肝と腎の変動であるが、これだけでは情報不足なので、その他の所見を弁別する。

2. 望診・聞診・問診

　愛想がよく、明るくてよくしゃべるのは五声の言で心火経の変動である。顔が日に焼けて黒いのは心火経の変動である。胸腹部や背部は白いのは肺金経の変動である。また黒は慢性痼疾、白は冷えと診る。

　声は大きくて高いが、しばらくしゃべっているうちに小声になるのは、五音で「高音は心火経の徴と腎水経の羽」であり、短くなるのも同様である。また持続力の有無は生命力の盛衰に直結する。

　夢は毎晩のように見るが、睡眠中に目が覚めることはないのは、睡眠を意識障害と診れば、心火経の変動である。多夢と診れば肝木経の変動であるが、睡眠中に目が覚めることはないということは肝の蔵する魂は浮上してこないともいえる。8時間以上寝ないと昼間きついのを嗜眠と診れば、脾土経の変動である。疲れが取れにくいと診れば、罷極の本を主る肝木経の変動である。午前中は何となく身体がだるく、午後から夜にかけて本調子となるのは、春に相当する午前に発生できないと診れば肝木経の変動である。気血が肌肉に行き渡らないからだるくなると診れば、脾土経の変動である。

　毎食後、一時的に眠くなるのは脾胃が弱く、消化によって中焦に気血をとられ、元神の府である脳髄が空虚になるからで、脾土経の変動である。常に過食気味で甘味を好むのは、脾土経の変動であり、過食はストレスのはけ口のため、肝鬱があることを示唆する。便秘をすることはなく、日によって、毎食後に排便に行くことがあるのは脾土経の変動である。腎は二陰を主ると診れば、腎水経の変動である。五泄の大腸泄と診れば表裏の肺金経の変動である。排尿の回数は他人よりもやや少なく、尿が

少し赤みを帯びているのは、腎水経と心火経の変動である。手足ともに、ややほてる感じがあるのは心火経の変動である。

変動の総数は、脾＝心＞肝＝腎＞肺。

3.切診

（1）脉診

脉状は左右ともに沈、虚、数、濇。これを考察すると、沈は陽気の不足と病の深さを表し、虚は生気の不足、数は基本的に熱であるが気が乱れていても速くなる。濇は陽虚か瘀血を現わす。比較脉診は左関上が最強で右関上が最弱のため、肝が実で脾が虚である。左寸口よりも右寸口が弱いということは、心が実で肺が虚である。左右の尺中は左寸口と同程度の強さで、左右は判定できないとあるので、腎は平か実の可能性が高い。

（2）腹診

当会では経絡腹診を行う。五臓の配当部位は、臍を中心としてその下一寸、陰交より中脘の上までを脾の診所とする。中脘の少し上より鳩尾に至る部を心の診所とする。右季肋部の日月、腹哀よりやや斜めから臍の右側に及ぶまでを肺の診所とし、左季肋部はその比較部位とする。臍の左側において胆経の帯脈より居髎までを肝の診所とする。臍の下一寸五分の陰交より恥骨上際に至る部を腎の診所とする。脉証と腹症の一貫性により、誤診を防ぐ。

（3）切経

前腕部の大腸経、下腿部の胆経に圧痛が見られるのは、大腸経と胆経の変動である。表裏で診れば、肺金経と肝木経の変動である。子午陰陽の関係で診れば、腎水経と心火経の変動である。剛柔関係で診れば、肝木経と脾経の変動であり、表裏共軛関係で診れば脾土経と心包経の変動である。腹部や腰背部の皮膚に触れると、やや冷たい感じがするのは、腹部は開闔枢の闔で胃経、腰背部は開で膀胱経の変動である。表裏で診れば脾と腎の変動である。

4.証決定

総合的に判断すると、脾心と肝腎の変動が多いので脾と肝のバランスが崩れている。虚実の判定は、脉診で脾が虚で肝が実と出ているので脾虚肝実証が立つ。左寸口（心）＞右寸口（肺）を重視するなら主証の肺を起点に反時計回りに虚（肺）→虚（脾）→実（心）→実（肝）→平（腎）と並ぶ肺虚肝実証か、最弱の脾を起点に時計回りに虚（脾）→虚（肺）→実（腎）→実（肝）→平（心）と並ぶ『難経』七十五難型脾虚腎実証が立つ。

5.適応側の判定

当会では、左右の同じ経を使うのではなく、左右のどちらかを使う。これを「片方刺し」としている。例えば脾経を補うのなら、左右の脾経を補うのではなく、より効く側の脾経を選択する。理由は両方補うと効果が半減するからである。

適応側の判定方法は、①症状に偏りがあれば健康側を用い、②症状に偏りがなければ男は左側、女

は右側を用いる。この2点が基本であるが、時にこの原則に当てはまらない患者がいる。そこで当会では、主たる変動経絡を実際に触って、身体がよくなるほうを判定する方法を取っている。

その方法は、例えば脾虚なら左右どちらかの太白を指で軽く取穴する。5秒間取穴すると気が巡る。しばらくその影響は続くので、その間に主訴が変化するかを確認する。実際に動かして可動域の改善を確認してもよいし、腰痛ならば腰を触って柔らかくなったかを確認する。確認をしたら、先ほど取穴した太白を経に逆らって3回手で払って（撫でて）リセットする。次に反対側の太白を取穴して同様に主訴の変化を確認する。そして、左右でより変化する側を適応側とするのである。

この術者と患者が双方向で効果を客観的に確認でき共有する方法を「宮脇スタイル」とする。宮脇スタイルは何度でも再現することが可能である。

Ⅲ. 選穴理論

1. 脾虚肝実証の場合
適応側の脾経の太白を補い、反対側の肝経の太衝か行間か中封を瀉法。

2. 肺虚肝実証の場合
適応側の肺経の太淵を補い、反対側（同側の場合もある）の肝経の太衝か行間か中封を瀉法。

3.『難経』七十五難脾虚腎実証の場合
適応側の太淵を補い、反対側（同側の場合もある）の腎経の太渓または水泉、肝経の太衝または行間、または中封を瀉法。

このように、主証の母経は補っていない。本来の経絡治療であれば脾虚証なら脾経の太白と心包経の大陵、肺虚証なら肺経の太淵と脾経の太白を補うのが形式的であるが、長年の臨床実践により、母経を補うと脈およびその他の所見が崩れることが分かった。

病体から素直に学んだ結果、「虚すればその母を補い実すればその子を瀉す」というのは選経ではなく、選穴であるという『難経』六十九難の新しい解釈を得ることができたのである。

現在当会では、「主たる変動経絡の生気の補い×相剋経の補瀉×主訴愁訴に関連した陽経の補瀉」という三経三穴（場合によっては1〜2経・穴）で生命力を強化することができる少数穴本治法を臨床実践している。

この進化した経絡治療を、「日本はり医学会方式−宮脇スタイル」とする。

Ⅳ. 選んだツボへの施術方法

1. 補法
補法は虚、つまり生気の不足を補うのが目的である。原則として銀製の1寸3分1番鍼を用いる。
①経に随いごく軽く切経〜取穴する。

②押し手を軽く構える。

③竜頭を極めて軽く持ち、その鍼を押し手の母指と示指の間に入れる。

④鍼尖を静かに穴に接触させる。

⑤とどめたまま鍼がたわまないよう、静かに押し続ける。

⑥鍼の角度は45度を基本として病体に合わせて加減する。

⑦抜鍼時は押し手の左右圧をかけつつ、押し手の指の間に鍼があることを確認できる程度にし、締め
　すぎないこと。左右圧はスーッと強めて、決して衝突的であってはならない。

⑧抜鍼と同時に鍼口を閉じる。

2.瀉法

　脈状より、邪気実を弁別し、脈状に応ずる手技手法で各論的瀉法を行う。原則としてステレンス
1寸3分1番～2番鍼を用いる。

①経に逆らい取穴する。

②押し手を構える。

③竜頭は補法よりもやや強めに持ち、その鍼を押し手の母指と示指の間に入れる。

④鍼尖を穴に接触させる。

⑤経に逆らって刺入する。刺入できなかったら刺入を一度やめる、また押す、やめる、押す、を繰り
　返す。

⑥抵抗を度として鍼が滑らないように押し手の母指と示指でしっかり保持し、下圧は鍼先の方向にか
　け、ゆっくり抜鍼する。下圧の度合いは脈状によって異なる。鍼口は閉じない。

⑦抜鍼後、一呼吸おいて、押し手をはなす。

　以上の手技手法を基本とし脈状によって手加減を加える。主な瀉法の各論は次の通り。

①実邪に応ずる瀉法。

②虚性の邪に応ずる補中の瀉法。

③気血の滞りに応ずる和法。

▌Ⅴ.道具の紹介

1.ワゴン天板

❶ シャーレ

❷ 奇経テスター

❸ 無熱灸セット

❹ 前田豊吉商店寸3－1番銀鍼とコバルトのディスポ

❺ アルコール綿花

❻ エタノール

❼ 手指消毒

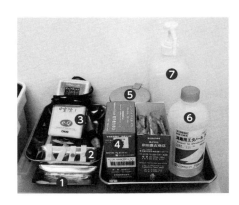

2.ワゴン上段

❶ 施灸セット

❷ 打鍼

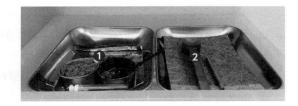

3.ワゴン中段

❶ 皮内鍼テープ

❷ 金銀粒

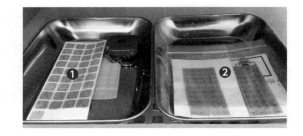

4.ワゴン下段

　自宅でのドライヤー灸を指導する際に使用
するドライヤー

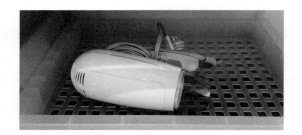

5.ワゴン横収納ケース

❶ 天板に枕ペーパーとカルテ

❷ ケース内にリネン類（※新型コロナウイルス感染防止対策で
　現在リネン類は一切使用していない）

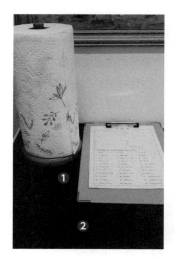

【参考文献】
1）小曽戸丈夫. 難経（新釈）. たにぐち書店, 2007.
2）福島弘道. 経絡治療要綱. 東洋はり医センター, 1967.
3）柳下登志夫. 経絡治療学原論下巻臨床考察 治療篇. 柳下はり院, 2004.

※p.140に中野正得氏の新型コロナウイルス感染症に関する見解を掲載しています。

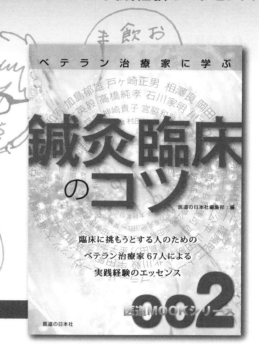

No. 45 　鍼道五経会
（しんどうごけいかい）

❶ **主催者、代表者名**
足立繁久

❷ **会の発足年**
2017年6月

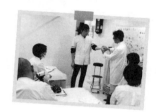

❸ **発足の目的、背景**
・伝統鍼灸・東洋医学に対し、迷うことなく学び実践できる環境を提供する。
・自信と誇りをもって伝統医学を実践する鍼灸師を一人でも多く育てる。
・鍼の道を追究する仲間が集まり切磋琢磨できる会であり続けること。
・道の理を追究することで、病理観さらには死生観・生命観・世界観の理解に至る。

❹ **会員数**
18人

❺ **主な勉強会、セミナーの開催頻度と開催場所**
講座【臓腑経絡のキホン】（東京教室）
講座【医書五経を読む】（大阪教室）
講座【生老病死を学ぶ】（大阪教室）
開催頻度：各講座とも月1回

❻ **代表的な会費**
年会費24,000円（学生12,000円）、受講費6,000円（学生4,000円）

❼ **主な支部**
大阪、東京

❽ **会の特徴**
鍼灸師としての学ぶ過程で互いに切磋琢磨しつつ、人間的にも成長することを目的とする。学習スタイルは、古典医学文献から伝統医学を学ぶ姿勢にこだわりつつも、自然・世界を観察し分析する観点も重視している。実学を重視する点においては、鍼灸実習だけに縛られることなく、漢方薬試飲による身体の変化・薬草観察・武術体験・密教観想法体験など当会ならではユニークな体験に基づいて、自然を通した学びと学問の両立を目指す。

❾ **連絡先**
鍼道五経会　事務局
〒586-0018　大阪府河内長野市千代田南町12-4　足立鍼灸治療院 内
TEL/FAX：0721-53-6330
E-Mail : harinomichi@gmail.com

鍼道五経会の「ツボの選び方」の向こう側

診法と鍼法を一致させる

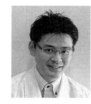

足立繁久（あだち・しげひさ）

1973年生まれ。1996年、鳥取大学医学部生命科学科卒業。2000年、明治鍼灸大学（現・明治国際医療大学）卒業。2001年、足立鍼灸治療院を開院。2018年4月から大阪大学大学院医学研究科、先進融合医学共同講座における特任研究員として大阪大学付属病院の漢方鍼灸外来にて難病に対する鍼灸を行う。2017年、鍼道五経会を発足し、同会の代表を務める。伝統医療游の会副会長を務める。

I. 寄稿集「ツボの選び方」読んで

　今から5億4300万年前、カンブリア紀に爆発的な生物の進化が起こった。カンブリア爆発と表現されるほどに多様な生物の種が生まれ、そして大量絶滅が起こったという。進化の過程ではこのような拡大と収束が繰り返されている。生物に限らず医学の歴史をみても同様のことが起こっているといえる。

　日本鍼灸もまた多様性が指摘されている。2020年初頭の連動企画「ツボの選び方」では、42団体の経穴論・鍼灸論の一端を垣間見ることができた。まさに日本鍼灸の多様性を再認識できる意義ある企画であった。その続編ということで、筆者も本稿をもって日本鍼灸の発展・進化にわずかでも貢献できれば幸いである。

　鍼灸師にとって「経穴をいかに選び、いかにアプローチするか」は重要なことである。しかし、本巻頭企画のテーマ「『ツボの選び方』の向こう側」に対して、まず次の言葉からスタートしよう。実は私たち鍼灸師は「経穴に鍼をしているのではない」。この言葉はツボの選び方というテーマに反するようであるが、何を対象としてツボを選ぶのか？　何を診ているのか？　何にアプローチしたいのか？　施術者の観点によって経穴のとらえ方や鍼の仕方は大きく異なる。経穴の向こう側について、鍼道五経会の考えを概論的に述べたい。

II. 経穴や脈の向こう側

「経穴の反応を掌や指先でとらえている」
私たちはそう思いがちであるが、それは正しい理解なのだろうか？

当会では初学者に対し、経穴の虚実を形でとらえるよう指導している。具体的には、硬結や張りなどから実反応と判断し、陥凹や弛緩から虚の反応と判断する。しかし、これは一つの過程である。なぜなら、硬さも凹みも形にすぎないからだ。

次の段階として目を向けるべきは、経穴の反応の向こう側である。経穴の反応とは、身体の状態を知るための指標にすぎない。経穴の向こう側・鍼をする向こう側に意識を向ける必要がある。

これは、脈診でも全く同じことがいえる。初歩の間は脈状の把握などに眼が向いてしまうものだが、脈状を触知することは過程にすぎない。血脈に投影された情報をいかに読み取り、経脈の治療に反映させるかが、鍼灸師の仕事なのだ。誤解を恐れずにいえば、脈の向こう側の情報をくみ取れなければ、いくら精密に脈状を診分けたとしてもそれは表層の情報にすぎない。

コミュニケーションにたとえてみよう。いくらボキャブラリーを豊富に備えても、相手の真意をくみ取らないと、コミュニケーションが成り立たない。言葉や文字は手段であって、本当に知りたいのは、その向こう側にある。鍼灸では経穴や鍼を介して人体にアプローチするが、本当に得たいものは、脈や経穴の向こう側にいるのだ。

現在、地球上には数千の言語があるといわれている。世界の言語の多様性と現代鍼灸のそれとは比較にならないかもしれないが、本質的には似たようなものだ。数多くある言語も系統別に分類することはできる。それと同様に鍼灸技法も一定基準を設定することで、ある程度の分類は可能だと考える。例えば、初学者がよく疑問に感じる例にして鍼灸の分類を試みよう。

Ⅲ. 少数穴と多数穴の是非を論じる

初学者の疑問としてよく耳にするのが「少数穴治療と多数穴治療」、または、「繊細な鍼と強刺激の鍼」の違いについてである。

双方どちらに優劣や是非を問うのではない。実際に少数の治療穴で効かせる諸先生方もおられるし、経穴を多数用いて治療結果を出す先生もおられる。私自身は多数穴治療を行うが、少数穴治療を否定する考えを持っていない。当会には少数穴治療を行う鍼灸師も所属しているし、私自身がその人たちから学ぶことは実に多い。

同様に繊細な鍼と強刺激の鍼も、鍼灸師によって意見が分かれることが多いが、双方ともに有効な技法であることには間違いない。

このような経穴のとらえ方・鍼の技法・診法の違いについて、当会では「鍼灸師のタイプ別」という視点から論じている。このタイプを紹介することで本特集「ツボの選び方の向こう側」への解としたい。

Ⅳ. 陰陽思想で鍼灸師を分類する

陰陽を有形・無形の対比でみると、血と気に分類できる。無形の気が陽であり、有形の血が陰である。気は衛気と営気にも対比できる（図1）。陽中の陽、陽中の陰である。当会では陰陽対比をもと

に鍼灸師を衛気タイプ・営気タイプ・血タイプに分けている（水タイプも分類にあるがここでは割愛する）。

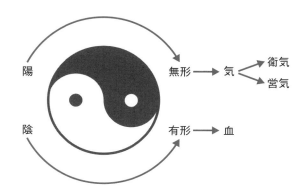

図1 陰陽と有形・無形と血と気の対比

1. 衛気タイプの鍼灸師

　衛気タイプの鍼灸師は、前述の「少数穴治療」「繊細な鍼」を得意とするようだ。気に対して敏感な特性を持つため、このような鍼法を得意とするのは当然であろう。衛気の特徴を端的に示しているのは『素問』痺論篇第四十三である。

引用文①

衛気は水穀の悍気なり。その気、剽疾滑利、脈に入ること能わざるなり。
故に皮膚の中、分肉の間を循り、肓膜を熏じ、胸膜に散ずる。岐伯曰、衛帰者、水穀之悍気也。其気剽疾滑利、不能入於脈也。故循皮膚之中、分肉之間、熏於肓膜、散於胸腹。
『素問』痺論篇第四十三より

　衛気の性質を「剽疾滑利」「悍気」「脈に入ること能はざる」と表現している。すなわち、衛気は高い反応性を持ち、衛気の守備範囲は脈外の表である。そのため衛気に対する鍼法は自然と「浅い鍼」「繊細な刺激」が主となる。また鍼の道具立ては毫鍼だけでなく刺さない鍼も得意とする。

　加えて経穴のとらえ方も、衛気の層にアプローチするため、皮膚に触れる前から意を置く繊細なタッチを旨とする。

2. 営気タイプの鍼灸師

　営気タイプの鍼灸師は、主として経脈内を行く営気に対する鍼を行う。営気の特徴は衛気に対して穏やかで深い層を行く。そのため営気タイプの刺鍼は衛気タイプに比して深くなる（図2）。故に使用する鍼は毫鍼が向いている。取穴の際は営気の流れる深い層を主ターゲットとした手の動きになる。

　また営気の特性を考えると、置鍼法も適していると考える。なぜなら営気の性質は規則性を持つとも言い換えることができる。営気の規則性とは、呼吸と脈数と経気行の関係から導き出せる。以上の衛気と営気の性質は『素問』『霊枢』の各所に確認できる生理学である（※1）。

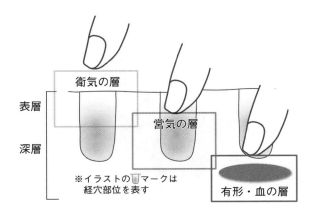

衛気の層

表層

深層

営気の層

※イラストの▽マークは
経穴部位を表す

有形・血の層

図2 対象とする層の違いで取穴の深さが変わる

引用文②

営気は水穀の精気なり。五臓に於いて和し調え、六府に於いては陳を灑す。

すなわち脈に入ること能うなり。故に脈の上下を循り、五臓を貫き、六府に絡うなり。

岐伯曰、営者、水穀之精気也。和調於五臓、灑陳於六府、乃能入於脈也。故循脈上下、貫五臓、絡六府也。

『素問』痺論篇第四十三より

---

3. 有形の血タイプの鍼灸師

　有形の血タイプの鍼灸師はどうか？　有形の所見とは"細絡"や"硬結"を挙げることができる。血に対する鍼法として、刺絡や硬結を対象とする刺法が挙げられる。いうまでもなく刺絡は血中の邪を対象とした鍼法であり、硬結は有形の反応である。硬結を探るため取穴の手は必然的に衛気の層を超えた深い層に達する。必然的に用いる鍼は、番手の大きい鍼（太い鍼）や深層への刺鍼となる。浅い鍼では硬結に届かないからだ。また有形の物を動かすには、物量が必要となる。その物理法則から鍼の本数や刺激量がポイントとなる。また有形の物を動かすには、直接働きかけたほうが効率的である。故に局所治療などが有効になる。気に対する鍼と対照的といえる。このタイプの鍼灸師は取穴の際には衛気の層を突き抜けて深い層を速やかにとらえる。そのため表面のうっすらとある気の変化を見つけるのが苦手な人も多い。

　ちなみに有形に触れながら無形の感覚も並行して察知することは、往々にして難しい。多くの場合は、有形の物の情報（物質的な触覚）に引っぱられるからだ。有形の鍼を持つその指で無形の気の動きをとらえることは難しい。また血や水を動かすとはいえ、鍼にまず反応するのは気である。気が動くことで、水や血が動くことを念頭に置く必要はある。

Ⅴ. 診法と鍼法の一致は必須

　臨床においては取穴、刺鍼だけでなく診法（診察・診断を含む）が必須である。そして鍼灸が医学である以上、鍼法と診法は一致しなければならない。陰陽気血の対比は鍼法だけでなく診法の分類も可能である。

　気に対する鍼法を行う場合は気をみる診法、血に対する鍼法を行うのであれば、血をみる診法を要する。四診（望診・聞診・問診・切診）を思い浮かべると理解しやすい。望診は主に気の動きをみる診法である（有形の形態をみる望診もあるがここでは触れない）。聞診も声や香をみるという点では、無形の診法といえよう。

　これと対極にあるのが切診である。直に患者の身体に触れてみるという方法は、自ずと形をみる傾向が強くなる。その最たるものが硬結や積聚といえる。

　問診は有形とみている。医学理論・病理学に則して情報を集めることが問診である。つまり形に残せる情報なのだ。

　余談ながら、切診に属する脈診は特殊な診法とみている。なぜなら脈は無形・有形ともにみることができる診法だからだ。無形の要素の代表格が脈状であろう。脈状は人によって判定が異なるのが常である。これに対して脈数、脈位、脈形は判定の確認がしやすい有形の要素といえよう（※2）。

　結論づけると、四診のそれぞれは同じ階層の情報をみる診法ではないことが分かる。だからこそ四診合参が必要となるのだが、その合参は各々が実践する鍼法に則した診法を軸に据えるべきなのはいうまでもない。

　例えば、経脈を診る脈診法と臓腑を診る腹診法の組み合わせ（※3）は、経脈と臓腑を調整するタイプの鍼灸師に向いている。これに対し、衛気タイプの鍼灸師にとっては別の診法の組み合わせを中心とする必要がある。

　バランスの悪い例を挙げてみよう。得意診法は腹診、取穴は営気の層を主にとり、刺鍼は衛気の層に対して鍼をするという臨床スタイルはどうだろうか。無形の衛気から有形の実まで幅広く診ることは悪いことではない。しかし、主軸をどこに置いて施術を組み立てるのかが分からなければ迷走することもある。そして軸をつくるには診法と鍼法が一致していること最低条件となる。

Ⅵ. 気の動きと経穴の選び方・使い方

　そして経穴の選び方である。経穴の浅深を一例としたように、陰陽の対比は大いに選穴のヒントとなる。四肢と体幹も陰陽対比でイメージしやすい一例である。両部位を比較すると、各経穴そのものの深さや広がり、動きが異なる。四肢は陽気の本（※4）であり、対する体幹部は陰となる。体幹部も腹背でさらに陰陽に対比することができる。

　経穴の深さや動きに違いがあるということは、経穴を行く気の層や質や速さが異なるということである。例えば、動きの速い気を扱うのに長けている人は、四肢の経穴をうまく使う。深くゆったりと気を安定させることを目的とするなら体幹部の経穴を用いる。

　ほかにも四肢には陽経陰経の昇降があり、背部では1行線から3行線において経穴の性質が異なる

（※5）。左右・上下・内外さらに三才（※6）・五行などの観点を加えると、経穴の選択肢は飛躍的に広がる。そのうえで自身の特性（タイプ）を加味して鍼・灸をすることで臨床的な鍼灸になるのだと思う。

Ⅷ. 臨床スタイルにも影響する

　衛気・営気・血のタイプ別が影響するのは、診法・取穴・鍼法だけではない。臨床での所作も大きく変わる。例えば、鍼管の使い方や消毒の仕方など手元の仕事もタイプによって異なる。対象とする衛気・営気・血の違いは射程範囲（守備範囲）が異なるということである。それは施術者の間合いにも影響する。気をみる術者の間合いはロングレンジであることが多い。故に望診を得意とし、会話や表情などで患者の気を意図的かつ自然に動かしている。

　このように考えると気の応用は自在となる。患者との距離感だけでなく、表情や言葉、光、音、香り……など空間的かつ時間的な要素を陰陽五行をもとに治療に組み込むことができる。その結果、個々の臨床スタイルが構築されていくのだ。

　各タイプに分類したが、実際には各タイプのセンスを重複して使っていることが多く、施術者の間合いの遠近にも優劣はない。大切なのは自分の間合いをまず知ることなのだ。

Ⅸ. 術者と病者と病証の三分鼎足

　「どのような鍼をするか？」に対して「患者に合わせる」という答えも当然是である。術者にもタイプ別があるように、患者にもタイプの別があり（※7）、衛気タイプや営気タイプ、血タイプの人たちがいる。衛気タイプの患者は皮膚に触れる前から繊細に反応するし、対極にある血タイプの患者は深い層を押圧しないと物足りなく感じることもしばしばである。患者の気質に理解することは大事なことである。しかし相手に合わせるには自身の基軸ができていることが前提であることはいうまでもない。そして疾患にも層の別（病位）がある。六病位（六経弁証）や気血津液弁証などが分かりやすいだろう。

　以上をまとめると、術者と患者そして病証の三方に応じた選穴・取穴・刺鍼を駆使するのが臨床鍼灸師としての醍醐味なのだと思う。

◆補注
※1　衛気営気については『素問』『霊枢』の記載をもとに考察している。特に今回の記事内容は『素問』瘧論篇のほかに『霊枢』官鍼篇第七、五十営篇第十五、営気篇第十六、営衛生会篇第十八、逆順肥痩篇第三十八、本藏篇第四十七、衛気篇第五十二、行鍼篇第六十七、邪客篇第七十一、衛気行篇第七十六、癰疽篇第八十一などを参考にしている。
※2　脈形は当会の造語である。脈の内外（脈の輪郭）の情報を脈形と呼んでいる。
※3　鍼道五経会では気口九道脈診と夢分流腹診を採用している。気口九道脈診にて経脈の異常をみて、夢分流腹診にて臓腑の異常をみる。
※4　『素問』陽明脈解篇第三十「岐伯曰、四肢者諸陽之本也。……」『霊枢』終始篇第九「陽受気於四末」。
※5　『沢田流聞書　鍼灸真髄』(代田文誌著)。1行～3行については澤田流を参考にしている。
※6　三才には上・中・下の他にも、内・中・外、前・後・間、気・水・血などの概念も含む。
※7　『霊枢』陰陽二十五人篇第六十四、通天篇第七十二などにもそれぞれの分類がある。

「ツボの選び方」を深める

一つの症例に対し、42の研究会がそれぞれの見解を示した1月号、2月号の連動企画「ツボの選び方」。多彩な理論や手法を目の当たりにして、何を思うのか——それを知るために、今回、42の研究会と読者に同企画への感想、意見を募集。そのうち回答を得た24の研究会、そして3人の読者の視点から、この連動企画を振り返り、さらに深めたい。

［ 各研究会の視点 ］

いやしの道協会
堀 雅観

大変興味深く読ませていただきました。今回の企画は、あらかじめ用意された症例を各々の立場から読み解いていくものでした。各診察所見のとらえ方は千差万別と感じる一方、異なる立場から読み解いたにもかかわらず、似たような病態評価に辿り着いている例も少なくないと感じました。方法論が違っていても、技量が確かであれば、普遍的なゴールに辿り着くことができるのだと受けとめました。

治療に関しても、それぞれのやり方で患者さんは治っていくのでしょう。鍼灸である以上、共通する目的は「自然治癒力を高めること」なのでしょうが、そのための方法論は無限にあるのですね。鍼灸の自由度の高さを感じます。

だからといって「何をやっても治る」わけではないのはいうまでもありません。各方式は創始者の精神が受け継がれ、工夫が積み重ねられてきた賜物です。本企画のおかげで各会の歴史を知ることができ、先人方への敬意と感謝を感じました。

おそらく、一人ひとりの鍼灸師に自身の資質の合った方式があるのだと思います。それに出会えるかどうかは鍼灸師人生にとって極めて重要です。本企画はそのための大きな助けになるはずです。もし自分が駆け出しだったとしたら、それぞれの寄稿を読み、心惹かれる会の門を叩いていたことでしょう。本年1月号・2月号は、現代日本鍼灸の目録ともいえる貴重な資料です。

漢方鍼灸臨床研究会
我孫子大輔

各研究会の特色がとても出ていて学べる点が多かったですが、それぞれの会に大きな偏りが

・ ・ ・ ・ ・

あるのは残念に思いました。各会には、治療において強い信念のある考え方やアプローチ方法がある反面、そこに固執し排他的な雰囲気を醸し出している会も多いように思います。

　大別すると、中医学系の会における病態分析は非常に優秀ですが、治療が穴性学の領域にとどまっていることや脈状の改善をあまり追っていないこと。あと今回の症例に対し、気滞・瘀血と気虚を挙げている会が多かったですが、気滞・瘀血があるために二次的に気虚病症が出ているという、立体的な考え方で病態把握をしているところがなかったのは残念でした。

　一方、経絡治療系の会は精気の虚を病の本質ととらえ、脈を重視し、根本のバランスを整えることにブレがない点は素晴らしいのですが、病態分析がお粗末なところが多いと感じました。また、脈状診、比較脈診ともに、明確な基準と信念を持っている会は、なかでも少ないと感じます。

　これらの東洋医学系研究会では、患部の治療を行わないか、浅い鍼しかしていないところがほとんどで、その点は現代医学系の会の患部分析には遠く及ばないと思いました。しかし、現代医学系の会は逆に、東洋医学の概念を全く取り入れない治療をされており、西洋医学における弱い部分を東洋医学や鍼灸治療が補えるはずなのに、その武器を放棄してしまっている感が否めません。

　病を根本的に治し真の健康状態に改善するには、それぞれの会のいいところを取り入れ、総合的に病態をとらえられる力量が必要であると思います。各会が他の会のよいところを受け入れながら柔軟に成長していくことができれば、鍼灸業界の未来はきっと明るいものになっていくと思います。

漢方鍼医会
高尾厚至

　さまざまな考えのもとに、各々の治療に自信を持って行っていると感じた。もちろん自分の治療が一番と思っているからこそ、自信を持って臨床に望んでいるとは思うが、治療評価は受け手である患者が決めることである。独りよがりになってはいないかと、自問自答する必要性を感じた。ほかにもよい方法はたくさんあると心に留めて、視野を開いて臨床研究をしていきたいと思った。他会の動向が少し垣間見ることができてよかった。とてもよい企画だと感じた。

灸法臨床研究会
今野裕

　各研究会の内容を読んで、私が普段行っている問診の考え方、施術方法とは違うため、どれもすごく勉強になりました。特に、医学的な説明をしている研究に対しては、今後の患者様に話すときに使わせていただきたいと思います。

　私が大変よかったと思うのは、問診、治療理論は違うにしろ、最後の「ツボの選穴」は触診によって決めている勉強会が多かったことです。日本鍼灸の特徴がよく表れていて、これは、日本が世界に誇れる手技の技術だと改めて思いました。

　今回の企画で残念というか、仕方がないことだと思いますが、各研究会で見ている問診のほしい情報が違うため、ある程度想像による「ツボの選穴」になってしまいました。

経鍼会（経絡鍼灸研究会）
弓田潔明

　治療の仕方だけでなく、各研究会の「うちのやり方はこうだ」という考え方に興味をそそられた。教材としても、読み直して勉強できる。実際の実技や道具を拝見してみたい研究会が多くあり、よい企画だった。

古典医学研究 鍼和会
堀井あすか

　今回執筆された研究会代表の方々のお顔ぶれをみて、鍼灸で表に出る方のほとんどは男性だと感じました。女性鍼灸師の今後の活躍が楽しみだと思いました。

古典鍼灸研究会（付脉学会）
中村至行

　同じモデル患者に対して、似たとらえ方をしている団体もあれば、違うとらえ方をしているところもある。おそらくどの理論も治療法も正解で、よい結果が出ると思われる。このような多種多様の治療方法があるのは、日本鍼灸の特徴であると感じた。

三旗塾と仲間たち
金子朝彦

　それぞれのお考え方があり、とても参考になりました。善悪の枠外としていつも思うことは日本の鍼灸界はキリスト教におけるプロテスタントに例えられるということです。ローマカトリック教会のような権威を持たず、それぞれの聖書の解釈により大小無数のセクトが存在する点が似ていると感じます。

　症例に関してはそれぞれの団体で求めている視点が異なるので、あえて最小限の情報にとどめたことと存じますが、あまりに少ないため想像的推論をしなければならず、貴誌の意図するところに合致したかどうかに一抹の不安を覚えました。

大師流小児はりの会
谷岡賢徳

　自己主張が多く、患者像がつかめない。鍼灸を知らない人（国民の大多数）には伝わらない。理解できない。一般知識人に理解できるような記述が必要。

天地人治療会
木戸正雄

　それぞれの会の特徴がコンパクトにまとまり、その会の考え方や方法の概略がすべて網羅されているので、現在、日本で実践されている鍼灸治療の全体像を把握するのに最適な特集であっ

た。画期的な企画だったと思います。ありがとうございました。大変参考になりました。

治療の根拠や方式、および考え方にも、オーソドックスなものから独創的なものまでさまざまな治療法があることが分かり、大変、興味深く読ませていただいた。

各々の会が、工夫をこらし、提示された症例に真摯に向かい合い、自信を持って取り組んでいることに敬意をはらいたい。

一方で、提示された症例と課題に沿っていない報告を行う研究会も一部にみられた。課題となっている症例に対し、具体的にどう診断し、どう治療するのかが明確になっていることで情報を共有できると考える。確かに、提示された症例の患者の情報だけでは、各自の治療に必要な診断が十分にはできないだろうが、自身の研究会の方式に照らし合わせながら、想定される情報を付け加えるなど共通の症例に対応していただけたらと願う。

東京九鍼研究会
とうきょうきゅうしんけんきゅうかい
石原克己
いしはらかつみ

今回の企画を一読し感じたことは、研究会ごとに患者を診察する視点や得たい情報に違いがあり、「ツボの選び方」も多岐にわたるということである。そのうえで、多くの研究会が指摘していたとおり、医療面接や身体診察で得られる所見が少なすぎるため、東洋医学的にも現代医学的にも考察が困難であるという結論に行き着くと当会では考えている。

本症例では病態把握が不十分なまま施術方針を決めていかざるを得ないが、レッドフラッグやイエローフラッグの見逃しがないか慎重に医療面接を重ね、患者の緊急度や重症度の鑑別を

行う必要性が高いと指摘したい。

実際の選穴、弁証に関しては、外感内傷・経絡・経別・奇経・経筋のいずれの変動による腰痛であるのかを見極め、皮部・肌肉・筋骨・臓腑との関係を考慮に入れたうえで、望・聞・問・切の四診合算によって治療システムを考える必要があろう。

東方会
とうほうかい
津田昌樹
つだまさき

各会派の「ツボの選び方」はさまざまな方法があって勉強になったし、興味深かった。どの方法も『絶対的にその方法でなければならない』ことはないように思うが、もはやそれぞれの会派が一つの文化圏として成立していた。

長野式臨床研究会
ながのしきりんしょうけんきゅうかい
大野倫史
おおのみちふみ

ほかの研究会の「ツボの選び方」を通読して改めて当会の長野式は西洋（現代）医学の要素が多いなと感じました。長野式は東西医学融合への試みとして現代医学的考察を展開させて伝統医学の手法術式を用いるという長野潔先生のスタイルを継承しています。

多くの研究会が課題となった症例に記載のない独自の診察所見を推測のうえで考察し展開している部分にそれぞれのオリジナリティーが感じられて面白かったです。さまざまな研究会を理解したい初学者、学生諸子にも読み応えがあったのではないでしょうか。

長野式研究会 & w-key net
村上裕彦

さまざまな研究会の症例が掲載されていましたが、前提となる主訴・既往歴・所見などがそれぞれの治療法によりアプローチの仕方が異なります。

当方では、問診票の詳細な応答と腹部・背部・頚部などの所見を重要視しますので、その条件がほとんどないために、「ツボの選び方」に非常に無理がありました。

このことを逆に見ると、治療哲学の異なる治療法の症例には、通常、当方が考えたり使用したりする経穴とは異なり、参考になる部分もありますが、なぜこの「ツボの選び方」をしたのか分からないことも多々ありました。

基礎となる治療哲学をベースに治療を組み立てるのですから、その基礎となる部分が異なる治療法を理解することは難しいかと思います。

力士がレスリングのルールで戦うようなものなのかもしれません。

ただ、それぞれの治療法の概要を少し知ることができました。

日本指圧師会
小川悦司

ここまで多種多様な流派、組織を一同に企画で集めるのも医道の日本ならではかと感心いたします。その分の苦労も大きかったとお察しします。改善点といいますか、できることならば本来「整体」「療術」と呼ばれる各種手技療法が「指圧」に内包されている点を掘り下げる意味で、もし次回があるならば他のあマ指団体も

数を増やせていただくとニーズがあるかと思われます（ツボの選び方のテーマにかかわらず）。

日本良導絡自律神経学会
松森裕司

各研究会の「ツボの選び方」について、現代医学の知見や伝統医学の知恵に基づいたものや、その折衷派があり、また、長年の経験や実績に基づいた独自の手法を研究している会もあります。

それぞれの「ツボの選び方」がありますが、患者様の最善の利益になることには変わりはありません。

ただ、今回強く感じたことは、日本の鍼灸とは何か？　統一性を感じることができず、各研究会が同じ方向に進まないと今後の業界の危機感を強く感じました。

現在はIT環境の普及により過去と比べることができないくらい簡単に情報の入手ができます。このような環境下では情報が多すぎるために何を学べばよいのか方向性を見失っているビギナー鍼灸師や学生が多く見受けられます。

最近では鍼灸師でも非接触型体温計、パルスオキシメーター、脈波計、超音波エコーなど導入可能になり、客観的に健康状態を把握できる時代です。

長年研究会で続けられてきた高名な先生による独創的な理論・施術指導だけでは、時代の流れと共に変わり続けるニーズを十分に捉え切れていないように思われます。

こだわりを追求する時代から確実・安定性を求める時代に移り変わり、求めるものも当然変わってきています。

これからの日本鍼灸は、時代背景を十分考察したうえで医療関係者や世間から何が求められてい

るのかをタイムリーにつかむことが不可欠です。

現代はネット社会のために、情報はコミュニティ内で共有され、発信された情報はレスポンスよく世間から評価される時代です。鍼灸についても、その評価に値しないと生き残っていけません。

日本はもとより世界的にも現代医学が主流になっています。

研究会は共通認識として医学的な病態の理解、用語の把握、リスクマネジメント研修、イエローフラッグやレッドフラッグの鑑別、医療連携、また、新型コロナウイルス感染症が拡大状況では、的確な感染症対策など、各研究会独自の理論・手法にこだわることなく、時代が求めているものに柔軟に変容することも一つの適応かと感じています。

良導絡創始者・中谷義雄博士は研究会バイブルである「良導絡自律神経調整療法」の序文に「この本の内容を変えなければならなくなる日が1日でも速く来ることを願っております」と述べられ、また、大阪医科大学麻酔科・兵頭正義教授も「東洋医学はそれなりの価値はあるが、進歩と改良がなければやがて滅び去る」と言及されています。

アフターコロナ後、社会全体に大きな変化が起こり人の動きや価値観も変わってくるかと思います。そのような変革時に日本の鍼灸や研究会がどのように変わっていくのか見守りたいと思います。

鍼・温灸＆経絡按摩・関節運動法講習会
田中 勝

当会の選穴の方法は母指の指先を立てて持続圧し、どのように響くかを研究しているので、他の研究会の方法はあまり参考になりません。

理論として重要なのは、古典中医学の五臓の生理と経絡流注、五行の色体表です。

病鍼連携連絡協議会
糸井信人

当会では「聴取事項の全体的な欠如がある」との意見が多く寄せられた。そのなかでも特筆すべき点を記す。

1. 主訴が不明瞭。

当会では、筆者らは主訴を「腰痛」と判断するも疑念が払拭されることはなかった。それは問診内容に不明瞭な部分があったためだ。

1.）聴取必要事項リストOPQRSTからみた腰痛に対する問診事項の欠如

①O：主訴のはじまり

6カ月前発症。来院当日の主訴の状態は？

②P：誘発・緩和条件

長時間坐位で腰部伸展動作時痛が発生。

③Q：痛みの質

「沁みるような」痛み。

④R：痛みの部位の広がり

下肢症状は未聴取、腰部に限局か？

⑤S：主訴重篤度

重篤度の程度は？　自力通院か？　疼痛性跛行等はないか？

⑥T：主訴時間経過

6カ月前に起因するようだが、当時の疼痛との差異が現状では分からない。

2.）東洋医学的病態把握における諸症候に対する問診事項の欠如

①「午前中がだるくて午後から夜本調子」とあるが、睡眠時間など具体的な例は？

②「甘みを好む」とあるが、栄養状態に関する具体的聴取は？

③バイタルの情報がない。身長や体重・BMIなどの変動傾向は？

④「毎食後排便」とあるが、頻度や便の性状は？

⑤「尿が赤みを帯びている」とあるが、肉眼的血尿の可能性は？

⑥「尿回数が他人よりやや少なく」とあるが、回数、尿量等の具体的聴取は？

　これより、提示された症例からどうやって選穴を行うかがはなはだ疑問であった。

　とりわけ「尿の赤み」という訴えは大きな注意点となる。筆者らは早急に尿検査を実施すべきであると考えた。主訴は腰痛と推察されるが、施術介入することで金銭的負担が生じ、その間の泌尿器科受診の可能性が下がるであろう。肉眼的血尿は尿路感染という一過性のものだけではない。発熱が認められた場合に悪性新生物、腎臓疾患の可能性もあり、バイタル確認を最低限実施すべきだ。

　腰痛の施術戦略のみに注力することで重大な機会損失が発生し得る。よって、本会ではご高診願いを例示した。しかしながら、必要事項の聴取が十分ではないため、多職種との連携・協働の実現には高い障壁となり得る可能性を示唆した。

　あくまでも「訴え」には取捨選択はあり得ない。東洋医学的観点からこの点をスルーした場合、利用者が取り返しのつかない状況になる可能性もある。結果として、医療機関のみならず利用者を取り巻く世間において、私たち鍼灸マッサージ師の全体的な評価が下がってしまう可能性があることを危惧すべきであると考えた。

文京鍼研究会
加藤秀郎

　どのようにツボを選ぶかといった企画でしたが、各研究会の紹介のようになってしまっている内容が多かったように思えた。

一般社団法人 北辰会
足立尚哉

　大変興味深く、読ませていただきました。

　それぞれの研究会が各々の用意した症例を持ち寄るよりも、今回のような「お題」的テーマについての見解を出し合うことで、より一層それぞれのスタンスや特徴・持ち味や魅力が表現されることになったようで、よかったのではないかと思います。

牧田総合病院東洋医学課
石塚僚司

　他団体、他流派の寄稿内容には、目を見張るものがあり、症例を飛躍的に理解する想像力に驚かされたといえる。患者背景の明文化されていない領域に踏み込み、理路整然と治療について語ることができるのは東洋医学の醍醐味であると再認識した。

特定非営利活動法人 命門会
片倉武雄

　分析しやすい症例であった。長野式が多い。

和ら会
戸ヶ﨑正男

ツボの四型分類は、ツボの発見からツボの認識過程を総括し、ツボの基本的な形態と反応を組み合わせてできたものです。したがって、この分類はツボ認識の基礎と考えていますから、ほかの研究会の「ツボの選び方」がこれに則っているかどうかが当会の評価基準になります。

さて、上記の考え方を理解しやすくするために、前回はもう一つの重要な考え方「体癖理論」をあえて割愛しました。

そこで、今回は簡単に説明を加えます。

体癖理論は、主に望診によって判断し、四型分類や問診との照合により四診総合する、「和ら会方式」の治療が成立するための重要な理論となっています。

当会の望診は従来の望診の視点に加え、体癖を推理することで、体表観察との整合性を確認します。体癖は4つあり、運動器系との因果関係が明確で、それぞれに特徴的な箇所に特有の形態特性を持ったツボが出現します。これが分かるとツボの反応が出現した原因を運動器系、あるいは臓腑系の影響に切り分けることが容易になります。さらには、体癖傾向がもたらす性格・行動傾向までも明確にしており、日常生活の運動や食事といった養生の部分のアドバイスに至るまで言及することも可能にしています。

代表的な4体癖は次の4つですが、詳細は字数の都合で割愛します。

●上下型

頚部が前後に曲がり、重心が上方になりやすく、上下に跳ねながら歩くのが特徴。

●左右型

右（または左）半身に重心が偏り、頚部が右（または左）に曲がり、左右に揺れながら歩くのが特徴。

●捻れ型

身体が捻れやすく、頚部が右または左に少し回旋しており、鼻や口も右または左に曲がる傾向にあるのが特徴。

●前後型

身体が肩や腰で曲がりやすく、前傾しながら歩くのが特徴。

これらの4体癖は、2つ以上が組み合わさる場合が多く、仕事・家事の姿勢、動作の不良や病気が加わることによってさらに複雑になります。

とはいえ、体表観察による四型分類・望診による体癖観察および医療面接を組み合わせることで、現病の把握は従来型の四診より精度が高くなります。

なお、体癖とは外れますが、生命力の著しい低下があった場合は、任脈上に陥下・弛緩が現れる場合があります。頻度が高いツボは、神闕・関元ですが、督脈に反応があっても任脈を優先して治療します。

体癖の考え方は当会の仮説ではありますが、臨床で実施している方法論なのであえて言及させていただきました。

（文責：和ら会学術部長　川腰剛）

律動法協会半身症候鍼灸研究会
茂木 昭

当研究会の治療法ではツボの選び方が全く異なりますので、ほかの鍼灸法での選穴法には関心がありません。

［ 読者の視点 ］

目でツボを確認する
松本武士
（まつもとたけし）

　これまでの特集で各研究会の先生方の理論を興味深く読ませていただきました。私は駆け出しの鍼灸師でありますが、今回、普段臨床で心がけているツボの選び方について、一考察述べてみたいと思います。

◎目で見えるツボを優先して選ぶ◎

　患者を前にツボを取る際は、教科書に従えば骨度法や切診などの技術を使いツボを選択、取穴していくことが多いのではなかろうか。この過程において私は、目で見えるツボを第一優先に選んでいく。いい換えれば、ツボが目で見えるときは、触らず（触診せず）取穴をする。『史記』「扁鵲倉公列伝」には、「病應見於大表」と記載がある。「見」は「あらわれる」と読むが、「見」と記してあることからツボの反応は病や症状に応じ体表に現れ、目で見ることができるものだと私は解釈している。

　さて、私の基礎的な理論や技術は、新医協東京支部鍼灸部会を頼りとしている。一方で、当会の団塊の世代の先生方へ弟子入りや見学をさせてもらう機会に多く恵まれた。振り返ると、ご縁のあった臨床家である先生方のなかに、患者を「あまり触らない」という共通点を見てきた。例えば、村田渓子先生の「太渓」への取穴は、初診時においても触診をせずに鍼をする。後脛骨動脈の拍動部に取穴された鍼は振動をする。また、古野浩和先生の腰部や仙骨部への鍼は疼痛部位を触診せず、迷いなく撚鍼法により取穴される。その技術に共通することは、触ることなく目でツボを確認している点である。

　ところで私は、2011年6月19日に採択された「日本鍼灸に関する東京宣言2011」において、日本鍼灸の具体的特徴が「触れる」ことであるとする考えを否定しない。目でツボを選んでいく取穴は、触れることを基礎として身につくものだと考えている。陥下、膨隆などの「触れることにより得られる情報」と色、艶などの「目で見ることにより得られる情報」を臨床のなかですり合わせ、治療効果を確認し、仮説と検証を繰り返すことにより、ツボが反応として見えてくる。またツボの選択、取穴において「触れる」という技術の先に「見える」という技術があることを、諸先輩の臨床のなかからも確信している。

　最後に東洋医学、鍼灸の世界においてはさまざまな理論があり、症状もまた多岐にわたる。患者も同一ではない。ここで導き出されるツボへの選択は千差万別となる。この状況下において、目で見えるツボを選び取穴するという技術が日々、臨床に向かう皆さんの一助になれば幸いである。

足りないことで気づいた
三浦 恵
（みうらめぐみ）

　はり師、きゅう師の国家試験を合格して1年が過ぎた。

　普段は別の仕事をしているが、最近は友人と鍼灸の練習もしている。先日、新型コロナウイルス感染症の予防のため、患者役もマスクをしたまま施術をした。なぜか、いつもより手応えを感じない。施術後に、マスクで色や肌質、表情が見えなかったからと気がついた。いつも通りに施術をしていたら、自分が無意識に判断し

ていたことも知らないままだった。

2020年1月号、2月号の寄稿集「ツボの選び方」も、無意識のなかで大切にしていた診察の判断材料に気づかせてくれた。

症例を見ると、経過と主訴以外の所見が詳しく書かれている。しかし何かが足りない。

この男性、一体どのような職業に就いているのだろうか。「8時間以上寝ないと昼間きつい」とは、何時から寝ているのだろうか。

「デスクワーク」という言葉を見ると事務作業を行う会社員にも思えるが、「顔は日に焼けて黒い」とあるため営業マンかもしれない。

「明るくよくしゃべる」とあるわりに、職業の話が出ないのは、仕事の話をしたくないほどストレスを受けているのだろうか。そういえば「6カ月前に極度のストレスを感じ」という記載もある。しかし、ストレスの理由は書かれていない。

もしも、自分が施術者だったら、それとなく職業や生活について聞いただろう。

家族はいるのか。一人で食事しているのか。「尿が少し赤みを帯びている」とあるが体温は何度なのか。気になることは尽きないが、誌面から書かれていること以上を聞き出すことはできない。

はたして医道の日本編集部は、意図的に書かなかったのだろうか。

結果的に、各研究会の診断において大切にしている部分に触れることができたと思う。

例えば、勉強会に参加して実際に先生方の治療を見学したら、先生の意識に上がった情報は言葉にしてもらえるかもしれない。しかし無意識に判断していることは知らないままだろう。

職業不明の45歳男性のおかげで、多くの先生方の診察方法や施術方法、さらには鍼灸師としての心構えを学ぶことができた。あの情報がない、これが書かれていない……と愚痴っぽく

なったが、少し足りないぐらいでちょうどよかったと思う。

7月号をもって月刊誌は休止するとのことだが、またこのような企画を行ってくれることを期待する。

専門学校の先生ならどう選ぶ
本木晋平
（もとき しんぺい）

先生方の患者に対する気遣い、また少しでも症状を軽くしようという情熱が伝わってきて、大変刺激を受けました。理論にせよ実技にせよ、専門学校で学んだことが基本であるのは当然として、多くの先生方が独創性を加えながら理論と技術を磨き上げていることに感じ入るとともに、東洋医学の奥の深さ、鍼灸という治療体系の豊かさに改めて思いを致しました。

興味があるのは、鍼灸の専門学校の先生方はどう治療されるか、ということです。専門学校の教員を務められている先生方も回答されていたかと思いますが、それ以外の、西洋医学的、あるいは非東洋医学的な治療法を採用されている先生方の治療法は、どのようなものなのか──こう考えるのは、『東洋医学臨床論』の教科書に、解剖学に基づいた治療法が記載されているからでもあります。実際の臨床では複数の症状に悩まされる患者も来院しますが、教科書に載っている個々の疾患の治療点を単純に足し合わせればいいのか、追加や省略をするならば、それはどのような判断に基づいて行うのか。ぜひお話を聞いてみたいです。

本企画の改善点として、課題の患者の状態がもう少し具体的であればよかったと思います。「実際に状態を見てみないと分からない」と断りを入れられている先生が何人かいらっしゃ

ましたが、単に文字情報だからというだけではないように思います。編集部の誌面づくりのスケジュールやマンパワーなどの問題もあって難しいかもしれませんが、次回似たような企画を行う際は、まず編集部の方が課題の大枠（原案）をつくり、臨床家の先生方に（できれば東洋医学系、中医学系、非東洋医学系で一人ずつ）、課題の内容を推敲してもらってから示したほうがいいかもしれません。

また、課題の回答で、治療のスケジュール——どのくらいの期間で治すことを目標に、どのくらいの頻度で患者に通院してもらうか——と生活指導（養生法）の内容も追記していただければ、より実用に供する内容になったかと思います。

あれこれ書きましたが、本当に勉強になる企画でした。限られた紙幅で分かりやすく回答するのは大変だったと思います。ありがとうございました。

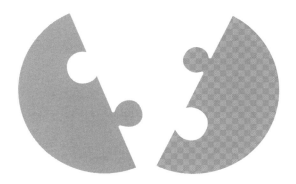

編集部おすすめバックナンバー

https://www.idononippon.com/magazine/backnumber/

「45歳、男性、腰痛」の症例に42の研究会が挑む！

2020年1月号

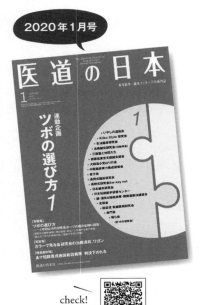

check!

「45歳、男性、中肉中背、腰痛」の症例を、主訴以外の情報も含めて提示。その研究会が行う「問診診察・証立て」「依拠する選穴理論」「選んだツボへの施術方法」について、4000字程度で回答を求めたところ、42の研究会が参加を表明。多種多様な「日本鍼灸」の深淵に迫れる2号にわたる連動企画だ。

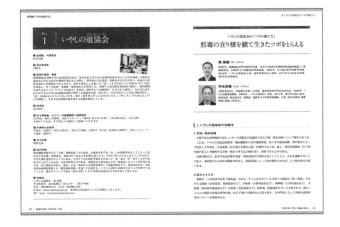

No.01 いやしの道協会（堀 雅観、朽名 宗観）
No.02 Kiiko Style 研究会（清藤 直人、松本 岐子）
No.03 灸法臨床研究会（今野 裕、福島 哲也）
No.04 古典鍼灸研究会〔付脉学会〕（中村 至行、樋口 陽一）
No.05 三旗塾と仲間たち（北上 貴史、金子 朝彦）
No.06 新医協東京支部鍼灸部会（宮下 宗三、手塚 幸忠）
No.07 大師流小児はりの会（谷岡 賢徳、首藤 順子）
No.08 中医臨床実力養成研修会（孫 迎、呉 澤森）
No.09 東方会（津田 昌樹、丸山 治）
No.10 長野式臨床研究会（長野 康司、大野 倫史）
No.11 長野式研究会＆ w-key net（村上 裕彦、石井 弦）
No.12 日本鍼灸研究会（吉岡 広記、篠原 孝市）
No.13 日本伝統医学研修センター（周防 一平、相澤 良）
No.14 鍼・温灸＆経絡按摩・関節運動法講習会（杉本 憲一、田中 勝）
No.15 北辰会（足立 尚哉、藤本 新風）
No.16 脉診流 氣鍼医術研究会（中村 泰山、葛野 玄庵）
No.17 命門会（大島 才史、濱本 寛子）
No.18 和ら会（川腰 つよし、戸ヶ﨑 正男）

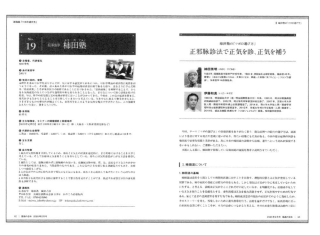

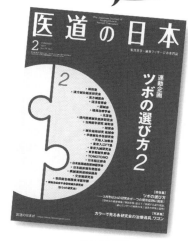

check!

【写真集】
カラーで見る各研究会の治療道具、ワゴン
研究会の最新情報
各研究会の発足の目的、背景、特徴、主な勉強会など

【寄稿集】ツボの選び方
「問診診察・証立て」「依拠する選穴理論」
「選んだツボへの施術方法」「道具の写真と説明」

No.19 柿田塾（柿田秀明、伊藤和真）
No.20 漢方鍼灸臨床研究会（我孫子大輔、末廣賢一）
No.21 漢方鍼医会（隅田真徳、高尾敦）
No.22 漢法苞徳会（鈴木福三朗、宮地節與）
No.23 経鍼会（伊ヶ崎克己、弓田潔明）
No.24 経絡治療学会（橋本巌、馬場道啓）
No.25 元掌塾（戸田賢、小久保貴一）
No.26 現代医療鍼灸臨床研究会（菅原正秋、坂井友実）
No.27 古典医学研究 鍼和会（堀井あすか、山下健）
No.28 積聚会（高橋洋輔、高橋大希）
No.29 鍼灸経絡研究 紘鍼会（松本俊吾、皆川嘉彦）
No.30 卒後鍼灸手技研究会（前田智洋、坂井友実）
No.31 天地人治療会（木戸正雄、水上祥典）
No.32 東京入江FT塾（高橋敏、佐藤友治）
No.33 東京九鍼研究会（島田光朗、石原克己）
No.34 東京都鍼灸師会（髙田常雄、折原瑛哲）
No.35 TOMOTOMO（荒川和子、石川家明）
No.36 日本指圧師会（小川悦司、髙木林作）
No.37 日本良導絡自律神経学会（鈴木利也、永田宏子、桑原俊之、武内哲郎）
No.38 日本臨床鍼灸懇話会（鈴木信、尾﨑朋文）
No.39 病鍼連携連絡協議会（糸井信人、長谷川尚哉）
No.40 文京鍼研究会（澤田和一、加藤秀郎）
No.41 牧田総合病院東洋医学課（石塚僚司、石田大弥）
No.42 律動法協会半身症候鍼灸研究会（茂木昭、高杉知樹）

新型コロナウイルス感染症と鍼灸治療 第2弾

　日本国内、とりわけ東京や大阪などの都市部において、感染拡大が深刻だった新型コロナウイルス感染症だが、やや潮目が変わってきたようだ。

　時事通信社の記事によると、5月18日に東京都内で新たに確認された感染者は10人で、1日あたりの感染者数が4日連続で20人を下回った。同日、大阪では1人の感染が分かったが、前日の17日には約2カ月ぶりに感染者数が0人となった。感染拡大防止のため、日本政府が4月7日に発令した緊急事態宣言は、5月14日に47都道府県のうち、大都市を除く39県で解除されている。

　だが、第二波の感染拡大の可能性があるうえに、ブラジルのように急速に感染が広がっている国もあり、油断はできない。また、仮に、このまま感染が収束に向かったとしても、数カ月に及ぶ自粛生活で根底から変わったライフスタイルが、完全に元通りになることはおそらくないだろう。あん摩マッサージ指圧・はり・きゅうの事業者は、経営的に厳しい状況に対応しながらも、「withコロナ」の世界で、どんな役割を果たすべきか模索していかなければならない。

　第2弾となる今号の緊急企画では、新型コロナウイルスに関連する事業者向けの支援や給付金制度を紹介。そのうえで、鍼灸師やあん摩マッサージ指圧師は何ができるのか、何をすべきなのか。各研究会へのアンケート結果や寄稿を掲載する。そのほか、オンライン上でのユニークな取り組みや、外邪性疾患に対する治療についても参考までに取り上げた。

　合わせて、前回同様、新型コロナウイルス感染症の流行に関する世界の動きや業界の動きもまとめたので、ご参照いただきたい。

新型コロナウイルスに関連する
事業者向けの支援や給付金制度

　新型コロナウイルスの感染拡大により、厳しい経営状況に置かれているあん摩マッサージ指圧・はり・きゅう事業者が増加している。

　あはき業は政府の緊急事態宣言で休業を要請されていないが、外出を控え、人との距離を取るよう求められるなか、感染リスクを恐れ、来院を控える患者も多い。そのほか、施術で使う消毒液やマスクを入手できないといった例もあり、自主的に休業している治療院も少なくない。

　政府は中小・小規模事業者、個人事業主の事業の継続を支援するために、4月20日に「新型コロナウイルス感染症緊急経済対策」を閣議決定。日本政策金融公庫などによる融資枠を継続・拡充するほか、事業者への資金繰り支援をさらに徹底する。また、事業全般に広く使える給付金の支給も決定。あはき事業者が申請・利用できる主な支援や制度は以下のとおり。

1. 資金繰り支援

　5月1日より順次各都道府県にて開始。売上高が減少した中小・小規模事業者、個人事業主は、都道府県などが実施する制度融資を活用し、保証料ゼロや実質無利子で資金繰り支援を受けられる。

　具体的に対象となるのは、感染症の影響により売上高などが減少した事業者（セーフティネット保証4号、5号、危機関連保証の認定を受けた事業者が対象）。売上高が5%減少した中小・小規模事業者は保証料2分の1。売上高が15%減少の場合は、保証料ゼロ、無利子で融資を受けられる。また、個人事業主（事業性のあるフリーランス含む、小規模のみ）は、売上高が5%減少、15%減少、どちらの場合でも、保証料ゼロ、無利子となる。

　据置期間は最大5年・無担保（経営者保証は原則非徴求）で、融資上限額は3000万円。

　本制度は金融機関を一元的窓口としており、ワンストップで効率的かつ迅速に各種手続きを行うことで、速やかな融資実行を目指している。

　具体的な流れとしては、まず事業者は、融資の申込みを検討している金融機関や、日頃付き合いのある金融機関へ相談。事業者がセーフティネット保証4号、セーフティネット保証5号、あるいは危機関連保証の認定を受けようとする場合は、原則として金融機関が代理で申請を行うこととなる。事業者は、認定・審査の結果が下り次第、融資を受けることができる。

　また、多数の中小・小規模事業者が本制度を利用することが見込まれるため、認定窓口の混雑緩和、事業者の利便性確保といった観点から、2020年1月29日から7月31日までに認定を取得した事業者については、従来30日間としていた認定書の有効期限を、2020年8月31日までに延長

する。

　資金繰りに関する問い合わせ窓口は下記のとおり。

中小企業金融相談窓口

受付時間：9時00分〜17時00分　平日・土日祝日

電話：0570-783183

2. 持続化給付金

　4月27日、経済産業省が申請要領などの速報版を公表し、5月1日より申請受付を開始。

　売上が前年同月比で50％以上減少している事業者を対象に、中小法人などの法人は200万円、フリーランスを含む個人事業者は100万円を上限に給付される。ただし、昨年1年間の売上からの減少分を上限としている。持続化給付金は、他の給付金や協力金、各種補助金などとの併給が可能（制度を運用する自治体などによって異なる）。迅速に給付を行うため、申請方法は電子申請となっており、電子申請が困難な事業者に向けて、完全予約制の申請支援を行う窓口を全国に順次設置している。また、具体的な申請の方法は、YouTubeの経済産業省チャンネルの動画「持続化給付金に関するお知らせ―申請方法編―」でも確認できる。

　申請方法は、まずは持続化給付金のWebサイト（https://www.jizokuka-kyufu.jp/）へアクセス。申請ボタンを押し、メールアドレスなどを入力することで仮登録が完了。入力したメールアドレスにメールが届いていることを確認し、本登録が完了する。次に、ID・パスワードを入力すると、「マイページ」が作成されるので、続いて基本情報や売上額、口座情報などの必要情報を入力。最後に、必要書類を添付することで、申請が完了する。申請に必要な書類は、①2019年（法人は前事業年度）確定申告書類、②売り上げ減少となった月の売上台帳の写し、③通帳写し、④身分証明書写し（個人事業者の場合）。

　通常、申請から2週間程度で登録の口座に入金される。給付が決定すると、給付決定通知が送付される。

　持続化給付金に関する問い合わせ窓口は下記のとおり。

持続化給付金事業コールセンター

受付時間：8時30分〜19時00分　6月（毎日）、7月から12月（土曜日を除く）

番号：0120-115-570　IP電話専用回線：03-6831-0613

LINE ID：@kyufukin_line

3. 家賃補助

　5月8日、自民、公明両党は、経営に窮し、家賃支払いが困難となった事業者への支援策で合意。同月15日には、土地の賃料も対象とする方針を固めた。借地の上に店舗を自ら建てている事業者も対象となる。支援内容は、大幅に減収した事業者に家賃の3分の2相当を半年分支給するもの。中小・小規模事業者は月50万円、個人事業主は月25万円をそれぞれ上限とする方向で調整する。政府は、6月中の支給開始を目指すとしている。

（記事作成：本誌編集部．協力：AcuPOPJ）

COVID-19の〈災害急性期〉に
鍼灸師のできること

ともともクリニック鍼灸師研修4年目　平岡　遼

TOMOTOMO（友と共に学ぶ東西両医学研修の会）代表　石川家明

自然災害の一つとしてとらえる

　災害急性期というのは被災により生死にかかわる傷病者の処置が最優先であり、そのなかであはき師ができることが非常に少ないのは、これまでの大震災や豪雨災害の経験からも明らかである。同様に、緊急事態宣言が出され、都市部では入院可能な病床数を増大するPCR陽性患者が逼迫している状況においては、あはき師ができることは少ない。中国のように西洋医学と連携して鍼灸師が重症患者に個人防護服（PPE）を着て施術を行える環境が整っていれば話は別だが、感染対策一つとっても準備が整わないなか、あはき師が日本においてCOVID-19患者への治療についての議論をする段階に今はない。

鍼灸師に今できることは正しい医学情報を得ること

　今大事なことは、最新のCOVID-19についての質の高い医学知識を得ることである。あはき師は鍼灸学校においても卒後においても、質の高い医学情報の収集方法を教わっていないため、個人間で収集する情報の質にかなりの差があると感じる。平時とは比べものにならないペースで情報がアップデートされる現状だからこそ、情報収集に力を注ぐべきである。ここでは具体的な収集方法は述べないが、TwitterやFacebookといったSNSから、テレビ、メーリングリスト、ニュースサイト、医学論文、学会、各国CDCや政府機関の発表に至るまで、さまざまなメディアを見て判断することが必要である。またその過程で、信頼できる情報源として学術性が高く質の保証されている人や団体が見つかっていくものである。

医療人として、フェイクや不安になる情報は流さない

　誤った情報に惑わされない力も必要になる。私たちがこの騒動のなかで拡散されているのを確

認した「デマ」をいくつか紹介する[2]。

・コロナウイルスは熱に弱く、26〜27℃のお湯を飲むと殺菌効果がある。
・「深く息を吸って、10秒我慢する」ことができれば新型コロナには感染していない。
・このウイルスは結核や麻疹のように空気感染をする。
・消毒剤を体内に入れるとウイルスを死滅できる。

　実はこのなかの一つは、知り合いのあはき師から聞いたものであった。未知の感染症である以上、新たに出てきた情報が正しいか間違っているかは自分で吟味して判断しなければならない。そのためには自分でまず考えること、自分でまず調べることである。逆に昨日まで正しいと考えられていたものが翌日に覆ることもある。常にできるだけ最新の情報にアップデートしておかなければならない。

　情報を収集したあとに大切なのは、得た科学的情報を患者や周囲の人に伝えることである。多くの一般市民はメディアで目にする情報が正しいものなのかを判断しにくい状況にある。我々医療者が適切な情報を伝えることは大きな役割の一つである。患者、家族、知人などにできるだけ伝えて、予防や不安を減らす力になるべきであろう。また、情報発信には責任が伴うため、情報収集の質も上がるというメリットもある。

COVID-19の基本的な知識を持とう

　COVID-19に対する基本的な知識がついてくれば、治療院の感染対策を行ったり、患者の疑問や不安を解消したりすることもできるようになる。しかし臨床で一番緊張するのはそれらの場面ではなく、患者が咳をしていたり発熱していたりするとき、つまりCOVID-19を疑われる人が来院したときではないだろうか。この問題に対処するためには、どの程度COVID-19が疑われるケースなのかを自分で判断できなければならない。公的（感染法）な基準として、国立感染症研究所が指定感染病として「患者（確定例）」「疑似症患者」「濃厚接触者」を定義していたり[3]、厚労省は相談センターに電話する基準を示したりしているが[4]、我々は目の前にいる患者をどうすればよいかをその場で臨床的に判断しなければならない。

　COVID-19の確定診断は医師の診断とPCR検査の陽性によって決まるが、PCR検査をする前には必ず臨床的に疑わしいと判断される段階がある。そのために必要なのは患者の病歴、自覚症状、他覚所見などだが、これらはすべて医療面接によってあはき師にも得ることのできる情報である。となると知っていなければならないのは感染症の臨床推論である。全世界で感染者が増加するなか、ものすごい量の臨床報告が集まっているおかげでCOVID-19の臨床的経過とその特徴が分かりつつある。2020年4月末の執筆時点での厚労省発信の指標や、各種の学会の手引き、医学論文などの最新の情報をまとめたのが図1である。

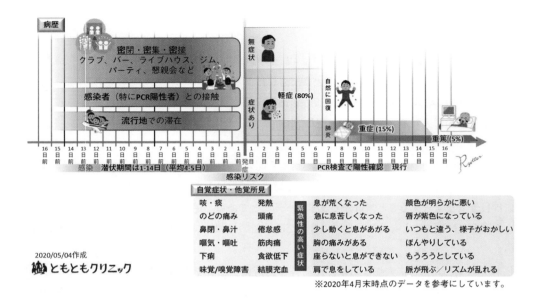

図1 COVID-19の臨床的経過とその特徴（ともともクリニックFacebookより）

カゼの診察能力を持とう

　COVID-19を疑うポイントは暴露歴であり、潜伏期に三密、感染確定者との接触、流行地での滞在があったかを確認する。潜伏期の平均値は4〜5日であるが、最大で14日との報告もあり、2週間さかのぼって暴露歴を思い出してもらう必要がある。COVID-19に特異的な症状はほとんどないため、症状と経過、流行情報などから総合的に判断しなければならない。発症しても80％は軽症で自然回復するが、軽症者のなかでもわずかに肺炎が出たり、長期間にわたり微熱、咳嗽、倦怠感などが続いたりと苦しむ人もいる。残りの20％以下は重症化し、さらに5％以下は呼吸管理が必要になることがあるが、この場合もはじめの1週間までは軽症と変わらない症状であるため、カゼと見分けがつかないことも多い[5]。カゼやCOVID-19の初期では自宅療養もしくは療養施設での隔離しかないが、逆に細菌感染症や緊急度の高い疾患の可能性がある場合は早く医療機関の受診を勧めなければならない。カゼ症状で想起しなければならないのは、カゼ（普通感冒）とCOVID-19だけではなく、インフルエンザ、喘息、鼻炎、咽頭炎、その他の感染症やアレルギー疾患などいくつかの疾患を鑑別しなければならず、結局カゼの診察能力が必要となってくることが分かる。

　また、図中で感染リスクとして示すように、最近の研究報告では発症前にも感染性があることが指摘されており、発症前後に感染性が最も高いことが分かってきた[6]。これは非常に困ったデータで、これまではCOVID-19を疑う所見がない患者には少し安心して治療ができたが、これからはカゼ症状がまだないうちにすでに感染する可能性があることを認識しなければならない。また、無

症状性の感染者が多くいることも鑑みると、症状のないすべての患者が感染力を持つと考えて対応しなければならないのだろう。「感染の45％は発症前の感染者から」という報告もあり[7]、標準予防策の大事さが改めて強調される。加えて、待合室の在り方や換気、環境消毒などの感染対策はこれまで以上に徹底しなければならないと思われる。

治未病ができるタイミング

　5月いっぱいに延長された緊急事態宣言により、日本の感染者数はいったん収束に向かうと予想される。しかし、治療薬やワクチンがまだないなか、もとの生活に戻ればまた感染者が増え始めることは想像に難くない。規制が緩まった中国や韓国での今後の感染者数が注目される。今後の展開のためにも、我々は不安になっている患者の相談に、医療人として自信を持って的確に答えられるようにならなければならない。今は淡々と医学情報を収集する準備期間であろう。

　いったん収束を迎えたタイミング（次の流行ウエーブが来るまでの期間）には、鍼灸マッサージによる心身ケアや治未病の長所が活かせるときが来ると期待される。そのときにこそ患者の体力増強をはかり、また東洋医学的に感染しにくい体質にすることを目的にした養生の治療や指導ができるはずである。たくさんの個々の症例が挙がっている現在、東洋医学的な分析は可能である。いつか、皆で議論できることを、国民の健康に寄与する鍼灸であるために、私たちは切望している。

【参考文献】
1) 石川家, 木村朗子, 平岡遼. 新型コロナウイルス感染症の対策はできていますか？〜Web勉強会　質疑応答〜. あはきワールドNo.662. 2020年4月15日号.
2) ファクトチェック・イニシアティブ. 新型コロナウイルス特設サイト
　　https://fij.info/coronavirus-feature
3) 国立感染症研究所 感染症疫学センター 新型コロナウイルス感染症患者に対する積極的疫学調査実施要領. 2020年4月20日暫定版.
　　https://www.niid.go.jp/niid/ja/diseases/ka/corona-virus/2019-ncov/2484-idsc/9357-2019-ncov-02.html
4) 厚生労働省. 新型コロナウイルスに関するQ&A（一般の方向け）Q5-1.
　　https://www.mhlw.go.jp/stf/seisakunitsuite/bunya/kenkou_iryou/dengue_fever_qa_00001.html#Q5-1
5) The Epidemiological Characteristics of an Outbreak of 2019 Novel Coronavirus Diseases (COVID-19), China CDC Weekly 2020; 2 (8): 113-22.
　　http://weekly.chinacdc.cn/en/article/id/e53946e2-c6c4-41e9-9a9b-fea8db1a8f51
6) Cheng HY, Jian SW, et al. Contact Tracing Assessment of COVID-19 Transmission Dynamics in Taiwan and Risk at Different Exposure Periods Before and After Symptom Onset, JAMA Intern Med 2020 May 1.
　　https://jamanetwork.com/journals/jamainternalmedicine/fullarticle/2765641
7) Ferretti L, Wymant C, et al. Quantifying SARS-CoV-2 transmission suggests epidemic control with digital contact tracing, Science, 2020 Mar 31.

SNSを利用したオンライン舌診と
セルフケアメソッドの処方の可能性について

アシル治療室　若林理砂

※p.24にカラーの舌診の写真を掲載

Ⅰ. 緒言　―人類with COVID-19時代の東洋医学へ―

　今回のCOVID-19（新型コロナウイルス感染症）の流行により、鍼灸治療は新しい局面を迎えた。現在、ソーシャルディスタンスをとることや、濃厚接触を避ける意味合いで、鍼灸院への受療頻度を抑えたり、受療そのものを取りやめたりする患者が出てきている。

　この際に、オンライン上で望診を行い、養生やセルフケアを指示することが新しい臨床のスタイルとして必要とされるのは間違いなく、しかも、それは残念ながらかなり長い期間続くだろうと予想される。おそらく、COVID-19が完全に消失する未来ではなく、「人類with COVID-19」の未来が恒常化すると考えられる。

　新たな感染症とともに東洋医学は、どんな臨床形態を獲得できるのか。筆者自身のオンラインサロンを利用しての舌診経験をもとに、東洋医学の "with COVID-19" の一例を示せれば幸いである。

Ⅱ. オンライン上で養生について情報発信

　筆者は東京都品川区のアシル治療室で臨床を行う傍ら、オンライン上での東洋医学、特に「養生」についての情報発信を数年前から継続的に行っている。その一環として、Facebook上にあるオンラインサロン「ハイパー養生団」（https://yakan-hiko.com/meeting/wakabayashi/top.html）を主宰している。

　こちらのグループでは、毎朝の舌の写真（表裏両面）、毎日の食事内容の投稿をルールとし、筆者が投稿内容をチェックして、アドバイスを適宜行う場となっている。このグループは2016年に設立され、開設から4年が経過している。

　オンライン上のかかわり合いは、身体に直接触れられない。そのため、脈診や腹診を加味することはできない。しかし、毎日掲載される写真をチェックし続けるにつれて、オンライン上での「望診＋問診」によって、養生団員のステイタスを精密に把握できることに気づいた。筆者側のオンライン望診のスキルがアップするにつれ、生活指導だけではなく、さまざまなセルフケアの指示を行

うことで、不調の改善へとつなげられるようになった。

その際に利用していたのが、「ペットボトル温灸」「爪楊枝鍼」「米粒絆創膏」の3つのセルフケアである。これらの技法については後述する。

Ⅲ. SNSによる舌診の社会実験

今回、COVID-19の流行により、中国本土では舌診を重視した中医学的診断をもとに中薬を投与してよい成績を上げ、また、舌象が現れたという下記のサイト上の論文を目にした。さらに、中国鍼灸学会から、COVID-19への鍼灸での介入についての意見書も出されている。

新型コロナウイルス感染症の舌診について（医道の日本社note）
https://note.com/idononippon/n/nab95c0424bfc

关于印发《新型冠状病毒肺炎针灸干预的指导意见（第二版)》的通知
http://www.caam.cn/article/2193

そこで、SNS上で広く舌の写真を集めることで、COVID-19に罹患すると重症化しそうな湿熱邪が体内に多く滞留している可能性を持つ人を、洗い出せないかと考えた。さらに、多人数に対して体調を整える適切なセルフケアを一括で指示できる可能性にも思い至った。

今回のCOVID-19に関しては、湿邪がリスクファクターとなることは周知の事実である。そのため、舌診で鑑別しなければならないポイントがごく少数に絞られてくる。

前述したCOVID-19での舌象は、白または黄の膩苔・黄苔・痰飲・水滞が多く見られたとのことであった。もちろん、これらの舌象が見られるからといって、COVID-19に罹患しているわけではない。しかし、正常舌ではないということは、なんらかの不調があるとみなせるし、その症状を改善させることで、間接的にそれ以上の不調を予防できると考えられる。

このような理由により、SNS上で広く舌の写真を募り、前述の舌象鑑別だけに絞り、期間を区切ってのテストを行った。

【実施方法】

利用したSNSはTwitterである。Twitterは基本的に実名で利用する人が少なく、性別すら明示していないことがほとんどである。実験者側に相手が一体誰なのかが分からないで済むため、被験者に対するバイアスがかかりにくいという特性がある。

使用したTwitterアカウントは　https://twitter.com/tonguediagnosisである。筆者が通常利用しているTwitterアカウントにこちらのアカウントへのリンクを貼り、舌の写真の投稿を促した。

まず、任意の時間帯における舌写真の裏表を投稿してもらう。

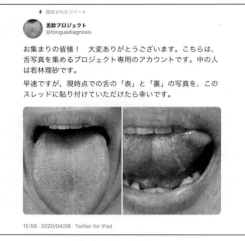

※p.24にカラーの
舌診の写真を掲載

Twitter上での舌診プロジェクトの説明文

　説明文にある「スレッド」というのは、「この投稿へ紐づけられる投稿」という意味である。このようにして投稿された写真に対して、「舌が水っぽい民」「舌がなんか白い民」「舌がなんか黄色い民」「なんか割と元気そうな舌の民」と、4つのタイプ分けを行い、それぞれセルフケアをnoteの記事により指示。さらに、ペットボトル温灸と爪楊枝鍼、米粒絆創膏の使用方法の動画をYou-Tubeへアップロードした。

　かつて、拙著『決定版　からだの教養12ヵ月』（晶文社）やメールマガジンなどを読んでセルフケアを実践していた読者に、直接イベントなどで対面した際にチェックしたことがある。すると、書籍や写真などでセルフケアを指示しても細かい操作感が伝わらず、思い込みや勘違いが起こりやすいと実感した。そのため、今回は専用の動画を撮り下ろして、経穴の取穴方法も併せて動画にした。

　また、セルフケアをする際のプロトコルも同様に指示を行った。下記に引用する。

《舌診プロジェクト・プロトコル》

1. アカウントのトップに固定してあるスレッドへのリプライとして最初の写真を投稿ください。その後、その投稿へのお返事として、行っていただきたいセルフケアのリンクを貼り付けます。即座ではなく、2でお話しする、定期ツイートが流れた時間帯あたりに、セルフケアを書かれている通りに行ってください。

2. 毎朝7時、昼の12時、夜の8時に定期的なツイートが流れます。このどの時間帯でも構いません、ご都合のよい時間帯に、1日1回、舌の撮影とセルフケアを行い、そのスレッドへのリプライとして写真をご投稿ください。

3. データの正確性のため、ほかの経穴を使ったり、別の手技（例：本物のお灸を使った、針をした、テルミーなどの別の熱源を使った……など）を使わないでください。

4. これを、3日間続けるのが、今回のプロトコルです。

5. 途中で見えてきた結果にもよりますが、最大7日間まで延長したいと思います。

　このようにして3日間継続した後にアンケートを行い、その時点での体調の変化などをアンケートサイトにて回答を収集した。その後、7日目までの継続を希望する対象者は一度舌診を行い、タイプが変更になる場合はその旨を指示し、7日目までセルフケアを継続。その後、また同じく体調の変化などをアンケートサイトにて回答を収集した。

Ⅳ. オンライン舌診のコツ

　オンラインでの舌診は最初、戸惑うかもしれないが、常に望診を用いている鍼灸師であれば、なんとか対応できる範疇だと考えている。まず、撮影している機械による癖や、撮影場所により光線の具合が違うため、写真の色味に偏りが出ることが挙げられるだろう。これは、数を多く見ていくと、どんな偏りがあるのかが理解できるようになる。

　さまざまな条件によって、写真は赤・青・黄のどれかが強く出てしまうが、これは一緒に写り込んでいる唇や皮膚の色味がどこへ極端に偏っているかで判断をつけていく。もし、写真のバックに生活環境が写り込んでいるなら、その色味も加味して、術者側が脳内で補正をかける。

　zoom（相互通信が可能なオンライン会議サービス）などの双方向で行う通信であれば、望診にリアルタイムの問診を加味して行えるため、より正確な証を立てられるが、映像はあまり鮮明ではなく、望診の精度は下がりがちである。そのため、別途舌の写真を送付してもらうほうがよいだろう。

　なお、オンラインでは、患者から読み取れる情報は限られている。実際に対面した患者へ行う望診のスキルに依拠するため、日頃からの訓練が重要となる。切診よりも望診はより「気」を診ることになるのも注意したい点である。

Ⅴ. 各タイプについての解説

1）舌が水っぽいタイプ

　痰飲・水滞が見られるものを機械的にこのカテゴリーへ振り分けた。使用する経穴は、大椎、尺沢。著者は臨床で、痰飲・水滞の解消にはよく施灸を利用するため、セルフケアはペットボトル温灸を行ってもらう。

2）舌がなんか白いタイプ

　白膩苔、ないしは、舌本体に白っぽさが見られるものを機械的にこのカテゴリーへ振り分けた。使用する経穴は足三里、中脘。寒湿が体内にあると考え、セルフケアはペットボトル温灸を行ってもらう。

3）舌がなんか黄色いタイプ

　黄苔・黄膩苔が見られるものを機械的にこのカテゴリーへ振り分けた。使用する経穴は、中脘、豊隆。湿熱で実証であると仮定して、著者の臨床では瀉法を加えるため、セルフケアは爪楊枝鍼を叩くように行ってもらう。

4）なんか割と元気そうな舌のタイプ

　上記3つに振り分けられず、それなりに健康体でありそうなものをこのカテゴリーへ振り分けた。使用する経穴は外関。使用するセルフケアは米粒絆創膏。これはそれほど問題がないであろう対象者に、外感病に効果がある「外関」に押圧刺激を少し加えることで、どの程度の気血の巡りが改善するのかを確かめるためだ。

　外関以外、利用した経穴群は、关于印发《新型冠状病毒肺炎针灸干预的指导意见（第二版）》的通知に提示されていた「医学观察期（疑似病例）」の経穴から選んだ。

关于印发《新型冠状病毒肺炎针灸干预的指导意见（第二版）》
http://www.caam.cn/article/2193

Ⅵ．セルフケアの方法

1）ペットボトル温灸

　ペットボトル温灸については、NHKの「まる得マガジン」や「あさイチ！」「ごごナマ」などに取り上げられたこともあり、ご存知の方も多いかと思われる。

　ペットボトル温灸は、ホット専用ペットボトルの3分の1に水を入れ、3分の2に沸騰直前のお湯を入れて蓋をし、振って混ぜ合わせ、これを熱源として使用する方法である。

　「もぐさを熱源としないものは灸ではない」との向きには大変不評な方法だが、筆者は、灸の効果の大部分は皮下に与える熱刺激だと考える。そうでなければ、市販されている電気温灸器の効果は説明がつかないだろう。お灸博士で知られる原志免太郎氏も、電子灸についての論文で、免疫系の賦活に一定の効果が認められると結論づけている[1, 2]。

　東洋医学的な視点に立つならば、灸とペットボトル温灸の大きな違いは香りの有無であろう。香気は気を巡らせ、気鬱・気滞を改善させる。確かに、もぐさを利用した灸の香りは落ち着く。しかし、火気厳禁の病院ではもぐさ自体が使用できないし、幼児や呼吸器疾患のある患者へは火や煙が危険なため、施灸が大変効果が高いことが分かっているのにもかかわらず、使用を控えることになる。

　そもそもペットボトル温灸は、私が長男へ施灸を行おうとしたことをきっかけに考案したものである。長男がまだ1歳にもならない頃、下痢嘔吐を発症し、ごく小さな艾柱での施灸を裏内庭に行おうとした。しかし、息子を膝に抱きかかえて線香に火をつけて把持した瞬間に、オレンジ色に光るその先端を指でつまみに来たのだ。慌てて線香を彼から離したのだが、やはりどうしても施灸をしてやりたい。線香を近づけてはつままれそうになることを数回繰り返し、ならば身柱はどうだろ

うと試みるも、今度は身をよじってこちらを見ようとするために、火をつままれはしないが誤って線香を皮膚に押しつけそうになり、結局、施灸自体を諦めた。この経験から、誰に対しても安全で、簡便な熱源をつくろうと思い立った。

　誰でも手に入れられて、しかも、耐熱で、割れない。この条件をクリアする容器は何なのかをしばらく考えていた際に、「そういえば、ホット専用ペットボトルの耐熱温度って何度なのだろう?」と疑問が湧いた。各メーカーホームページには掲載がなかったが、「耐熱温度は85℃程度」という記載がいくつかのページに見られたため、実験することにした。まず、比熱計算をし、およそ1:2の割合で常温の水と沸騰したお湯をあわせれば、中緯度帯の気温であれば問題なく80℃以下のお湯が得られることが判明した。

　施灸により皮膚表面温度が60℃、皮下温度が50℃程度に上昇するため[3]、皮膚に押し当てる熱源が80℃近くあれば、何度か繰り返し押せば、皮膚温の上昇が起こるのではないか。そんな仮説に基づいて、ホット専用ペットボトルの耐熱温度近くの温水が入ったボトルであれば、熱源として十分であろうと考えた。

　このようにして考案したペットボトル温灸を長男に使用してみたところ、結果が大変良好であったため、患者や読者に勧めるようになったのである。

2) 爪楊枝鍼

　爪楊枝鍼は、「梅花鍼の代用品をこのようにしてつくることがある」と専門学校時代に授業で聞いたことから、それを少し細くしてやり(梅花鍼の代用品では40本ほど束ねていたが、現在、私が指導する爪楊枝鍼はおよそ7〜20本程度)、そのまま利用している。

3) 米粒絆創膏

　米粒絆創膏は、サージカルテープなどに突起物となるものを貼り付け、それを経穴に貼って押圧刺激をもたらすものである。各家庭に必ずある「手近な粒」といえば米粒だったため、それを利用してのセルフケアを指導している。もちろん、突起物は何でも可能で、筆者自身は手芸用プラスチックビーズの4mm玉をよく利用している。これにより円皮鍼と似たような効果を出すことができる。

　以上、3つのセルフケアを今回は指導した。
　主にペットボトル温灸は補法、爪楊枝鍼は瀉法に使うように指導を行っている。もちろん、どちらのケア方法でも補瀉を行うことは可能だが、一般的な操作方法ではペットボトル温灸は補法、爪楊枝鍼は瀉法に傾きがちになる。そのため、細かい操作方法を指導するより、2つの方法を組み合わせてセルフケアを行うように指導している。

Ⅶ. セルフケアの効果

　セルフケア効果については、正直なところ、筆者も「まあまあ効けばいい」程度のとらえ方であった。しかし、今回、オンライン上の機械的な舌診と組み合わせてセルフケアを処方してみたところ、施術前後で驚くほど舌象が変わった(p.24参照)。

術者側からは、たったこれだけでここまで変わるのかと思える結果だった。では、セルフケアを行った側からの視点ではどうだろうか。

3日目まで継続したのは130人（男9人、女性121人）で、舌のタイプとしては、水の民が42人（33％）、黄色の民が56人（43％）、白の民が17人（13％）、割と元気な民が14人（11％）だった。「このプロジェクトに参加して体調はどうなりましたか？」という質問をしたところ「改善した」41人（32％）、「改善しなかった」6人（5％）、「どちらともいえない」64人（49％）、「その他」19人（15％）という結果となった。

7日目まで継続したのは109人（男3人、女性106人）で、舌のタイプとしては、水の民が40人（37％）、黄色の民が46人（43％）、白の民が12人（11％）、割と元気な民が10人（9％）だった。「このプロジェクトに参加して体調はどうなりましたか？」という質問をしたところ「改善した」40人（37％）、「改善しなかった」2人（2％）、「どちらともいえない」40人（37％）、「その他」27人（25％）という結果となった。さらに、7日目まで継続した人には「自分でみて舌の色味やむくみ感はどうなりましたか？」という質問を追加したところ、「変化した」75人（69％）、「変化しなかった」7人（6％）、「どちらともいえない」26人（24％）だった。

7日目まで参加した場合は、3日目まで継続した場合よりも、体調が改善したとする人の割合は増加している。また、特筆すべきは、どちらの参加者でも体調が悪化した人はいなかった点だろう。セルフケアといえども誤った方法を行うと体調悪化の原因ともなり得る。

また、主観的に舌が変化したかどうかは、7日目まで継続した対象者のみの設問だが、「変化した」と答えた割合は約7割にものぼった。これは鍼灸師としては喜ばしい結果である。体調に表立った変化がなかったとしても、体内の状況が確実に変化を起こしている証左となるからだ。

Ⅷ. 結論

SNSを通じて行う舌診により証を立てることは可能である。

また、それに対応する少数の経穴を処方し、ペットボトル温灸と爪楊枝鍼、米粒絆創膏という、もぐさも火も金属も使用しない「セルフ鍼灸的」方法でセルフケアを行ってもらうことで、3〜4割近くの対象者に体調の改善が見られ、主観的に舌象に変化があったと答えた対象者は7割弱であった。

これにより、専門家がオンラインを通じた遠隔カウンセリングにてセルフケアを処方し、それを一般人が実行することで体調改善が見込めることが推察される。

Ⅸ. まとめと考察

第45回日本伝統鍼灸学会学術大会金沢大会の会頭講演「伝統鍼灸の可能性と求められるもの」で、小川恵子氏（金沢大学附属病院 漢方医学科 臨床教授）が言っていた言葉を時々ふと思い出す。

複数の専門医でも診断がつけられなかった症例を、AIが希少な種類の白血病であると診断し、それが正解だったという話から、「AIのディープラーニングによって、アベレージドクターは駆逐される可能性が高い」という発言だった。

この「アベレージドクター」という言葉が衝撃的だった。筆者のような鍼灸師であっても、「アベレージ鍼灸師」であるなら、おそらくAIに駆逐される対象となるだろうと感じたからだ。実際、今回の社会的実験で利用した舌診は、AIによる診断が試みられている（https://ai-tongue.com）。人間が一生のうちに学べる症例数はたかが知れているが、AIはその何万倍もの症例について一瞬で学習を行い、バイアスのかからない正確な判断を下していく。人間はその点においてAIよりはるかに劣る。

今回、SNSでの実験を行う際、可能な限り機械的に判断を下すことを心がけ、また、対象者との個別のやり取りもほぼすべて定型文のみで行った。これは、自分をAI的に使うことで一体どの程度の効果が出るのかを試す意味合いもあった。細かく見れば、いくらでも細かい処方を下すことが可能な対象を、乱暴ともいえる4パターンに分類し、機械的に経穴を振り分けた。その結果、この方法であっても相当な効果を得られることが分かった。

……ということは、アベレージ鍼灸師なら、やはりAIにとって代わられる可能性が高いということだ。

翻って、人間である鍼灸師がAIに勝るところは、やはり「人間であること」そのものなのだと思う。であるが、COVID-19の流行により、ソーシャルディスタンスという新しい生活様式を受け入れ、不要不急の外出が憚られる世の中となり、その「人間であること」自体がアドバンテージとして働かない事態が発生しつつある。

鍼灸師の手がいかにあたたかくて、施術が心地よく、そして身体が楽になることを深く知っている既存の患者ですらも、外出して鍼灸院へ足を運ぶことや、鍼灸師が肌に触れる距離に近づいて施術を行うことに、一瞬の躊躇を感じるようになった。すでに鍼灸治療を知っている患者ですらそうなのだから、治療を受ける習慣がない人々にとってみれば選択肢にすら上らない可能性が高くなってしまった。

このようななか、約10年にわたってオンラインでの活動を行ってきた筆者は、ネット上で患者と相対することの「人間らしさ」と「距離感の近さ」が、東洋医学の未来を明るいものとするのではないかと考える。

現在、zoomなど相互通信可能なオンライン会議サービスを利用した、さまざまな「ボディワークセミナー」が盛んとなった。これらはソーシャルディスタンスを守りつつ体を使った稽古を継続するにはどうしたらよいか、という問題への解決策として編み出された。ベストではないが、ベターな選択として、である。

一度でもオンライン会議サービスを使ったことがあれば理解できると思うが、なぜかネット上で人とやりとりをすると距離感が近くなる。相互通信が可能な状態では特にその傾向がある。リアルに出会って心理的距離を縮めるのに必要な時間の数分の1で友だち関係になれることがある。筆者が主催するオンラインサロンでも同様な現象が見受けられ、同じサロンに属する人たちで非常に親密なコミュニティができ上がっていった。インターネットは世界を狭くしたとはよくいわれるが、人

と人との心理的距離も縮めたのである。

　筆者が考える本来の東洋医学とは、「養生」である。オンラインサロンで指導を行っているのは、主に養生にかかわる事柄なのだが、これがコミュニティを形成することによって継続が容易となり、年単位での継続がなされることとなり、相当数の人々が自らの力で健康になった。

　一方で、物理的に人に触れずに、心理的距離を縮める場合、誤解や受け取りの齟齬も起こりやすくなる。サロンを主催するなかで様々な心のすれ違いややりとりの齟齬を経験した。また、心理的距離が急激に縮まることによる依存をつくり出しやすい問題点も発見した。

　これらを考慮しても、オンラインを利用した東洋医学の実践は、大きな利益を患者にも、鍼灸師側にももたらすと筆者は考える。

　ただし、それは、「アベレージ鍼灸師からの脱却」を目指した鍼灸師のみが手に入れることができ、その果実を患者に分け与えられるのではないかと、筆者は思うのだ。

【参考文献】
1) 渡辺信一郎, 伯田宏, 松尾敬志, 原寛, 原志兎太郎. 電子灸の施灸後の免疫機能への影響（1）. 全日本鍼灸学会雑誌 1981; 31（1）: 42-50.
2) 渡辺信一郎, 伯田宏, 松尾敬志, 原寛, 原志兎太郎. 電子灸の施灸後の免疫機能への影響（2）. 全日本鍼灸学会雑誌 1982; 32（1）: 20-6.
3) 菅田良仁, 東家一雄, 大西基代, 黒岩共一, 戸田静男, 木村通郎. 艾の燃焼温度と生体内温度変化に関する研究 1988; 38（3）: 326-9.

若林理砂（わかばやし・りさ）
1976年生まれ。高校卒業後に鍼灸免許を取得。早稲田大学第二文学部卒（思想宗教系専修）。2004年に東京・目黒にアシル治療室を開院。2019年に戸越銀座に移転。古武術を学び、現在の趣味はカポエイラ。鍼道五経会所属。

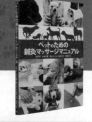

新型コロナウイルス感染症の影響と考え方、あはき師にできること

さらに深める！

特別企画2内の「『ツボの選び方』を深める」に登場した24の研究会に加え、新医協東京支部鍼灸部会と東京入江FT塾の回答者に、新型コロナウイルス感染症について尋ねた。治療院の状況と、現在のニーズを知り、今できることを考えよう。最終ページには特別寄稿集「私の『ツボの選び方』」に登場した栗原誠氏と中野正得氏の見解も掲載している。

回 答 者（治療院のある地域、所属研究会）
堀　雅観（東京都港区三田、いやしの道協会）
末廣賢一（大阪、漢方鍼灸臨床研究会）
高尾厚至（神奈川県相模原市、漢方鍼医会）
今野　裕（東京都杉並区天沼、灸法臨床研究会）
弓田潔明（香川県高松市、経鍼会）
堀井あすか（長野市善光寺周辺・長野市信州新町、古典医学研究会 鍼和会）
中村至行（神奈川県川崎市、古典鍼灸研究会〈付脈学会〉）
金子朝彦（神奈川県、三旗塾と仲間たち）
宮下宗三（東京都練馬区、新医協東京支部鍼灸部会）
谷岡賢徳（大阪市に隣接する30万人都市、大師流小児はりの会）
木戸正雄（東京都、天地人治療会）
佐藤友治（静岡県東部、東京入江FT塾）
石原克己（千葉県市原市、東京九鍼研究会）

津田昌樹（富山県、東方会）
大野倫史（愛知県、長野式臨床研究会）
村上裕彦（埼玉県さいたま市、長野式研究会＆w-key net）
小川悦司（神奈川県藤沢市、日本指圧師会）
松森裕司（愛知県名古屋市緑区、日本良導絡自律神経学会）
田中　勝（東京都港区南青山、鍼・温灸＆経絡按摩・関節運動法講習会）
糸井信人（京都府亀岡市に事務所設置、出張施術範囲は和歌山県を除く関西一円、病鍼連携連絡協議会）
加藤秀郎（北関東、文京鍼研究会）
足立尚哉（大阪市北区天神橋、一般社団法人 北辰会）
石塚僚司（東京都大田区、牧田総合病院東洋医学課）
片倉武雄（東京都港区新橋・横浜2件・熱海、特定非営利活動法人命門会）
戸ヶ﨑正男（東京都杉並区、和ら会）
茂木　昭（横浜市港北区、律動法協会半身症候鍼灸研究会）

Q1. 新型コロナウイルス感染症の拡大により、どのような影響がありますか？

A1 4月の患者数は半減しました。これまで仕事帰りに通っていた患者さんたちがテレワークになったこと、高齢の方や遠方の方が来院を控えるようになったことが影響しています。
（堀 雅観）

A1 他業界に比べればましなような感じはしますが、新規患者の減少など全体的には2～3割減。自重というキャンセルが多くなっています。緊急事態宣言により休業要請が出たあとから影響が出始めました。
（末廣賢一）

A1 患者数の増減の割合は3割減。影響を受け始めた時期は3月半ば。
（高尾厚至）

A1 3月初め頃より、患者が8割ほど少なくなり、

4月からほとんど来られなくなっています。(今野 裕)

A1 4月14日（火）香川県緊急事態発令から、予約キャンセルの電話が相次ぐ。以降現在5月4日（日）まで、通常時の3割程度患者数減。
(弓田潔明)

A1 治療に来られる方が減っています。4月中旬から大幅に減り始めました。(堀井あすか)

A1 3月末から患者数が減少し始め、緊急事態宣言（4月7日）以降はさらに減少した。昨年の4月の患者数と今年の同月を比較すると、およそ3割減。(中村至行)

A1 2月末まで影響なし、3月に入り患者数は2月比で25％、4月前半は50％、後半は75％減少する。(金子朝彦)

A1 3月の予約は2割ほどの減少で済んだが、4月は5割強の減少となった。(宮下宗三)

A1 4月頃から、患者数が27％減少（前年比）。(谷岡賢徳)

A1 患者数は、3月頃からやや減少傾向にあったものの、4月7日に緊急事態宣言が出されるまでは大きな影響はなかった。緊急事態宣言による外出自粛の徹底が奨励されてから急激に減少しだし、一時期、患者数が約半数になった。ただし、緊急事態宣言解除の機運が高まってからは、戻りつつある。固定患者は熱心な鍼灸信奉者であるため、あまり影響を受けていないようである。(木戸正雄)

A1 緊急事態宣言が出されたことで患者さんの気持ちに変化が現れ、当地では感染者が出ていないが来院を控えるという連絡が増えました。(佐藤友治)

A1 政府による緊急事態宣言の発令後から患者数が3分の2程度減少した。(石原克己)

A1 志村けんさんが亡くなったときに急にキャンセルのご連絡が多くなった。この時点で3割ほどの減少でしょうか。非常事態宣言が出されたときにさらに来院者数は減少し、半分ぐらいになった。(津田昌樹)

A1 患者数は若干の減少です。時期としてはまずは学校が休校になった頃。小さいお子様がいる女性は来院しにくくなっています。続いて緊急事態宣言が発令になった頃。特に公共交通機関利用で来院されていた患者です。(大野倫史)

A1 2月下旬～3月上旬までの2週間を休院。また、4月中旬から5月一杯まで休院。講座を持ったり、非常勤講師をしていますが、4月からすべて休講、学校は動画配信となっています。患者が減る前に休院となりましたので、増減は分かりません。また、影響を受け始めた時期も分かりません。従業員が遠方より通勤していることから、途中の感染が怖いとのことで休院しました。(村上裕彦)

A1 3月までほぼ影響はなかったが、4月に入り緊急事態宣言が発令されてからは健康維持のための定期的にみえる患者さんなど軽症の方や高齢者の足が遠のいた。(小川悦司)

A1 患者数の増減の割合は、2月末、3月は1～2割減、4月は2割減。影響を受け始めた時期は2020年2月末より徐々に。(松森裕司)

A1 患者さんは6割程度、減りました。特に緊急事態宣言が出てからです。(田中 勝)

A1 当院利用者の多くが基礎疾患、とりわけ各種がんを既往歴にお持ちの方で占められるため、2020年4月7日「緊急事態宣言」発令に際

し、利用者主治医あるいは医療機関地域連携室担当とインターネット会議を行い、出張による鍼灸施術の可否の判断を仰いだ。

その会議では「抗がん剤あるいは放射線療法を継続併用する者で、十分な管理が必要な者に関しては出張による鍼灸施術は5月6日までは中止、しかしながら当方にて鍼灸施術を継続すべきだと判断した者はマスク・ゴーグル・不織紙を原料としたディスポーザブル帽子やヤッケなどを使用することを原則とした個人感染予防策（以下、PPE）を実施のうえ施術を許可する」との申し送りが行われた。また、その後の対応については「5月6日以降協議すること」となった。そのため、当院では通常の8割強の利用者が適応となった。

この文章をしたためている5月6日現在、その後の対応に関する協議は5月8日にインターネット会議にて行われる予定だ。　（糸井信人）

A1 3月の、学校が全国的に休むと決まった頃に、予約のキャンセルが相次ぎました。2月中旬から4月終日まで、新患が入っていません。直接的なコロナの影響より、子どもが家に居ることが原因かと思います。　（加藤秀郎）

A1 現在までに患者数は3～4割減の印象です。
患者さんの雰囲気が大きく変化し始めたのは、某有名男性芸能人が亡くなったニュースが報じられた頃からです。当初は多くの患者さんに緊張感が増し、外出を怖がる方がちらほらと出てきました。その後、政府による緊急事態宣言を経て、外出自粛ムードの高まりとともに、特に遠方から電車で通院される高齢の患者さんのご家族が、患者さんに外出を控えることを要望されたり、また自らの意思でやむなく通院を一時中止する、といった方が増えました。

その後自粛生活が続くなか、感染症に対する不安や恐怖に加えて、生活様式やリズムの変化に伴う精神的ストレス、運動不足や飲食不節などのさまざまな要因が影響して、もともとの主訴の増悪意外に、睡眠障害、消化器系の不調、身体各所の痛み・痒み、などなどさまざまな症状が出現してきているのが現状です。これらに耐えかねて、通院を再開される方も出てきています。　（足立尚哉）

A1 各種報道により公表されたとおり、当法人他科職員がCOVID-19を発症したことに伴い、牧田中医はりきゅう治療室でも、2020年2月の一定期間に業務休止の措置を講じた。当然のことながら、他の鍼灸治療院や事業所に先んじる形で業務を休止したことで、来院患者数は減少した。が、通常業務再開から緊急事態宣言発令後の現在に至るまで、前年度比での来院患者数は3～4割の減少に抑えられている。

現状、当施設を利用される患者様の主な受療動機である脳血管障害後遺症に対しては、ADLの維持などを理由に継続的な鍼灸治療の必要性を実感して来院を続けていただいている。このことは、患者様から寄せられる格別の信頼を感じる事実であり、同時に、我々の行っていた普段の治療に対する一定の評価が現れた形であったと思われる。

また、辛い状況のなかにありながらも、温かい言葉をかけていただくことも多く、尽きることのない感謝の気持ちに満たされ今を迎えている。　（石塚僚司）

A1 影響を受け始めた時期は3月。　（片倉武雄）

A1 3月頃から予約数の減少が見られ、4月はその影響が大きく出ている。およそ4割減。
　（戸ヶ﨑正男）

A1 患者数は先月から徐々に減少していましたが、今月7日の緊急事態宣言が出たときから、3分の1ぐらいになりました。今日4月25日は、2割減に回復しています。来週の連休前どうなるか分かりません。増えているのは初診患者です。コロナの不安を持つ人が多いです。　（茂木 昭）

Q2. 治療院での対応を教えてください。

A2 入室時に手指消毒をしてもらうようになりました。密閉対策として、常に換気扇をつけ、窓をわずかに開けっ放しにしています。治療時間が15〜20分なので、密接時間は長いほうではないと思います。一人ずつ患者さんを治療するスタイルなので、密集はしません。　（堀 雅観）

A2 アルコール消毒、換気、治療器具以外の備品の撤去など治療院内の空間的な予防策はでき得る限り徹底的に行っています。かつ一人ひとりの治療時間はゆとりを持たせて、なるべくほかの患者さんと長時間重複しないように予約調整しています。また鍼灸という治療の性格上、触れるという行為は、治療はもとより方針（証決定など）を決めるうえで必要欠くべからざる行為であり、それを委ねていただくためにしっかりと説明を行い、態度にも気を配るよう心がけています。　（末廣賢一）

A2 使い捨てマスク、使い捨てビニール手袋、自らの身体に次亜塩素酸を散布し、換気を頻繁に行う。　（高尾厚至）

A2 当院は、日頃より待合室が充実した広い環境ではないため、患者様同士が通院時に会わないように予約を取っています。そのため、床の掃除、ベッドメイク、空気の入れ替え、ドアの手すりや椅子、ベッドの消毒などは日頃よりしています。

新型コロナ感染症になってからの対策として、施術者はもちろんマスクを着用しています。今後、さらに世の中の「新型コロナウイルス」による状況がひどくなる場合、N95マスクを着用します。

患者様に対して、通院される前に、電話・メールにより、緊急性の症状ではないか、自律神経失調症、うつおよびPTSDなどによる精神的な症状はないか、新型コロナによる症状が当てはまらないか確認して、施術が必要な患者様かどうか確認した方のみ受け付けています。来院される患者様には、マスクを着用した状態でお越しくださいと伝えています。つけないで来られた患者様はお断りしています。

来院された患者様には、まず手指消毒、手洗いを診療室に入る前にしていただき、施術中はマスクを外さないようお願いしています。問診時に再度「コロナウイルス」の症状がないか、体温を測っていただきます。施術中に、患者様が水を飲みたいときは、外して飲んでいただいています。　（今野 裕）

A2 患者来院時に手指消毒を依頼。ドア開閉はスタッフが行い院内設備に触れさせない。ベッドは、治療後消毒液を噴霧し、1時間空けたあと、ディスポシーツを敷き1人使用ごとに交換。術者・スタッフのこまめな手洗いと手指消毒を徹底したうえで、予約人数の制限、施術中の換気を行い三密を避ける。　（弓田潔明）

A2 2拠点で開業しています。町のほうの治療院は実質休業で、緊急性の高い方だけお受けしています。田舎の方にある治療院と往療は今までどおりに営業しています。常に換気・マスク・手指消毒を徹底しています。　（堀井あすか）

A2 首都圏では、夜間の外出を控えるようにと要請があるので、診療終了時刻を2時間短縮した。当院は、もともと予約制であり、施術者が1人で、1対1で施術しているため、待合室に複数人待たせることはない。

安心して施術を受けていただくために、スタッフはマスクを着用し、使用後のベッド、ロッカー、カーテン、スリッパなどは、消毒用エタノールや次亜塩素酸水で消毒している。　（中村至行）

A2 院内アルコール消毒、換気の徹底、患者にアルコールでの手洗い、マスクを奨励、待合室

に黄耆、板藍根入りのお茶を用意、火鉢で黄耆を焚く、待合室に人を溜めない。　　（金子朝彦）

A2 もともと完全予約制にしているが、患者様同士の接触を避けるため、予約と予約の間を空けるようにした。治療後は毎回環境消毒と窓の開放による換気を行っている。なお、換気装置は常時作動させている。

ベッドシーツを1回の治療ごとに交換し、使い捨ての枕カバーを使用。さらにベッド上部を使い捨てベッドシートで覆っている。

患者様・施術者ともにマスクを着用。入口付近に消毒用アルコールを置き、手指消毒していただくか、洗面所での石鹸での手洗いをしていただいている。　　　　　　　　　（宮下宗三）

A2 予約制導入（4月6日より）。待合室の混雑緩和のため。　　　　　　　　　　（谷岡賢徳）

A2 完全予約制。適度な湿度を保ち、環境消毒と換気をこまめに行う。施術は脈診も含めて手袋を着用しているが、慣れれば、不自由なくできることが分かった。

患者様にもマスク着用、手の消毒をお願いしている。容器を持参した患者様には消毒液を配布している。その他、患者様に毎日の検温を奨励している。　　　　　　　　　　（木戸正雄）

A2 当院では完全予約制・完全個室制ですので、時間に幅を持たせ、患者さん同士が重ならないように予約の変更を行い、その間に各治療室の換気消毒をするようにして、掲示板などで患者さんにも可視化することで安心感を持っていただけるようにしました。

大人だけではなく小児にも治療室に入室前に、非接触の体温測定と、血中酸素飽和度の測定を行い、体調の変化に注意をしています。希望者には、抗菌作用があるアロマオイル入りのアルコール消毒液のスプレーを無料でお配りして喜ばれています（院内消毒にも使用しています）。

同じくマスク用の抗菌作用があるアロマオイル入りのスプレーも用意しています（よい香りで大人気！）。また、自分自身、スタッフへの毎日の治療も重要で、欠かさず行っています。　　　　　　　　　　　　　　　（佐藤友治）

A2 治療院での対応は行っていない。（石原克己）

A2 もとより完全予約制なので一貫して平素の運営を行っているが、時間配分を考慮して待合室での待機者が一人になるようにしている。逐次、自院のCOVID-19の流行に伴う対応について掲示し、手洗い、マスクの着用、換気など、感染予防の基本的な事項を励行している。　　　　　　　　　　　　　　　（津田昌樹）

A2 当院はもともと完全予約制です。できるだけ前後の患者の接触のないようにしています。

また鍼灸施術のメリットよりも感染リスクのほうが過大であると判断した患者には来院の自粛をお願いしています。　　　　（大野倫史）

A2 コロナ騒ぎが始まる頃に、玄関に手指消毒・殺菌の薬剤を置きました。通常、枕カバーは、洗濯したものを使用していたのですが、ディスポの紙枕カバーに変えました。ただ、3月の中旬～4月上旬頃までに、一時、開院していましたが、車で来院できる方、隣接市内の方に限り予約を受け付けました。また、ご夫婦以外は、一度に一人だけの予約とし予約が重ならないようにしました。　　　　　　　（村上裕彦）

A2 もともと完全予約制なので変化はなし。　　　　　　　　　　　　　　　（小川悦司）

A2 平常時でも1人院長の完全予約制で、マンツーマンの施術をしているために基本的な対応は変わりません。待合室や治療室で患者様同士が接触しないようにしています。

新型コロナウイルス感染症が拡大してからは

施術後ごとに消毒やリネン類の交換、換気のため窓の開閉などに時間をとられますので、終息するまで1時間に1人の施術を設定しています。

HPなどから流れてくる新規の患者様は緊急事態宣言が発令されている間はご遠慮していただいています。また、既存患者様でも、熱や呼吸器系などの風邪症状や倦怠感が強い方、また、味覚・嗅覚異常が少しでもある方は、来院や施術を見送っていただくようにご協力をお願いしています。 　　　　　　　　　　　　（松森裕司）

A2 鍼灸指圧は休業要請の対象外ということで、休まずに営業を続けています。37度以上の熱がある場合は来院を控えてもらっています。当院の患者さんはほとんど予約制なので待合室が込み合うことはありません。　　　（田中 勝）

A2 A1.に示したとおり、利用者の施術可否について医療機関へ確認を仰いだ結果、大幅な施術自粛を求められた。しかしながら、継続された利用が認められた者に関してはPPEの実施を徹底し出張施術を行った。

施術実施に際しては、関連医療機関と定めたマニュアルに基づいた行動をとった。以下にその概要を記す。

○前提条件

継続された利用が認められた者に関してはPPEの実施を徹底し出張施術を行うこと。定められた期間内において、新規患者あるいは継続利用が1カ月なかった者の施術は行わないこと。

①始業前

○施術者のバイタル（腋窩温、体重、血中酸素飽和度、血圧）を計測。通常を逸脱するような状態はないことを確認し、記録する。異常が認められた場合はその旨を医療機関に報告し、指示に従うこととした。

○出張で利用する車輌、機材などの消毒の実施。持ち出しが必要なもので接触を伴うものは使い捨てのビニール製簡易パックに入れて利用する

こととした。

②施術実施前

○施術者のバイタル（腋窩温、体重、血中酸素飽和度、血圧）を個人にて計測していただく。通常を逸脱するような状態はないことを確認し、記録する。

異常が認められた場合はその旨を施術者および医療機関に報告し、指示に従うこととした。当院では本感染症拡大以前より、バイタルを少なくとも朝晩の計2回、個人で測定することを推奨しているため、バイタルデータの平均数値を把握している。そのため、測定値が平均データよりも10－15％逸脱した場合を「危険域」と設定。施術家がそのデータを電話などにより確認し、「危険域」出ない場合は利用者宅などへ訪問することとした。

また、そこで得られた利用者のデータは、利用する医療介護関連施設などに共有するため、当院にてそのデータを集計し、週ごとに報告書を作成して情報の共有を務めることとした。

※本感染症蔓延前は月ごとでの情報共有であったが、報告回数を増やした。

○訪問時、自宅外にてエアスプレーなどで極力ホコリなども持ち込まないように全身を清掃。清掃後、利用者家族と電話などにて訪問着から施術着に着替えるため、準備された部屋や手洗い・うがいを実施させていただくための場所にて施術前の準備を行う。この際、利用者を除く家族との接触は極力避けるため、利用者家族には協力を仰いだ。

③施術実施中

○施術中は手洗い後装着した使い捨て医療・検診用グローブを装着したまま、介入ごとに手洗い・消毒を行うこととした。

○施術に際して、PPEの実施の徹底を取り決めたが、一部利用者においてその装着が不安を惹起し不穏を呈したため、医療機関との協議のうえ特例としてゴーグルの装着を行わない者がいたことをここで付記する。

○利用者にも、マスクの着用をお願いした。マ

スクが準備できない者は当院にて個包装のマスクを準備、着用していただくようにした。

○施術に際しては、部屋の換気を十分に行った。

○施術時間は極力長くならないよう、問診はあらかじめバイタルデータの確認時に電話などで行ったため、施術に専念することとした。当院は世間話など含め会話より多くの情報を得ようと会話する頻度が高い傾向にあったが医療機関との協議で不要な会話は極力行わないこととしたため、会話の量が激減した。

○当院では、施術に使用するリネン類の多くが利用者宅で準備いただくこととなっているため、施術後は取り決められた回収場所に運び出し、毎回洗濯いただくこととした。これは本感染症蔓延前から実施しているため、利用者家族にその徹底は十二分に理解いただき対応いただいた。洗濯など十分に対応いただくことが困難な利用者宅では、あらかじめ当院にて利用した使い捨てペッドシーツを利用し、タオルに関しては事前に小分けしたものを新しいビニール袋ごとに入れたうえで持ち運び利用した。利用した使い捨てペッドシーツは廃棄、タオルに関しては利用者ごとに使用するため出張で利用する車輌内に回収袋を設置しまとめた。

④施術実施後

○施術内容の報告を利用者家族などには口頭および報告書（情報共有ノート）で実施していたが、口頭の実施は除外された。

○定められた場所にて、訪問着に着替え、使用した機材などは所定の袋に入れて運び出すこと。その際の着脱の手順は汚物および感染物処理マニュアルに準拠し徹底した。

○使用した車輌まで移動したあと、機材搬入を実施。使用した備品は所定の袋に入れ、管理することとした。その袋は車輌中では極力開けることをせず、車輌外で行うこととした。

○車輌内に入る際は利用者宅に入る際の準備同様、エアスプレーの実施。ハンドルを握る前に手指を消毒剤にて消毒し、その後ハンドルなどを清拭したうえで移動を開始することとした。

⑤運営において

○廃棄物は感染性、非感染性に限らず、廃棄業者の受取回数を増やすこと。

○情報共有のため、指定されたプラットフォームを利用することを徹底すること。

○当院施術者は居住地の精神福祉支援事業に参画しているため、本感染症蔓延に伴う緊急事態宣言発令時の精神不調、それに付随した身体症状についても適時に対応。しかるべき社会的資源に取りつなぎを行うため、行政担当者とも連携を密に行うこととする。当活動については、行政サポートの実施の有無にはかかわらず実施すること。 （糸井信人）

A2 手指消毒をお願いしています。 （加藤秀郎）

A2 4月8日以降も通常診療を行っています。治療院での対応としては、以下のことを徹底しています。

①院内全員の手洗い・うがい・アルコールによる手指消毒とマスクの常時着用。玄関に手指消毒用アルコールを設置し、来院直後に手指を消毒していただいています。また、患者さんには診療中（再診問診、置鍼中、休憩中）もマスクの着用をお願いしています。

②院内における全てのスペースの常時換気。治療スペースの窓を常に開け、待合い、トイレ、などすべてのスペースの換気扇を常時運転しています。

③患者さん同士の接触を極力避ける予約システム。できるだけ施術中の隣のベッドブースは空けて使用すること、待合での患者さん同士の接触がないよう、ベッドへの案内、支払いなど受付での応対、ベッドでは休憩終了のタイミングなどを調節するよう工夫をしています。

また、外出自粛のため来院を見合わせておられる患者さんからの、体調や養生法などに関するご相談には、電話・メールにて丁寧に対応させていただいています。 （足立尚哉）

A2 前述のとおり、当法人では、職員からのCOVID-19発症を経験したが、院内感染という結果を避けることに成功している。平時における、感染症対策の奏功したものであると考えたいが、本件以降、さらに入念に感染症対策に注力している。

原則的には、医師会のCOVID-19に関するフローに準じてスクリーニングを実施している。特に発熱のチェックは必須であり、外来患者様には、自宅での検温、来院時の検温を実施していただいている（当施設スタッフは例年、呼吸器感染症が増加する時期の検温が義務付けられている）。

(石塚僚司)

A2 予約制、患者の体温チェック、換気。カゼなどの症状がある場合医師の診察を勧める。

(片倉武雄)

A2 緊急事態宣言発令中も通常営業している。もともと予約制であり、患者数減により待合室での混雑などはなくなっている。コロナウイルスが高温と高湿で速やかに不活化する（弱くなる）ことが発表されて以降は、治療室内の温度が23度以上、湿度50%以上になるように、ストーブと加湿器で調整している。

ホームページにおける情報発信の強化と、コロナウイルスの影響で来所されていない患者さんを対象に、ホームページ更新のお知らせを葉書にて通知した。

(戸ヶ﨑正男)

A2 休診などの考えはありません。平常どおり診療しています。医療ですから、休診することは正しくないと思います。病院でも顕著な治療効果を上げていないので、鍼灸こそ感染しない身体の治療、感染者をも治す治療を目指すべきだと思います。患者方もそのつもりで、積極的に治療として来院しているそうです。新型コロナウイルスのサンプル法を利用して、感染反応を見ながら治療しています。

(茂木 昭)

Q3. 患者さんへ「新型コロナウイルス感染症」をどのように説明していますか？

A3 厚生労働省からの情報に準じて説明しています。基礎疾患のない方に対しては「基本的な感染対策を実施し、心身の養生をして免疫力を高めておけば、それほど心配はない」といったことを伝えています。

(堀 雅観)

A3 求められれば、現時点での正確な情報を提供できるよう努めています。また患者さん自身ができる予防策（3密の回避などを）しっかりしていれば「必要以上に怖がることはないですよ」ともお伝えしています。恐怖、不安などネガティブな気分が続くと免疫力の低下や運動不足による筋力の低下につながりかねないので、その辺は相手をみて説明しています。

(末廣賢一)

A3 テレビなどで情報は得ているはずなので、こちらがどのように注意して臨床に臨んでいるかをアピールするようにしている。濃厚接触のなかでも安心感を得てもらうことに留意している。

(高尾厚至)

A3 「新型コロナウイルス感染症」は、無症状・軽症・重症の3タイプに分けられます。軽症は初期症状として、鼻水や咳、37.5度程度の発熱、軽い喉の痛み、筋肉痛や身体のだるさなどの風邪症状や、下痢・嘔吐などの消化器症状が生じます。重症化すると、上気道炎、気管支炎、肺炎などの呼吸困難の症状になり、死亡するケースもあります。潜伏期間は1〜12日といわれ、感染してから5〜7日程で初期症状が出て、重症化しなければ、そのまま治っていきます。嗅覚や味覚障害などの症状が出ることも報告されているので、まだまだ分からない病気といえます。

「新型コロナウイルス感染症」は、手や物などの接触、咳などの飛沫によって、感染します。飛沫したものが空気中に残るため、空気の入れ

替えは必要です。感染していても症状が出ない人もいるため、マスクは周りの方にうつさないためにも、「新型コロナウイルス感染症」が終息するまでは着用した方がいいです。感染対策として、マスクの着用、手洗いやうがいはもちろん、顔を洗うことも予防になります。　　　（今野 裕）

A3 はっきりとは分かっていませんが、手についたウイルスは水で洗うだけでも落とせますし、石鹸やアルコールを使うと死滅させることができるそうです。感染力は強いのですが、ウイルス自体は脆いと思われますので、感染してもほとんどの方が軽症で収まります。ですので、生命力を高めておけば、自己の免疫力で予防や駆除できると思います。　　　（弓田潔明）

A3 特にしていません。患者様一人ひとりがすでに情報をお持ちなので。　　　（堀井あすか）

A3 伝統医学では、新型コロナウイルス感染症のように非常に強い感染力を持った総称を疫癘という。今回の疫癘は、発生地とされている中国武漢の2019年の夏から冬にかけての天候が大きく関与していることが中国のWebサイトではみられる。

政府が推奨している感染を予防することも大切だが、感染後に身体がどう対応できるのかも大切である。生活するうえで、完璧に予防することは難しく、感染することは事故のようなもの。もし、自分が感染しても軽症で済むように心身ともに整えておくことが大切である。

自粛生活による運動不足や、暴飲暴食に気をつけ、過熱する報道に一喜一憂しないことが大切であることを伝えている。　　　（中村至行）

A3 極力に情報を集め、信用に足る情報を提供する。　　　（金子朝彦）

A3 「新型コロナウイルス感染症とは何か?」はまだ不明な点が多いことと、患者様自身がすで

にどういった感染症かご存じの方が多いので、聞かれない限りこちらから説明はしておらず、聞かれたこともない。　　　（宮下宗三）

A3 今まで経験したことのないウイルスだから、免疫を持っていないため、感染が広がる。

（谷岡賢徳）

A3 COVID-19（新型コロナウイルス感染症）は、2019年12月に中国の武漢で発生し、瞬く間に全世界に広がった感染症である。感染力が高く、接触感染、飛沫感染、エアロゾル（マイクロエアロゾルを含む）感染をする可能性が高い。病原体が未知のウイルスのため、解明できていない部分も多く、抗体がない。つまり、免疫記憶がないため、感染してしまうと病原体を排除するまでに時間がかかる。

重症化すると病院でも手に負えなくなることが多い。重症化のリスクファクターとしては、高齢者や基礎疾患（心血管疾患、糖尿病、高血圧、慢性呼吸器疾患、がん、免疫不全など）、喫煙などが知られている。病原体は主に、目、鼻、口からなどの粘膜から侵入すると考えられている。

感染防止対策を徹底すれば、必要以上に恐れる必要はないので、感染しないように努めていただきたい。感染防止対策には、マスクやこまめな手洗いや消毒の他、Social distancing（2m以上）に則った行動、顔に手を触れないこと、日常での体調管理、免疫機能を維持することなどが挙げられる。鍼灸治療は体調管理・健康保持に役立ち、感染予防、症状の改善、病の進行などを防ぐ効果がある。　　　（木戸正雄）

A3 家族以外の方となるべく接触しないことが最大の予防ですのでその辺りをお願いしています。また、コロナウイルスについての情報は溢れるほど毎日テレビなどで聞いているのですが、皆さん「いつ収束するのか?」ということばかり考えていて、非常に気分が沈んでいるので、まだ当分終わらないのでコロナウイルスについ

てのテレビなど見すぎないで、お笑いや、楽しい番組を見てくださいと話しています。

（佐藤友治）

A3 まず正確に理解していくために、A10.で伝統医学の考え方・取り組み方を出したので、ここでは西洋医学の諸問題について説明する。機械論・唯物論、要素還元論をベースに、自然治癒力という伝統医学の根本の概念を医学書から外した西洋医学は、ルドルフ・ウィルヒョウ（1821〜1902）の細胞病理学説、ロベルト・コッホ（1843〜1910）やパスツール（1822〜1895）の病源体説、エール・リッヒ（1854〜1915）の免疫学・石油から合成した有機合成医薬品による化学療法が利用されている。

したがって、痛みや発熱に対しては、検査して腫瘍やヘルニアがあれば手術で切除し（細胞病理学）、ウイルスや細菌が繁殖していれば抗ウイルス薬や抗生物質などで殺し、機能的症状であれば鎮痛剤・麻酔剤・解熱剤で抑制する医薬品を投与していく。もちろん感染症に対しては、ワクチンや対処療法薬、および防御・隔離・消毒の方法がとられることになる。したがって、今回のコロナウイルスへの対応においても、現在はマスコミと医療者による過度な不安と恐れの誘導（免疫力が下がり、コロナウイルスを引き寄せる）と感染拡大防止対策として閉鎖系への対応に明け暮れている現状となっている。

だが、この西洋医学の細胞病理学説、細菌学説、有機医薬品投与は西洋医学の出はじめのときから、医療ビジネスにはなるが真の解決法になるのかどうかで反論・批判者も多々存在したので、2つの視点から紹介していく。

第1の視点は、個人の体質・環境と感染の関係である。これはコッホやパスツールの考え方を批判した医家たちの実験で分かったことである。例えば『近代医学の壁』B.ディクソン著）によると、ハバリアの医師マックス・フォン・ペッテンコーファーやロシアの病理学者エリー・メチニコフのコレラ菌（数万個含む培養物）を食べた実験で、何人か下痢したが多くの被実験者が便にはコレラ菌が大量に出ていたが大丈夫であった。1882年ベルリン生理学会にてコッホは、結核菌の発見を発表したが多くの聴衆も結核菌を保有していたことが分かるとともに、1890年元気で健康的であったコッホもツベルクリン反応で陽性であった。コッホは20年後の66歳、脳卒中で亡くなった。さらにイヴァン・イリイチは英国で結核患者が増加し、その後減少していくときの調査から産業の場の環境改善で大幅に減少したことが分かったが、このとき抗結核薬ができた。メーカーはこのことをうまく利用して少し間を置き、抗結核薬のおかげで結核患者が激減したことに問題の中身をすり替えた。さらに軍陣医学として戦場では外科手術、感染防止、有機合成医薬品で症状を抑える必要性があったことなどが挙げられる。

したがって、各国の伝統医学が軸に置いている自然治癒力と環境・体質因子をつくる心と日常生活のあり方の重要性が出されたが、医療ビジネスと軍陣医学としての西洋医学の流れは、制止することはできなく今日に及んでいる（必要条件）。

第2の視点は、小腸造血説（飲食をとったときは小腸で赤血球ができ、絶食状態では骨髄、肺、肝臓など至る所から赤血球ができるという考え方）を唱えた千島喜久男博士の第3原理（バクテリア・ウイルスの自然発生説とその応用）である。この千島博士などの考え方を採用するなら、感染症の対策は必要であってもコロナウイルス如きで世界中でこのような不安と恐れと隔離を誘発する必要もなかったし、むしろ自己免疫の獲得の重要性が叫ばれてくることになったであろう。ただ、5G設置に伴う極度の免疫力低下を考慮すると、COVID-19を利用した閉鎖系の誘導も一理は出てくることになる。

以上の2つの視点と伝統医学の生命・世界観から今回のコロナウイルスの感染を考えてみると、基本的には、心と身体の在り方からくる体内環境が重要性である。したがって、マスコミ

による精神ウイルスや固体ウイルスには5Gによる免疫低下があっても平安清明の心で生き、生活の在り方をよき場にすることと、免疫機能を調整する方法やORMUS[※1]で十分対応していけると考えられるのではないか。

ウイルスへの恐れ・不安・心配に惑わされず、宇宙・神の根源エネルギーに生かされている。そのうえで、生きていることを感謝とともに腑に落とし、今、己の内面とじっくり出会うことで私たちが神として新しい宇宙・銀河・太陽系・地球場を創造していく最良のチャンスを与えられていることを理解・納得し、創造の一員として生きていくことであろうと思われる。

※1　ORMUS（neten株式会社）：ゼオライト、フルボ酸、酵素、言霊情報入りでコロナウイルスから解放できることが分かっている。
（石原克己）

A3　公の情報機関や公的病院や指導的立場の専門家の情報に留意し、分かっていることと分からないことを整理して説明している。（津田昌樹）

A3　未知のウイルスで専門家の間でもさまざまな見解に分かれているのに、私に詳細を説明できるはずがありません。患者とお互いにさまざまな情報交換を行っています。
（大野倫史）

A3　人類は、周期的にさまざまな菌やウイルスに晒され、免疫の弱い人は淘汰されていきます。結局、自然界は強い遺伝子を選択的に残していくので、その時期になっているのでしょう。人と接触することを避けたり、免疫力を落とすような生活習慣は改善したほうがよいでしょう……と話しています。
（村上裕彦）

A3　ほとんどの人はメディアで大変詳しくなっているので、特にこちらから説明することはないと考えています。訊かれれば答えます。（小川悦司）

A3　日々、新型コロナウイルス感染症の情報は刻々と変わるために、国や自治体が運営している HP などを参考に説明しています。（松森裕司）

A3　「私の胸部と背部の激痛のあるツボを治療して、免疫を強化する食べ物を食べればウイルスが入っても自然に免疫ができて病気になりません」と説明しています。
（田中　勝）

A3　シャノンは、情報とは「意思決定において不確実さを減ずるもの」と定義している。健康・医療に関する問題解決を支援する情報のあり方はより望ましい環境の整備を実現するために必要であると自身は考えているため、新型コロナウイルス感染症に関する情報は厚生労働省 HP 内の「新型コロナウイルス感染症について[※]」から得た情報をお伝えしている。

近年のインターネット普及により、利用者もご自身で情報を入手することが可能となったため、私自身よりも多くの関連情報を仕入れていることがある。そのため、私自身が率先して説明することはない。しかしながら、その情報の信頼性や妥当性が大きく破綻している場合、その情報により適切な医療機会の需給損失や健康被害が懸念される場合は適宜指摘申し上げ、お互いの認識を修正することを行っている。

現在の未曾有の時期に不確実な情報ほど、人間として健全的かつ文化的な生活を送るための環境を脅かすことはないと考えているため、上記のような対応を取っている。　（糸井信人）

※https://www.mhlw.go.jp/stf/seisakunitsuite/bunya/0000164708_00001.html

A3　感染確率は低いですが、老人施設などで急激な感染拡大の事例があります。そのときに医療崩壊を起こさぬよう、ほかの病気や事故をできるだけ減らすためにも、公共衛生や外出規制を守っていきましょう。
（加藤秀郎）

A3　感染力の強い「風邪」の一種です。ですからまずは自分自身が感染しないための予防が大事、次に万が一自分が感染した場合に媒介者と

ならないようにすることが大事です。

そのためには、まず自身の体調を整えておくこと＝正気を高め、気血の巡りをよくすることで衛気の働きを強くしておくこと。併せて一般的にいわれている予防方法の実践（3密の回避、マスクの着用、手洗いうがいの励行、手指や身の回りの消毒など）。そして万が一自分が感染した場合にも、少しでも重症化のリスクを下げるためには、やはり下地としての心身の陰陽バランスを整えておくことがとても大事になってきます。そのポイントは、疲れすぎないこと（十分な休息と睡眠を摂る）、精神的ストレスを抱えすぎないこと（気分よく過ごす工夫をする）、身体に余分な湿気や熱を溜めないこと（食べすぎや飲みすぎを控える）、気血の巡りをよくしておく（適度な運動を心がける）などです。※もちろん、患者さんに合わせてより噛み砕いてお伝えすることもあります。

（足立尚哉）

A3 患者様からCOVID-19に関して情報を求められた場合には、公的機関の発表する情報に基づき説明を行うことが肝要であり、パラメディカルとしての最低限の義務であると思われる。

（石塚僚司）

A3 メディアなどの一般的な情報を説明。不安をあおるようなものや、誤解を招くような説明はしない。

（片倉武雄）

A3 あくまでも風邪の原因とされているウイルスの一種。インフルエンザウイルスなどと同様の対応で問題はない。

（戸ヶ﨑正男）

A3 SARSのときのコロナウイルスは現在、みな陰性ですが、新型コロナウイルスについては、抗体かどうか分かりませんが、不顕性の微細のレベルでの感染はほとんどの日本人に反応があります。一番の有効法は隔離であるから、体内に存在する免疫機能を強化する治療をしていますと説明します。

1. 玄関でまず、説明してから、新型コロナ対策の免疫系の治療をしてから待合室に入れます。
2. その後、通常の診療ではさらに、小腸と呼吸器の徹底した治療を心がけています。（茂木 昭）

Q4. 患者さんへ自宅でのセルフケアを勧めていますか？

A4 「新型コロナウイルス感染症」に対して特別に勧めていることはありません。平常どおり、その患者さんの心身の状態に合った養生をお伝えしています。それが免疫力を高め、「新型コロナウイルス感染症」の予防になると考えています。

（堀 雅観）

A4 新型コロナウイルス対策としての特別なセルフケアではなく、患者さん個人個人に応じたセルフケアを勧めています。特にフレイルやうつ傾向にある患者さんに対しては、悪化する危険があるため、より慎重に指導をし、経過をみるようにしています。例）ストレッチ、簡単な運動、自宅灸など。

（末廣賢一）

A4 季節に沿った生活を心がけること（冬はあまり激しい運動をして汗をかかない、夏は体内の熱を発散するなど）。その他、月並みではあるが、質のよい食事と睡眠、適度な運動を心がけることを勧める。

（高尾厚至）

A4 せんねん灸による曲池、足三里へのお灸。そのほかには、在宅勤務をする人が増えているため、1日に30分以上の散歩やテレビで紹介された4種類のストレッチ、フラフープも勧めています。

（今野 裕）

A4 自宅で簡単にできるお灸をお渡しし、免疫力を高めるために足三里と、症状に応じたツボをお教えし施灸を勧めている。

（弓田潔明）

A4 足ツボや足指まわしをお勧めしています。理由は、簡単で特別な道具がなくてもできることから。臨床で足のツボを使うことで全身が整う経験を多数していることも一因です。

（堀井あすか）

A4 自宅に引きこもるのではなく、散歩などをして、陽に当たるようにすること。外出できないのであれば、屋内で日光浴や、ラジオ体操をするなど身体を動かすことを勧めている。

　自分で施灸をすることが可能ならば、足三里や合谷などを勧めている。どちらも陽明経であるので、陽気を高めることが期待でき、また、足三里は気血営衛が生成される中焦の強化が期待できる。

（中村至行）

A4 せんねん灸、板藍根を奨励。　（金子朝彦）

A4 自宅での施灸指導、睡眠や食事など、東洋医学的な養生法についてまとめプリントを院内で配布したり、ウェブサイト上で公開したりしている。

（宮下宗三）

A4 普段どおり。患者が要求すれば施灸点の印字など。

（谷岡賢徳）

A4 患者の"証"や体質に合わせた灸点を下してあげて、自宅灸（筒灸など）をしてもらう。日本うつ病学会が提言している「日常生活を規則的に送るための11カ条」をプリントにして配布して免疫力を落とさないように生活してもらう。

（木戸正雄）

A4 自分でできるセルフケアで最高なことは、免疫力をアップするため自分でお灸をすること！　と話して、自宅で施灸する（せんねん灸など）ようにツボに印をつけてアドバイスしています。

（佐藤友治）

A4 （1）第1階層（身体・生命）：固体・液体・気体場（エーテル体）[2]へのアプローチ

　ここでは主因が1.身体・生命、2.情、3.魂・メンタル、4.霊・社会、5.神・宇宙のどの階層にあるかで取り組み方が異なってくるが、この場では第1〜3階層までを紹介していく。

　鍼灸師、あん摩マッサージ指圧師の立場では、まず固体場へは鍼灸・あん摩指圧マッサージなどで取り組めるが、あくまでも治癒力を通じて固体場の改善となる。第2に液体場へは、漢方・アーユルベーダ・ヒポクラテス医学・海水療法・鍼の刺絡で液体場の改善から固体場・気体場の改善となる。第3に気体場へは、気功・ハンドヒーリング各種・鍼灸・漢方・アーユルベーダや心・ライフスタイルなどで気体場の改善を通じて固体・液体場の改善となる。

　したがって、生活のなかにおいては、呼吸法、身体の操作（気功、西式健康法、綜統医学など）、食事療法などを伝えている。人によっては、治癒力を高めたり、引き出すため自宅灸、パイオネックス貼符なども勧めている。

[2]　固体：皮膚、神経、筋肉、骨、臓腑、管
　　　液体：血液、リンパ液、体液
　　　気体：オーラ層すべてだが、ここでは神智学のエーテル体のみ

（2）第2階層（情動）：過去の情報のネガティブ感情（意識場・無意識場）解放へのアプローチ

　ここでは、情動のうっ滞が主因となっているとき、このうっ滞を解放すること（第2階層の解放）で第1階層の身体場の変革をもたらすことになる。第2階層を無視して第1階層へのアプローチでは、少し寛解するが改善は困難である。情動への働きかけでは、ハンドヒーリング・鍼灸などでよき身体（体内環境）をつくることで、自ら情動の改善の必要性に気づくこともあるが、第2階層に直接アプローチするヒーリングバックペイン［ジョンサーノ博士］、論理療法［アルバートエリス］、EFT（感情解放テクニック）、内観法、催眠療法、NLP（神経言語プログラミング）などかなり多くのシステム化された方法が利用でき

る。特に感染症に対しては、怒りの抑圧、恐れ、悲観的情報などを解放することで免疫力向上につながってくるので、人に応じた選択システムを伝えている。第1階層の自宅灸や各種養生法も一緒に取り入れると早い快復につながってくる。

（3）第3階層（魂・メンタル・思考）：意識・無意識と自我・神我へのアプローチ

　まず、思考というものは、基本的には潜在意識に入っている過去の情報・記憶である。意識の置き所では、中今（ゼロポイントフィールド）が真実・真の現実であるが、思い出すのが過去となり、過去を基軸に思い描くのが未来となる。

　したって、ここでは人間の無知とマスコミなどのマインドコントロールから生ずる思考・メンタル面での受け取り方が軸となる。これは、受け取り方により第2階層に平常心がもたらされたりワクワク感が出たり、恐れ・不安・心配などのネガティブ情報が生じるためである。このネガティブ情報は、第1階層の身体にコロナウイルスの感染拡大や体内に自然発生などをもたらしてしまうことになる。また、パラドックスの見方では「感染大丈夫かな？」「感染したら嫌だなあ」……という思いは、自らの潜在意識に感染するという情報を与えたり引き寄せてしまうことになるので、「命とウイルス」の関係を客観的につかみ、不安・恐れの感情へのつながりを断つことが大切となる。

　したがって、情動・メンタル面では、今回のウイルスは人間がエゴから脱却する・脱却できるときチャンスととらえることが重要となる。それは「いのち」という視点から今までの自分の在り方・生き方、ウイルス・細菌の役割、人間と地球・太陽系・銀河系との関係に意識を向け、アナログ的・科学的・デジタル化も含めて理解し腑に落とし、宇宙・神・公の視点に気づいていくことで、そこから生まれるデジタル化と和合した行動に結びつくと考えられるからである。

　ここでは、鎮魂法、TFT（思考場療法）、NLP、論理療法、内観、催眠療法なども伝えている。

（石原克己）

A4 自宅施灸ができる方には勧めています。ビタミンCの摂取などバランスのとれた食事。また日光でウイルスが不活性化する、ビタミンD不足で重症化などの情報があったため他人との濃厚接触にならない環境での日光浴をお勧めしています。

（大野倫史）

A4 本来でしたら、施灸などを主とした鍼灸治療を勧めるのですが、休院してしまいましたので、その機会がありません。

（村上裕彦）

A4 以前からその方にあった方法を教えています。

（小川悦司）

A4 帰宅直後や鼻や咽喉の違和感があるときに、食塩と重曹を使用した「鼻うがい」を勧めています。新型コロナウイルス感染症に対して鼻うがいの有用なエビデンスはありません。しかし、今後、有効なワクチンや薬が登場するまで、手洗いとマスク以外に何もしなかったら、この先も困難な状況が続くことは自明かと思います。

（松森裕司）

A4 筆者が指摘した胸部の肺と免疫に関係した激痛のあるツボを自分で指圧することです。胸肋関節の凸滑り法も教えると、自分でできる人がいます。患者さんは、やったあと、呼吸が楽になるので効いているといいます。　（田中 勝）

A4 はい、薦めています。当院では利用者の症状や認知機能および精神状態を考慮してセルフケア実施の推奨度を変えています。

　セルフケアの内容は症状、評価指標の程度によっていくつかのセグメントに分けたプログラムを当院開業当初より準備・更新しているものがあるため、関連機関との協議のうえでセルフケア実施の可否を決定している。

　プログラムの多くが円皮鍼あるいは台座灸を使用しているものや自重トレーニングが多いが、ご自宅にある物品で代用できるものになってい

る、転倒リスクや過負荷とならないよう専門家との協議のうえ作成しているため、重篤な健康被害などが起こらないよう配慮されている。

実施においてはインターネット会議ツールを用いて、適宜に行われているかを確認して実施している。5月7日現在、セルフケアによる健康被害は認められていない。

実施プログラムは①腰痛、②頚肩腕痛（肩こり含む）、③睡眠障害、④胃部不快感・便通異常を中心とした消化器症状、⑤気分障害などの利用率が高い。　　　　　　　　（糸井信人）

A4 免疫力の向上と安定のための休養や軽運動。
　　　　　　　　　　　　　　　　（加藤秀郎）

A4 十分な休息と睡眠をとること、食べすぎや食べ物の質に注意すること（いつもお腹を楽な状態に保つこと）、適度に運動すること、うまく気分転換して少しでも気持ちよく過ごせる工夫をすることなどです。あとは就寝前にコロナ関連のニュースを観ないこともお勧めしています。※もちろん一般的にいわれている新型コロナ感染対策に取り組むのは基本です。（足立尚哉）

A4 設問の意図が不明瞭であるが、SARS-CoV-2の感染予防に関していえば、①徹底した手洗いと、②外出制限や社会的距離の確保が重要であることは再確認的に勧めることがあり、それに勝る予防方法は現実的でない。

②に関していえば、鍼灸院に来院すること自体が課題となるが、鍼灸治療を受療することによるベネフィットと、外出や他者との接近・接触に対するリスクを天秤にかけたうえで来院の検討を行っていただくことになる。暗に、リスクを冒して鍼灸治療を受療することを勧めることは、患者自身の不利益になるため行うべきではない。

また、緊急事態宣言後の外出自粛に伴い、運動量の低下、受療回数の低下などが懸念される場合は、積極的なセルフケアを推奨している。

当施設の利用者は、脳血管障害後遺症による片麻痺患者も多く、不動による関節拘縮や、廃用を予防するため、運動、ストレッチの指導や冊子を配布するなどの対策を行っている。
　　　　　　　　　　　　　　　（石塚僚司）

A4 マスク、うがい、手洗い、入浴またはシャワー、のど飴、十分な睡眠。（片倉武雄）

A4 自分でできる按摩法の紹介や、不安にまきこまれないような指導をしている。（戸ヶ﨑正男）

A4 日常は食当たりに気をつけること。腸を弱くしない食事に注意することが重要といいます。
　　　　　　　　　　　　　　　　（茂木 昭）

Q5. 消毒剤、マスクの調達法を教えてください。

A5 以前に購入したものを少しずつ使用しているのが現状です。　　　　　　（堀 雅観）

A5 懇意にしている医療機器屋さんから常に情報をいただいています。　　　　（末廣賢一）

A5 現状は在庫に頼っているが、今後は手づくりマスクを使う予定。消毒は今後1年購入できないのであれば、在庫がなくなるので、どうしようか思案中。　　　　　　（高尾厚至）

A5 消毒剤は、現在在庫があるため、あまりほかの院と比べて緊急性はないです。マスクも花粉症用のために、購入している家族の物がまだあります。仮に、購入する際は、消毒剤やマスクは、いつもお世話になっている鍼灸販売業者（明健社）で今後調達する予定です。（今野 裕）

A5 マスク、消毒液ともに備蓄品のみ。
　　　　　　　　　　　　　　　　（弓田潔明）

A5 コロナが流行る以前に購入したものを大事に使っています。 （堀井あすか）

A5 消毒用エタノールに関しては、近所のドラッグストアで購入。幸いどちらもストックがあったので、さほど問題はない。 （中村至行）

A5 消毒液は常に半年分のストックがあるので調達の必要なし。マスクは中国の知人より提供を受ける。 （金子朝彦）

A5 価格が高騰しているが、確実に手に入れるためやむを得ずインターネット上で調達している。 （宮下宗三）

A5 従業員、患者たちが調達してくれる。 （谷岡賢徳）

A5 消毒剤は出入り業者から購入（アルコールと次亜塩素酸水）。N95マスクやゴーグルは各メーカーのオンラインショップで購入。患者用サージカルマスク（50枚入り）についてはネット販売か店舗で購入する。マスクを手づくりしている患者も多い。 （木戸正雄）

A5 使い捨てマスクは今現在調達できるようになりましたが、消毒用アルコールは全く手に入りません。幸い、コロナウイルスのことが広がり始めたときに、備蓄できたので助かりました。無料でお配りするくらいはあってよかったです。 （佐藤友治）

A5 消毒剤は(株)名古屋メイプルに注文、マスクは各自で用意している。その他、neten（株）のORMUS（オルムス）を壁やマスクの消毒に使用。 （石原克己）

A5 SARSのときの経験から中国で流行が確認されたときに確保し、追加で早めに発注した。 （津田昌樹）

A5 現在は在庫を消化しています。 （大野倫史）

A5 コロナ騒ぎが始まる頃に、偶然マスクがなくなり、買ったばかりでした。治療用アルコールは、いつも多めにストックしています。玄関の手指消毒・殺菌の薬剤は、いつも取引をしている医療器具屋さんが調達してくれました。 （村上裕彦）

A5 もともと備品は多めに用意していますが、武漢でウイルスが発生したと聞いた1月時点でマスクやアルコールは1年耐えられるように確保しました。アルコールは貴重なのでほかにも消毒液を確保するため次亜塩素酸ナトリウムと市で配布する微酸性電解水もまめに受け取りに行っています。 （小川悦司）

A5 全国でもいち早くコロナウイルス感染症のクラスターが発生した地域なので、その危機感から早期（2月）に消毒剤、マスク、グローブやほかの衛生部材を大量に調達しました。その当時は、平常通りの値段で購入でき、品薄もありませんでした。現在はネットで入手しています。 （松森裕司）

A5 マスクはコンビニに朝6時頃に行くとたまに入荷していて、「一人1個です」と売ってくれます。消毒エタノールは以前、買い置きがあったのを使っていますが少なくなってきました。次亜塩素酸水がいいということで製造機を購入したのですが、当院に届くのは5月中旬になります。 （田中 勝）

A5 消毒剤やマスクは、現所在地に移行した際、出張施術と並行して業を行っている研究・研究支援業務の備品を購入している医療機器製造・販売業社数社、あるいは救命救急法指導員活動に支援いただいている消毒剤製造販売を主としている製薬業社より支援いただき購入している。 （糸井信人）

A5 今のところ、蓄えで賄えています。

(加藤秀郎)

A5 消毒用エタノールなどは、2月頃に近所の薬局や商店で購入していたものを少しずつ使っています。マスクは、コロナ以前から保管してあったもの、知人から譲ってもらったもの、手づくりのもの、などを組み合わせています。5月8日現在では、紙製の使い捨てのマスクも通常販売されるようになってきています。(足立尚哉)

A5 当法人の備蓄や資材確保により、消毒剤やマスクの支給が行われているが、長期的な視野では物品の消耗・枯渇が予想されるため、早期の市場正常化が望まれる状態であることに変わりはない。一方で、当施設(牧田中医はりきゅう治療室)を含む、法人施利用者からマスクなどの寄付があり、患者様から支えられているという事実をここに付記したい。(石塚僚司)

A5 消毒液は在庫で対応。マスクはスタッフ各自で確保。(片倉武雄)

A5 患者さんに対してはいつもどおりの対応。消毒剤は置いていないし、マスクも使用していない。精度の高いマスク(例えばN95、防塵マスクなど)なら意味があるが、それ以外は、ウイルス感染の可能性がある人が他者に移さない目的でなければ装着の意味がないと考えているので、特に調達もしていない。マスクについては、マスクの意味と意義を書いたパンフレットを配布し、HPにもその内容を載せている。
　治療に使用する消毒剤は、原液を購入して精製水で規定濃度に薄めて使用している。

(戸ヶ﨑正男)

A5 刺鍼のときのエタノール以外の手洗いの消毒液の設置はしていません。スタッフのマスクもしません。マスクをしないのは、コロナウイルスに対する不安を起こさせないようにしている

からです。治療後患者さんは自信を持って出ていきます。(茂木 昭)

Q6. 新型コロナウイルス感染症に関連する最新情報の入手先を教えてください。

A6 主に新聞とインターネットです。(堀 雅観)

A6 マスメディア(新聞、TVなど)からの情報を基本としていますが、ネット情報もこまめにチェックするようにしています。それらの情報を仲間(会員間など)と共有し、正確さを期するように努めています。(末廣賢一)

A6 ネットやテレビ。(高尾厚至)

A6 自分の治療院以外に、大学病院で看護助手業務をしているため、そこから情報を得ています。(今野 裕)

A6 新聞、テレビ、厚生労働省と日本感染症学会のHP。(弓田潔明)

A6 特に決まっていません。ネットニュース、SNS、知人からなどが主です。(堀井あすか)

A6 テレビやネットニュース、SNS、中国のWebサイト、医療関係者など。(中村至行)

A6 SNS(とくに初期は百度)。(金子朝彦)

A6 公的機関・医学雑誌のSNSアカウントをフォローしたり、各学会のウェブサイトをチェックしたりしている。テレビの情報は根拠が不明なものが多く参考にしていない。(宮下宗三)

A6 TV。(谷岡賢徳)

A6 主に、本会所属会員の医師（水野先生）からご指導いただいている。

その他、厚生労働省（新型コロナウイルス感染症について）やアメリカ疾病予防管理センターなどの公的機関のWebサイト、山中伸弥先生のブログおよび、「Medical Tribune」などの医学雑誌も参考にしている。　（木戸正雄）

A6 勉強会で、内科医の先生からいろいろ情報を出していただけるので助かります。（佐藤友治）

A6 最新情報の入手先は一般社団法人白川学館やneten（株）、月刊「ザ・フナイ」、インターネット、書籍など。　（石原克己）

A6 公的な機関、公的医療機関からの情報。専門家として評価されている方のSNSでの発信。（津田昌樹）

A6 主にネットです。政府、WHOの公式情報から健康トピック、陰謀論まで国内外の情報を幅広く目を通しています。　（大野倫史）

A6 テレビ・新聞などのマスコミ。医療関係の情報を配信しているところから。　（村上裕彦）

A6 厚労省のウェブサイトなど。　（小川悦司）

A6 現在はネットで多種多様な情報が入手できます。私は政府や厚労省HPを中心に入手しています。　（松森裕司）

A6 新聞とインターネットです。　（田中　勝）

A6 A3.に先述した厚生労働省Webサイトあるいは医中誌・Pubmedといった論文データベースを中心に利用している。　（糸井信人）

A6 基本はインターネットです。　（加藤秀郎）

A6 インターネット、新聞、TV、会内の先生方からの情報などです。　（足立尚哉）

A6 原則的に、公的機関の発行、発表による情報に基づく。個人単位での判断や、事業所の展望を左右する感染症に関する情報源として有益なものは、Cochrane LibraryやPubMedなどの一般的なデータベースである。例えばCochran Libraryでは、COVID-19に関する文献・情報がデータベース化され、目的に沿う情報を入手できることも多い。　（石塚僚司）

A6 知人の医師・薬剤師・病院関係者。（片倉武雄）

A6 主にインターネット上の報道や医療機関からの情報、新聞、テレビなど。　（戸ヶ﨑正男）

A6 情報は新聞です。　（茂木　昭）

Q7. 現在のような時世においては、新型コロナウイルスに感染しているとは思いもよらず、腰痛など別の主訴で患者さんが来院する可能性もあります。現在、通常の問診・診察に追加している事項がありましたら、その内容を教えてください。

A7 いわゆる「水面下の風邪」の徴候には注意しています。自覚症状では喉の違和感、熱っぽさ、倦怠感などです。他覚所見としては脈寸浮や、表位（後頭部から頚肩背部）の熱感などです。　（堀　雅観）

A7 既存の患者さんに対しては、通常の問診をして、必要に応じて検温やパルスオキシメーターにてSPO_2を測定しています。新規の患者さんに対しては、「新型コロナウイルス感染症に関する問診票」を別途作成し（ネット上に医療機関

で作成されたるものが多く掲載されており、それを参考にして作成）記入してもらっています。

（末廣賢一）

A7 検温は必ず、ときに血中有存酸素量を測定。

（高尾厚至）

A7 次の事項を追加している。

・1カ月以内に、37度以上の発熱はありましたか？

・1カ月以内に、頭痛、咳、喉の痛み、鼻水や鼻づまり、息苦しい、身体のだるさ、下痢などの症状はありましたか？

・今質問した症状の中で1つでも当てはまる場合、持病が原因であったり、毎年季節的によく出る症状がありますか？

・現在、匂いや味に異常はありませんか？

・周りの方でコロナウイルスにかかった、似た症状の人がいませんか？

・1カ月以内に海外で仕事や旅行に行きましたか？

・最近、以前にはなかった症状はありませんか？

（今野 裕）

A7 来院時に感冒症状・発熱がないことを確認したうえ、マスク着用で施術を受けてもらう。診察においては必要最小限の触診を心がけている。

（弓田潔明）

A7 特にありません。

（堀井あすか）

A7 普段から四診をしっかりしているので、特別にしていることはない。

（中村至行）

A7 最近の発熱の有無のみは尋ねます。

（金子朝彦）

A7 新型コロナウイルス感染者を温病の一種と仮定すると、初期は上焦が侵されるはずなので、切診においては肺の脈を診るようにし、兪募穴

の状態も確認する。また、数脈の有無によって発熱しているか、これから発熱しそうかを推測する。

（宮下宗三）

A7 検温。脈診で熱脈（発熱時あるいは疼痛時の脈）があれば精査する。呼吸器系の反応を詳しく調べる。

（谷岡賢徳）

A7 次の事項を追加している。

「以下の症状がありますか。

□今日の朝の体温　（　　　　　）℃

□咽頭痛、咳嗽のような呼吸器症状

□その他COVID-19（新型コロナウイルス感染症）で発現し得る症状（　悪寒、倦怠感、筋痛、味覚障害、嗅覚障害など　）

□2週間以内に、海外またはCOVID-19（新型コロナウイルス感染症）がまん延している施設・クラスターなどに出入りしましたか？」

（木戸正雄）

A7 感染の確実な情報は治療院では得られないが、先ほども書きましたが、非接触の体温測定と肺機能の無自覚な低下を確認するために血中酸素飽和度測定をして、脈拍もチェックしています。また、無自覚な風邪の影響も見過ごすことはできず、免疫力の低下を招きますので、**Q8.**の項目での入江式スパイラル図の活用で風邪を見過ごすことのないようにしています。（佐藤友治）

A7 追加事項は特にないが、感冒症状に対しては通常の感冒かインフルエンザか、その他か。しかし、伝統鍼灸の治療はウイルスや細菌の種類により変わるものではないため、さほど気にしていない。

（石原克己）

A7 発熱、咳、悪寒、倦怠感、喉の痛みなどいわゆる感冒様症状とご家族の健康状態をおうかがいします。

（津田昌樹）

A7 特に追加しているわけではないが、免疫系

の反応については注視しています。　（大野倫史）

A7 現在、休院中ですのでありません。

（村上裕彦）

A7 無症状であったらそれを見分けることはできないと思われます。　（小川悦司）

A7 当院では新型コロナウイルス感染症が拡大してからは、ルーチンな問診・診察に追加して下記の事項を院内感染防止のために心がけています。

・追加している測定・検査
①初診時には、院に入る前の非接触型体温計にて発熱があるかどうか測定してもらいます。発熱や風邪症状がある場合には施術をご遠慮いただきます。
②パルスオキシメーターで動脈血酸素飽和度（SpO2）を測定します。計測により、新型コロナウイルスの感染判断をすることはできませんが、体の内側で何らかの不調が生じて、それが酸素供給力としての酸素飽和度に現れていないかを確認しています。
・問診・診察時に装着するもの
①診察時には施術者がフェイスシールドにサージカルマスクを併用、身体診察する場合はグローブも装着しています。
②来院患者様にもマスクを装着するよう勧め、もし、持参していないようでしたら、新たに院にあるものを装着してもらいます。　（松森裕司）

A7 感染している患者さんが来る可能性がありますが、私は感染しても重症にならない自信があります。すぐに免疫ができると思います。その一つは、胸のツボに置鍼してテープで止めています。または円皮鍼を貼って、その上から揉んでいます。先日、抗体の検査をしたのですが陰性でした。しかし感染した患者さんが来ると、ほかの患者さんに感染する可能性があるので、その点は十分に注意をしています。診察は胸部

の肺と胸腺に関係したツボに激痛があることで、コロナ肺炎かどうかは分かりませんが、肺に弱りのあることは分かります。　（田中　勝）

A7 当院は、医療機関などと密接に連携・協働しているため、厚生労働省や日本医師会などが発表している資料がほかの施術所に比較して手元に届いているのではないかと推察される。
　日本医師会が5月1日に公表した新型コロナウイルス感染症外来診療ガイド電話や情報通信機器を使った外来のながれの項で説明されている巻末添付されているBMJ誌の改変資料を用いて当院ではあらかたのスクリーニングを実施している。
　しかしながら、前提条件とされる「新型コロナウイルスに感染しているとは思いもよらず、腰痛など別の主訴で患者さんが来院する」利用者はこのスクリーニングを通過し得る可能性は排除しきれない。またはそのような無症候性罹患者は一定数以上いると考え、あはき師として本感染症における対応は通常の問診・診察に追加する事項を検討するよりも「施術者を感染経路としない・させない」との観点より環境の整備および施術社の感染対策の徹底に励むべきだと考える。　（糸井信人）

A7 特にありませんが、来院時に検温をしています。　（加藤秀郎）

A7 問診事項としては、過去1カ月以内の海外渡航歴の有無、新型コロナウイルス感染者と接触した可能性の有無を確認しています（職場や学校、家族の状況を確認）。体表観察としては、次の設問に対する返答に関連している病因病機からとりわけ舌診学は重要所見となり、注意しておく必要があると考えています。中国からの臨床報告にある舌診所見は非常に参考価値が高いと思います（医道の日本社の記事など）。
　北辰会が日本鍼灸の診察法のひとつに舌診学を位置づけた意義は大きいものと考えています。

医学史を振り返っても、温疫や温病が流行した時期に舌診学も発展してきました。　（足立尚哉）

A7 A2.の内容と重複するが、発熱や、COVID-19確定患者との濃厚接触歴の有無などの項目が必須となる。　（石塚僚司）

A7 発熱やカゼなどの症状がある場合は、説明して施術はしない。　（片倉武雄）

A7 発熱の有無。ほかに自覚症状があるか。身の回りに同様の症状の方がいるか。基本的には通常の問診。　（戸ヶ﨑正男）

A7 玄関で確認してから、A3.の1.の免疫治療をします。　（茂木 昭）

Q8 現在の日本においては、新型コロナウイルス感染症確定患者に対して直接鍼灸施術をすることはできませんが、学術的にこの感染症を見た場合の、症状の考え方、証の立て方、ツボの選び方を教えてください。

A8 実際の陽性確定の患者さんを診たことがないので、あくまで想定ですが、以下のようになると考えています。

軽症であれば表位（後頭部から頚肩背部）を中心に邪熱が生じ、それによって発熱、倦怠感、嗅覚・味覚障害が起こると考えます。関節痛は邪が経脈を通じて四肢に及ぶことで生じます。

肺炎は邪が内攻して胸郭内に達することで生じると考えます。消化器症状が現れる人は元の体質としてそこが弱点であり、邪が入りやすいのでしょう。

肺炎の重症例では、胸郭内で毒性化増大（元々体内にあった毒に内攻した外邪が影響し、毒性が増大すること）が起こっていると考えます。

体表所見としては、病症が生じている部位の周辺に邪熱が現れ、関連する経脈の末端に生きたツボが現れるはずです。そのなかで最も反応が顕著なところを選穴します。　（堀 雅観）

A8 新型コロナウイルスによる感染症は、出現する病症や進行度合などが個人によりさまざまであり、脉診などの診察をした経験もないので一概に語ることは難しいです。しかし、中国における漢方薬治療の報告などは非常に参考になるもので、それらの情報を頼りに分析をしてみたいと思います。

症状は風寒・風熱・風湿のすべての特徴を持っているようですが、なかでも表病から少し裏に入った風熱と風湿の特徴を強く有している症例が多いようです。

証の立て方としては、経絡治療系の会であれば恐らく肺虚を主証とする会が多いと思われますが、本会としては陰主陽従の観点から陰臓（肝・腎・脾）の虚を主証とします。主証の決定は素因体質を参考に比較脉診により行いますので、患者によりさまざまな証となりますが、肺の虚実を比較脉診により的確にとらえて補瀉調整することも大変重要なポイントになってくると思われます。

風熱・風湿に対してのアプローチとしては、いずれも陽明経を中心に熱・湿が停滞するため、本治法の中でその量に応じて豊隆からの瀉法を行います。

病症がきつくなればなるほど、停滞する実熱もかなりの量になると考えられるので、補助療法も適宜加えながら対処していく必要もあるでしょう。ツボの反応に応じてですが、気を巡らせる目的で合谷の瀉法、陽気の停滞を治める目的で外関の瀉法、商陽や関衝・少沢などから刺絡、湿を取る目的で公孫や上巨虚の瀉法などです。呼吸が障害される症例に対しては、肺兪・心兪辺りの硬結や壇中・中府辺りの硬結へのKACS鍼なども標治法としては非常に有効だと思われます。

しかし、何といっても感染症治療における東洋医学の強みは予防です。日頃から東洋医学的治療により、心身の気のバランスが整い、精気が充実し、陽気が滞りなく流れ、脉状がのびやかな、よい脉であるならば、たとえ新型コロナウイルスが体内に入ってこようとも発病せずに潜伏期間が終了するはずです。その点において、このコロナ禍における鍼灸治療の役割は非常に大きなものがあると思われます。　（末廣賢一）

A8 実際に診たことがないので、あくまでも想像の範疇であるが……。

特にコロナだからと、特別意識を持って治療に望まないと思う。邪的な症状が出ていれば外邪としてとらえ、瀉的な手法で処理することを念頭に置くが、症状があり外邪だからと必ずしも瀉法を施すとは限らないので、まずは穴を軽擦し脉の変化を確認する。そして瀉法的な軽擦で脉がよくなれば、瀉法を施し、補法（気を流して処理する治療も含む）を施し、症状の改善を狙う。

コロナウイルスの症状は呼吸器がメインとなるようだが、必ずしも肺経の治療を施すとは考えにくい。なぜならば、風邪の治療でも肺経の治療ばかりではないからだ。例えば脉に弦脉が強く出ていれば、肺経の木穴を軽擦し弦が取れるか確認するが、そうでなければ肝経を使うこともあり得る。標治法として肺の表裏関係である大腸経から陽実を射的に処理（大腸経の井穴から瀉法）をすることは多分にあるが、本治法はその人の精気の虚を補う事を大切に考える。しかし、それは肺経ではない場合も多い。

また、現在4月25日の季節の影響も考えると、五季の解釈を用いれば2月の立春から5月の立夏までは春の気の影響を受けるととらえ、脉に弦が強く現れていれば肝、風邪の影響を軽減させる意味で肝系や木の性質の穴を使うことがある。そして、六気の解釈を用いれば春分～小満までは二之気の時期であるから、今の時期に浮大散の脉状が診られれば心、熱邪の影響を受けるとし、心系や火の性質の穴を使うことがある。

上記、とりとめがないので、大きく3つにまとめると、

○外邪処理
○精気の虚を補う
○季節の治療がある

どれも軽擦にて脉の変化を精査し穴を選ぶので、コロナ症状の考え方としてはパターン化できるものはない。強調することは「脉がよくなること」を一番に考え、上記3つを念頭に置き、選経選穴を行う。　（高尾厚至）

A8 仮に深谷灸法で行う場合は、中医学的な証を立てることはありません。各症状別の昔ながら効く名灸穴の中から反応があるもの（圧痛＋硬結）を選ぶことになります。
例）熱―大椎、関元　など。
喉の痛み―臂臑、尺沢、足の拇指の付け根横紋内端　など
咳―深谷喘息穴、天突、定端、壇中＆霊台又は至陽の打ち抜きの灸　など
鼻炎―大椎、百会、上星、瘂門　など

上述したツボも実際に背部やほかの反応を見てみないと、必ずしも一致するとは限りません。私自身、通常の肺炎で施術した経験はありません。しかし、施術した患者様が風邪と思い、後日肺炎であったことが判明した経験があります。そのときの患者様は80歳代の年齢者で、私は大椎、風門辺りのツボを選んで、各3穴にそれぞれ30壮以上施灸しました。施術後、前日（3日間）まで微熱37.3度付近の熱が36度まで下がり、安心して帰宅されましたが、後日39度以上になって、家族に連れていかれて病院で検査をしたら、肺炎の診断でした。その後、抗生物質を投与されすぐよくなったそうです。これは、患者様が高齢であったため、体力がなく微熱の状態が続き、咳や呼吸困難等などの症状が見られず、肺炎であることを見逃していました。施灸した結果、気血が巡り生体反応が起こったため本来ある症状が出たと考えますが、これが、よ

い施術とは思いません。1人暮らしの患者様なら動けず亡くなっている可能性があるからです。微熱が続くということは、高齢者に限らず、体力低下によるもののため、1つまた2つのツボを選択して後日様子を見る必要があり、1日ですぐに治そうとは思わないほうがいいと思います。また、高齢の患者様の場合は、特に医師の診断を勧める必要もあります。私自身、患者様の状態を、パルスオキシメーターなどを使い、しっかり調べる必要がありました（パルスオキシメーターでは、動脈血酸素飽和度（SpO₂）を調べることができ、SpO₂が90％以下であれば、呼吸不全の可能性があるため、施術する前に患者様および家族に緊急の必要性があると知らせることができたかもしれません）。

余談でしたが、この新型コロナウイルスという未知の病気に対する施術をする際には、上記で述べた肺炎の施灸経験より、刺激量に対しては慎重に行う必要があると考えます。特に自宅待機でよいといわれた方が突然悪化しているケースが多いからです。この場合、特に辛い症状に対して名灸穴を1〜2つ選び、新型コロナウイルス感染症の肺炎になってしまった場合は、深谷伊三郎先生自身が若い頃にかかった結核性肺炎に使用した列穴への施灸も、よい結果になるかもしれません。

ここでは、深谷灸法で施術する場合で考えてみましたが、手の第5指への井穴刺絡も選択肢の一つとして加えたいと考えています。（今野 裕）

A8 現時点（2020年5月3日）では有効な治療法はなく、効果が認められるであろう治療薬が医師の判断と患者の同意のもと投与されている。しかし、中国では、熱や痰を抑える清肺拝毒湯なるものを開発し、特効薬として発表している。元来、中医学では、感染症を疫癘の気による外感熱病とし、熱や痰による肺の機能障害を抑える、清熱・解毒・排膿などの治法を行ってきた。

今のところ、医師以外が治療に携わることはないが、今後、鍼灸師がかかわっていくであろう、

風邪症状と同じような軽度のコロナウイルス感染症、もしくはもうかかわっているかもしれない無症状での感染者の治療について述べる。

厚労省のHPでは、「コロナウイルスは皮膚と粘膜から飛沫や接触により感染するが、健康な人の皮膚からは体内に侵入できない」と発表している。また、感染者のおよそ8割は軽症で、発熱、咳症、倦怠感、味覚・臭覚障害などを訴える場合もあるが、養生により回復していくと述べられている。

経絡治療では表皮・粘膜は肺経に弁別される。脾胃でつくられた津液が、肺の力で全身に散布され、皮膚粘膜を潤し、外邪の侵入を防ぐとともに、邪を外に追い出す。また、軽症状で現れる疾患を、経絡的に弁別すると、脾肺腎経の変動に帰することが多い。さらには、先に述べた、中医学の考えによる、痰を発生させないためにも脾肺腎の働きによる水分代謝機能を上げることが需要になってくる。

我々が行う経絡治療での方針は、邪を取り除くことに着眼するのではなく、邪を追い出して、邪に犯されない身体の状態をつくることを目的とする。

以上のことから、肺虚、脾虚、腎虚を念頭に置き、基本的には69難の治療法則に従って補っていくのだが、1経のみ補うか2経、3経にわたって補うか、また、子経や相剋する経をどう扱うかも、病因病機を鑑み最終的には比較脈診にて決定していく。

このように診ていくと、当院では昨今、健康管理で定期的に来院される方のなかに肺虚証でありながら肝経の脈も虚している患者を見かける。健康管理なので特異な症状は訴えないのだが、比較脈診にて明らかに肺と肝が虚している。これは東洋はり医学会の創始者福島弘道先生が唱えた肺肝相剋の証であるのだが、健康状態から急に重症化する患者のなかに、血栓症なども含まれることから、肝脈瘀阻による病理産物としての瘀血が考えられる。そういった意味では肝経の変動にも注目していくことが鍵となるの

ではと考えている。　　　　　（弓田潔明）

A8 同じ感染症にかかっていたとしても一人ひとりの体質によって異なるので、一概にはいえません。新型コロナウイルスの場合、症状もそれぞれなので体質と症状をみて治療方針を決めます。咳や呼吸困難など肺の症状が出ている場合、全身の気の流れが整う治療をした後に身体の反応をみながら「身柱」もしくは「肺兪」に点灸を行い、肺の機能向上を目指します。

（堀井あすか）

A8 新型コロナウイルス感染症は、感染経路が飛沫や接触であることから、外感病であるといえる。井上脉状診では、熱性感染症を流行性感冒としてとらえ、その病因を殺癘之気である寒邪としている。つまり傷寒である。

　井上脉状診では、主に、人迎気口脉診により陰陽虚実気血寒熱や病因の特定をしている。患者の右手の寸口と関上の間を気口といい、左手の寸口と関上の間を人迎という。気口は内傷を、人迎は外傷を主る。

　寒邪は外邪であるので人迎に現れる。気口より人迎が強く、脉状が沈実遅であれば傷寒証、沈実数であれば傷寒実熱証としている。この二証の違いは、傷寒は寒証であり、傷寒実熱は熱証である。

　もし、気口が浮脉で人迎より強く、肝虚証であったら、肺炎を疑う。これは症状が進行して肺から肝に伝変していることを意味する。このようなときは、患者との信頼関係がない限り、医療機関への受診を勧める。

　以下は、流行性感冒の主な選経選穴である。傷寒であっても、発症から3日以内の場合や、陽症状が顕著な場合は、風熱治療を施すことが望ましい。症状は必ずあるものではない。もし、症状がなければ、無症状感染者の可能性があり、未病の状態である。発症せずに治めることができれば、それは治未病といえる。

①風熱型（陽実熱証）

症状：悪寒　発熱　肩項強張る　嗅覚障害など

脉診：人迎気口診　気口より人迎が強い　人迎の脉状は浮実数

六部定位診　肺虚もしくは腎虚

本治法：肺虚証の場合

肺経　少商（井）魚際（滎）　補法

膀胱経、金門（郄）もしくは手陽明大腸経　商陽（井）二間（滎）　瀉法

期門（肝の募）巨闕（心の募）　瀉法

②傷寒型（陰実熱証）

症状：喉痺　高熱　頭痛　悪寒　胸脇痛　嗅覚障害　小便少など

脉診：人迎気口診　　気口より人迎が強い　人迎の脉状は沈実数

六部定位診　心包実もしくは肝実　肺虚もしくは腎虚もしくは脾虚

本治法：肺虚心包実証の場合

肺経　魚際（滎）尺沢（合）

小腸経　前谷（滎）小海（合）

胆経　侠谿（滎）陽陵泉（合）　補法

心包経　労宮（滎穴）郄門（郄）　瀉法

巨闕（心の募）京門（腎の募）　瀉法

心兪（心の兪）腎兪（腎の兪）　補法

③傷寒型（陰実寒証）

症状：喉痺　頭痛　悪寒　嗅覚障害　小便少など

脉診：人迎気口診　気口より人迎が強い　人迎の脉状は沈実遅

六部定位診　心包実もしくは肝実　肺虚もしくは腎虚もしくは脾虚

本治法：肺虚心包実証の場合

肺経　少商穴（井）尺沢（合）

小腸経　少沢（井）小海（合）

胆経　関衝（井）陽陵泉（合）　補法

心包経　郄門（郄）　瀉法

京門（腎の募）　瀉法

腎兪（腎の兪）　補法

　上記はあくまでも基本である。応用は可能で、浮腫など湿邪による症状があるならば、上記の穴に兪穴や、章門を使用することもある。詳細は、

『脉状診の研究』(医道の日本社オンデマンド)、『脉から見える世界　〜井上雅文講義録〜』(医道の日本社)を参照していただきたい。

(中村至行)

A8 初期では湿疫が寒湿に展開するものが多いが、日本において同じ展開、各自において同じ展開をするか全く分からない。よしんば中国の中医治療指針(第6版)に載る清肺排毒湯の処方構成を分解し、効能的に似通った配穴を組み立ててもあまり意味がないと思う。これは重症化手前の肺炎レベルのものに対応させたものであり、防御服がなく、マスクのみに頼る現状では、鍼灸治療の対象にしてはならないと考える。

(金子朝彦)

A8 **1. 温病としての新型コロナウイルス感染症**

新型コロナウイルス感染症は、外因によって誘発される病ではなく、『瘟疫論』にあるような、病邪が口や鼻から侵入して発症する瘟疫であると推測される。中国鍼灸学会による『新型冠状病毒肺炎針灸干預的指導意見(第二版)』においても、新型コロナウイルス感染症は「五疫」の一種で「疫癘の気」が口鼻より侵入したものであるという見解を出している。

『瘟疫論』をはじめとした、『温熱論』『温病条弁』などにある温病学理論では、ウイルスとしての「疫癘の気」は口や鼻より侵入するため、まず肺をはじめとした上焦を損傷し、その後伝変していく。

治療法としては、初期においては発熱時でも、発汗のみによる解熱はしない。なぜならば、瘟疫の邪は感染初期は表ではなく、半表半裏に存在するためで、表を攻めて発汗を促すのみでは熱が下がりきらず、患者の体力をいたずらに消耗させてしまうからだ。

では、『瘟疫論』を踏まえ、鍼灸においては、新型コロナ感染症をどのように治療していけばよいだろうか。今回は以下に『素問』『霊枢』に散見される、感染症の一種である傷寒による熱病の治療法が応用できないか考察してみた。

瘟疫と傷寒の治療は本来ならば別に考えるべきだが、同じ感染症の一種である。症状の軽重、病位や補瀉の量を考えながら行えば、『素問』や『霊枢』にある熱病の治療法を応用していくことは可能なのではないだろうか。

2.『素問』『霊枢』に記載される熱病に対する59穴

『素問』『霊枢』にある熱病へのさまざまな治療法のなかから一例だけ挙げるとすると、『素問』水熱穴論や『霊枢』熱病には、それぞれ以下のような五十九カ所の治療点が紹介されている※。

※原文で現代の経穴名と異なるものや、部位のみ示されているカ所があるため、諸家注に従って可能な限り現代の経穴名に改めた。

(1)『素問』水熱穴論にある熱病の五十九兪
　①頭部の熱逆(諸陽之熱逆)に対する25穴※
　　後頂・百会・前頂・顖会・上星
　　玉枕・絡却・通天・承光・五處
　　脳空・承霊・正営・目窓・臨泣
　※左右合計した数。以下同。
　②胸中の熱を瀉す8穴
　　大杼・中府・缺盆・肺兪
　③胃中の熱を瀉す8穴
　　氣街・三里・上巨虚・下巨虚
　④四肢の熱を瀉す8穴
　　雲門・肩髃・委中・大迎※
　⑤五蔵の熱を瀉す10穴
　　魄戸(肺)・神堂(心)・魂門(肝)・意舎(脾)・
　　志室(腎)
(2)『霊枢』熱病の五十九刺
　①手の井穴12穴
　　少澤・関衝・少兪・中衝・少衝・商陽
　②手足の指間腔16穴
　　原文には「五指間」とあり、各経絡の滎穴の付近にあたる。
　③頭部31穴
　　五處・承光・通天
　　臨泣・目窓・正営・承霊・脳空
　　聴会・完骨・承漿・瘂門
　　百会・顖会・神庭・風府・廉泉・風池・天柱

（3）五十九兪・五十九刺の臨床応用

　以上の熱に対する経穴群から、患者の症状に併せて選択的に瀉法を行う。特に肺の熱を瀉すには、『素問』水熱穴論篇の胸部の熱を瀉す8穴が効果的なのではないか。

　また、『霊枢』熱病篇では、熱病に対して井穴や滎穴付近が多用されていることから、六部定位脈診によって異常の見られる経脈の井穴や栄穴を選択するのも効果的かもしれない。同時に、虚に対する補法を行い、瀉法のみの治療による気の消耗も避けるようにする。鍼灸治療の利点は、一回の治療内で、補と瀉を適宜おり混ぜて行えるところにある。

　なお、注意することとしては、瘟疫の初期の発熱は、半表半裏の熱であることから、表を攻め発汗を促す目的で散鍼を用いるのは慎重になったほうがよいだろう。

4. おわりに

　以上のような方法が、新型コロナウイルス感染症に対する鍼灸治療の、ひとつの手段として考えられた。ただ、私自身新型コロナウイルス感染症の治療経験もなければ、罹患したこともなく、紙上に兵を談じているにすぎないことをご容赦願いたい。 （宮下宗三）

A8 身柱、カゼ点（足三里と陽陵泉の中間点）へ灸・毫鍼・刺絡などで適正な刺激を行う。呼吸器系神経支配領域内の皮膚過緊張部位への鍼灸施術。 （谷岡賢德）

A8 **（1）中国における鍼灸介入と治療方針**

　日本伝統鍼灸学会のWebサイトに、中国針灸学会が制定した「新型コロナウイルス感染症への針灸介入に関する手引き（第2版）」（訳：渡邉大祐）が公開され、中国の医療機関の管理下で行う鍼灸治療法が紹介されている。

　それによると、新型コロナウイルス感染症も疫病の例にもれず、「五疫」の一つで、「疫癘」の邪気が口鼻から侵入し、大部分は肺を犯し、脾胃大腸に波及する。一部の患者は心包・肝腎へ逆伝し、重症化するという。

　鍼灸治療は、医学観察期（感染が疑われる症例）、臨床治療期（診断が確定した症例）、回復期の3つのステージ別に行われるが、いずれも肺・脾の機能を高めることが治療方針となっている。

　肺と脾の虚を同時に治療するのは、「経絡治療」では"肺虚証"に対する本治法である。

（2）COVID-19（新型コロナウイルス感染症）の症状と臓腑経絡への施術

　現在、知られている症状を羅列すると、
①悪寒、発熱
②咽頭痛、咳嗽のような呼吸器症状
③倦怠感、下痢・吐き気など消化器症状
④味覚障害、嗅覚障害など神経症状
⑤筋肉痛
⑥しもやけ様症状や脳梗塞、心筋梗塞を惹き起こす血管へのダメージ
⑦呼吸困難、肺炎

　また、回復しない場合、血液に乗ってウイルスが体内に拡散され、肝不全、心不全、腎不全、脳炎もしくは中枢神経系感染、多臓器不全などを引き起こすことが報告されている。

　以上のように極めて多彩な症状を来す。しかも、これまで遭遇したことのない疾患であるため、病理的な全体像や詳しい病症が分からない。そのため、東洋医学的な観点から異常を起こした臓腑経絡を脈診やVAMFIT、天地人診断を行うことなしに、正確に診断することはできないが、上記の症状から異常を起こしている可能性のある臓を推測してみると、①は熱病を表し、「傷寒」や「瘟疫」ととらえる。②や⑦は「肺」、③の倦怠感は「脾」、④味覚障害は「心」、嗅覚障害は「肺」、⑤筋肉痛は「肝」、⑥は「心」・「心包」と関係が深い。つまり、新型コロナウイルス感染症は五臓のいずれの異常からでも起こる。しかも、異常経絡が複数にわたっている可能性が高いため、治療経絡として経別や奇経を想定しなければならない。VAMFIT奇経本治法として可能性が高いのは、衝脈―督脈、任脈―

帯脈、陰維脈—陽蹻脈、心経—胃経、肝経—心経の組み合わせの6パターンである。脈診とVAMFITで決定する。いずれも、八脈交会穴（十二総穴）：列欠、内関、照海、公孫、後渓、外関、申脈、臨泣、（霊道、中封、陽渓、陥谷）を組み合わせて使用するとともに、次に示した天・地・人の気の調整を行う。

なお、現実的に、日本における医療制度のなかで、開業鍼灸師が遭遇する可能性が高いのは、予防を目的とした施術と初期症状としての感冒様症状に対しての施術である。「傷寒」や「瘟疫」としての熱病への対応を中心に据えて、異常経絡を調整する。正経十二経で対応する場合は、肺虚証（肺経と脾経の虚）の可能性が最も高い。太淵、太白を本治法とし、寒熱波及経絡に対して標治法を行う。「天地人—八虚治療」として、肺邪に対応する肘関節にあるツボは必ず施術する。

基本的な施術の流れは、①VAMFIT治療：本治法（正経および奇経を対象）・標治法（寒熱波及経絡を対象）、②天地人治療（主に愁訴部位を対象とした天・地・人の気の調整）の順で行う。

（3）天・地・人の気の調整

①刺熱穴の利用

霊大椎、肺熱穴、心熱穴、肝熱穴、脾熱穴、腎熱穴のなかから反応穴を探り、そこを治療穴とする。

②霊背兪穴の利用

霊大杼穴、霊風門穴、霊肺兪穴、霊厥陰兪穴、霊心兪穴、霊肝兪穴、霊脾兪、霊腎兪穴のなかから反応穴を探り、そこを治療穴とする。

③三焦の異常

異常が「胸部（心か肺）」にある場合は、上焦に対する処置を行う。

異常が「上腹部（肝か脾）」にある場合は、中焦に対する処置を行う。

異常が「下腹部（左腎か右腎：心包）」にある場合は、下焦に対する処置を行う。

最も可能性の高いのは、肺や心の異常であるため、上焦の気を調整することになると考えら

れる。天地人—三焦治療の法則に則った配穴や天地人治療として「中部（人）」の「天」をターゲットとする治療を行う。　　　　　（木戸正雄）

A8 実際のコロナウイルスの患者さんを診たことがないので、何ともいえませんが、東京入江FT塾では入江先生、塾長の高橋先生はじめ講師の先生方が心血を注いで、風邪の治療法・インフルエンザの治療法を確立しています。本誌2020年2月号の東京入江FT塾の「ツボの選び方」の特集のなかに書いてある風邪の診断に利用するスパイラル図を応用して、今後経別脈診のFT診断ができる状況になればと思っています。

治療法は、経別脈診部での診断によって、異常のある経脈をFT診断によって確定し、絡穴と原穴を使った経脈治療を、IPコードなどを使って行えると考えます。

インフルエンザなどでは、奇経の治療を多用するので、FTによる奇経診断も非常に重要と考えます（入江正先生著『東洋医学原論』『漢方治療原論』参照）。　　　　　（佐藤友治）

A8 証の立て方については、雑誌「中医臨床Vol.41-No.1　2020年3月　通巻160号」新型コロナウイルス感染症中医はいかに立ち向かっているのかを参考としている。当会でも基本は変わらない。特に「傷寒論」「温病条弁」「温疫論」の考え方が利用できる。　　　　（石原克己）

A8 診たことがないので稚拙なイメージですが、風寒の邪が肺脾の正気を損傷し、進行し肺脾の蔵を傷る。経過中の痰と熱をいかにさばくか精気をいかに保つかが重要な気がします。初期は風邪の治療に準ずればいいと思いますが、進行すれば兪穴を重点的に加療する必要もありそうです。　　　　　　　　　　　（津田昌樹）

A8 施術の方針としては、粘膜免疫を賦活化して感染予防、発症予防または重症化予防ということになるかと思います。感染の経路としては

鼻腔や口腔から上気道粘膜が主となるでしょう。長野式では扁桃を中心とした上気道部の反応として天牖、翳明の圧痛反応を診ていきます。これらに対して「扁桃処置：照海・手三里・天牖・大椎」を、また翳明が強い場合は章門を使います。

私個人的にはさらに副鼻腔から上咽頭の反応点として痞門の圧痛を診て、公孫、尺沢に施術します。この処置は長野式で気管支拡張症の処置としているものの応用です。また、痞門の刺鍼で唾液等粘液の分泌を促し、粘液中のムチン、リゾチーム、ラクトフェリンなど粘膜のバリア機能を高めます。このように鼻咽頭関連リンパ組織を中心に機能賦活、調整を図り、分泌型IgA産生細胞や細胞傷害性T細胞の誘導による全身の粘膜の防御や免疫システムの調整を促します。

長野式治療は基本的に全身的所見治療です。上記のほかにも特に各経絡の火穴や腹部の圧痛など主に実の所見を重視して処置することになるでしょう。脈状では特に寸口の滑は気管支粘膜の炎症を表すことも多いので注視していきます。その場合は、商丘、陰陵泉など脾経を中心に処置していきます。

（大野倫史）

A8 ほぼ、今までの治療と変わりません。痛みや愁訴が減弱しない、消失しないということは、免疫力の低下が原因のことがあります。また、痛みや愁訴が身体に負担をかけ、より免疫力を低下させる原因となります。そのため、痛みや愁訴を改善させることが、免疫力をアップさせる効果があります。ただ、「長野式治療法」ですので、免疫に関しての経穴に施灸を加えることがあります。

（村上裕彦）

A8 すでに罹患したこの感染症をどうこうしようという考えはありませんが、もし触ることができるならと考えれば、まず交感神経の緊張をとるよう施術します。リンパポンプを使い循環をよくします。

（小川悦司）

A8 新型コロナウイルス感染症は、現代医学が

主体に対応すべきであり、鍼灸を含めた伝統医学はその感染予防をサポートするものと考えています。当院では良導絡自律神経調整療法を主体に施術をしていますので、皮膚通電抵抗値により導き出された良導絡チャート（証）や現代医学的な知見、伝統医学的な知恵を取り入れながら施術方針を決定します。

良導絡自律神経調整療法については、『医道の日本』2020Vol.79 No.2 P163〜168を参考にしてください。生活の質を向上させるため、生体の恒常性を高める全身の施術をします。

（松森裕司）

A8 筆者は特に重病の場合は必ず腎の弱りが根本にあって、そのうえにほかの4臓の弱りで症状が起こっていると考えています。新型コロナウイルス感染症による症状は、主に腎、心包（胸腺）、肺の臓の弱りです。ツボは、腎兪、内腎兪、志室、膻中、神封、曲沢、厥陰兪、膏肓、華蓋、霊墟、神蔵、彧中、魚際などです。 （田中 勝）

A8 この感染症の症状の考え方、証の立て方、ツボの選び方について問われているが、現在のところ新型コロナウイルス感染症罹患者あるいはその疑いがある者に対してあはき施術を実施・検討することは現代医療の考えから逸脱するため得策ではないと考える。あはき師が医療従事者の枠組みとして従事すると考えた場合、政府の指示に従い然るべき機関への誘導をいち早く考えるべき。現在において、この感染症について、学術的検討をすべき問題ではないと愚考する。

（糸井信人）

A8 感染症を直接診断する方法はありません。ただ発声や呼吸音には注意を払っています。

（加藤秀郎）

A8 伝染性の強い疫癘の邪気（湿毒を中心とする）の一種であると考えます。

邪気の性質としては湿邪を基本とし、早期の

進展が比較的緩慢であり、この時期の無症状あるいは自覚症状が軽度の間に膈や膜原といった位置にまで達することが特徴であると考えます。また、病状の進展に伴って湿邪は熱と合わさることでその速度を増しつつ、脾の運化機能を阻害する湿困の症状と、肺の宣発粛降機能の低下による肺鬱が生じ、呼吸が困難に至ると考えます。

弁証論治に関しては、外感熱病で湿熱が主となることから、三焦弁証における病の伝変を中心として衛気営血弁証および六経弁証を活用することになります。またその時々で変化し、感受した時点での生体における寒熱虚実、もともと持っている体質素因としての病邪の種類（気滞、湿痰、邪熱、瘀血）と程度、あるいは空間的気の偏在の状態により、伝変の仕方はさまざまである可能性が高いと言えます。

よって基本的な治療方針としては、「患者さんそれぞれに対して、それぞれの局面に応じた扶正祛邪を適宜行う」ことになるでしょう。

〈参考資料〉
https://note.com/idononippon/n/nab95c0424bfc?fbclid=
IwAR3N9n6P-7VOITw3VQcdax3u2UCR8PG8Mswjq-
JAXm6gBvPUReUIF41blgLk 　　　　　（足立尚哉）

A8 中医学に基づく鍼灸処方としては、中国針灸学会による新型コロナウイルス感染症への針灸介入に関する手引きが、重症度に基づき分かりやすく記載してあるので、参考になる。一方で、入院病棟内での鍼灸治療を実践する我々にとっては、肺炎そのものが身近な疾患である。高齢者の死因として、肺炎は常に上位に位置し、鍼灸治療を受療する患者様が肺炎により逝去されるシーンに遭遇することは少なくない。そのうえで、COVID-19を含む感染症や、肺炎に対する有効なツボを述べることは容易でないが、あえて、中医学的な見地と、経験則により列挙するとしたら次のような腧穴がある。

①尺沢：手太陰肺経の合水穴であり、逆気而泄を主治とする。痰湿に由来する肺の異常や、呼吸器を主とする気機の障害に対して処方すると変化が現れることがある。

②魚際：手太陰肺経の滎火穴であり、身熱を主治とする。肺炎でも、熱所見の顕著な場合に変化が現れることがある。また、COVID-19の症例では、心血管系や血管内皮への炎症所見の報告もみられ、状況により清熱に作用する本穴の処方が検討される。

③足三里：足陽明胃経の合土穴であり、逆気而泄を主治とする。COVID-19では、嗅覚の鈍化を訴える症例が散見されることから、外感病に伴う肺気の虚損が想像される。脾気を補うことで肺気を副次的に培う処方となる本穴の処方もあり得る。

④太淵：③で述べた足三里で補われる気に指向性を与えるため、手太陰肺経の原穴を並行して処方することも検討するが、①、②と肺経へ処方が偏在することにも注意する。

⑤太衝：肺の宣粛や治節機能が低下した場合に、気機の調節を他臓腑の作用で助けることも必要となる。足厥陰肝経の原穴である本穴で、肝の疏泄の力を借りる。

⑥太渓：肺の粛降が低下した場合に、足少陰腎経の原穴である本血で、下降性の気機である腎の納気の力を借りる。

⑦各絡穴：臓腑の伝変・波及に応じて、絡穴を適宜用いて広範な障害に対応する。

上記の処方に加え、我々の日常臨床で遭遇する感染性疾患や、肺炎に際しては、ガウンテクニック、ディスポグローブの着用など必要に応じた感染予防を行うが、COVID-19に関してはツボそのものよりも、鍼灸師の衛生的処置、感染予防策こそが大きな課題となることはいうまでもない。 　　　　　（石塚僚司）

A8 傷寒の陽明病か温病の気分証である。発熱がある場合、鍼灸は不可。 　　　　　（片倉武雄）

A8 このウイルスは風邪のウイルスの一種と共通しているから、初期症状はほぼ風邪と同じ症状である。中期は気管支炎と同じような症状で

咳嗽、痰、後期は肺炎症状となるようであるから、時期により対応を変える必要がある。初期は風邪と同じような治療。例えば、鼻やのどの症状があれば、後頚部、肩部肩甲間部の上部（風府、天柱、風池、大椎、風門等のなかから反応しているツボに治療）、その後、症状に合わせて治療する。

中期では咽喉から気管支を中心にした治療を行うから、上胸部と肩部、肩甲部、肩甲間部の上部がポイント。上胸部では、胸骨上の天突から華蓋、鎖骨上縁（欠盆）から第2肋間部のツボのなかで反応を示している部位に治療、肩部、肩甲部、肩甲間部では、身柱の上下、肺兪の上下、魄戸の上下まで切経探穴して反応部位に治療する。

後期では肺と心に問題が起こるので、胸部では、胸骨上の華蓋から膻中、第2から第5肋間部のツボのなかで反応を示している部位に治療、上背部では、身柱から至陽、肺兪から膈兪、魄戸から膈関まで切経探穴して反応部に治療する。

さらに、心身のアンバランスを整える治療により自然治癒力が十分に発揮できるようにする。

（戸ヶ﨑正男）

A8 呼吸器疾患は先に小腸に出ます。小腸からサンプルにより呼吸器の感染と炎症をチェックしてその免疫器官を調整します。玄関での調整で、確実に深い呼吸にします。古典的証は立てません。臓器診断です。呼吸器機能が向上して左右の肺、上葉、中葉、下葉の炎症がすべて消失して、必ず深い呼吸にならなければなりません。

（茂木 昭）

Q9. 新型コロナウイルス感染症の予防のための考え方があれば、その方策を教えてください。

A9 Q4.で回答しているとおりです。その患者さんに合った養生が、免疫力を含めた自然治癒力全般を高め、感染症の予防になると考えています。

（堀 雅観）

A9 つまるところ、どんなことにも動じず日常生活を送れる精神力、平常心を保つ意識の力、ひいてはマイナスをプラスにとらえられるポジティブな発想力だと考えます。

細菌やウイルスから身体を守る防御機構のことを現代医学では免疫としています。そしてそれをいかに有効に発揮できるかが免疫力となります。では免疫力を落とさないためにはどうしたらよいのか？ 最近では人々の健康への関心の高さもありTVの健康情報番組などでもよく耳にするようになりましたが、免疫力を左右するのは身体の栄養状態や睡眠、そしてストレスの有無などが挙げられています。

免疫は内臓の働きと同じく意識しなくても無意識で働いています。ただ人間は機械と違い、精神面が身体に大きく影響します。つまり免疫は無意識で機械的に働く面がある一方、精神的にマイナスな影響を受けるといくら栄養補給をしてもその働きは低下します。簡単にいうとストレスを受けると、物事に対するやる気が低下しますが、ウイルスから身体を守ろうとする免疫のやる気も低下するということです。

では逆に免疫力を高めるにはどうしたらよいのか？ ストレスをストレスとしてマイナスにとらえるのも、前向きにとらえプラスに持っていくのも自分の意識次第なのです。

免疫力とは？ つまり免疫という防御機構を発揮する力というのは自分自身の意識の持ち方となります。

（末廣賢一）

A9 一般論としての良質な食事、睡眠、運動を確保することの重要性を説くことはもちろん、東洋医学的な治療理論を強調する。

例えば、五臓のバランスが整っていれば、それぞれの臓の役割が適切に行われ、自然治癒力が高まるとし、病になりにくいことはもちろん、

たとえ病にかかったとしても、病気の治癒過程である「起承転結」がスムーズに行われると説明する（コロナにかかっても重症化しにくい！）。それは、鍼灸治療にて微鍼、ひとひねりの艾での気の調整で、免疫力を高めることをサポート・提供できると力説する。

　コロナ罹患者で軽症もしくは、無症状で済む方たちは、免疫力がしっかりしていることを告げ、接触を減らして感染リスクを下げることも大切だが、自身の免疫を高めることの重要性を説いていきたい。そもそも、人類はそうやって長い年月を生きながらえてきたのだから……と。

(高尾厚至)

🅐🄰 当たり前のことですが、極力多くの人との接触を避け、マスクの着用、手洗い、うがいなどは常に必要になります。余裕があれば、手指消毒やよく触る物に対して消毒することが、感染するリスクを減らすことにつながります。感染予防のためには、免疫力の維持、低下減少を抑える必要があり、そのためには日頃から規則正しい食生活や睡眠生活、適度の運動をすることが推奨されます。現在、緊急事態宣言により、特に都市部では外出制限や多くの店の営業時間短縮などが出ているため、毎日同じような生活になり、極度のストレスを受けている方が多くいらっしゃいます。免疫は自律神経と密接な関係があるため、強いストレスにより身体が影響を受けると、またそれも免疫力低下の原因にもなりますので、ストレス発散はしなければなりません。このような機会を活かして、新しい趣味を見つけることもお勧めします。また、ストレス発散のために不摂生にならないように気をつけなければいけません。

(今野 裕)

🅐🄰 予防についてもはっきりしたことは分かっていないが、厚生労働省のHPでは、手についたウイルスは水で洗い落とすことができ、石鹸やアルコールを使うとウイルスの膜を破壊することができるそうなので、手洗いとアルコール

での手指消毒をこまめに行う。

　また、「未病を治す」という考え方からも分かるように、なんらかの東洋医学的手法を実践していくことが予防につながると考えられる。

(弓田潔明)

🅐🄰 患者様に説明することを想定して書いています。

　東洋医学では人が病む原因は3種類あると考えます。「内因・外因・不内外因」という言葉で表されます。ざっくりいうと【感情などの自分の中の要因】【暑さ寒さなどの自分の外側の環境からくる要因】【食事や働きすぎなど、自分の内でも外でもない要因】の3種類です。これら3つの要素のバランスがとれた状態というのが、本来持っている免疫力が最も発動する状態です。新型コロナウイルスという未知の外敵から身を守ることに気持ちを集中しておられるかと思います。もちろんそれも大事ですが、感情を穏やかな状態に保つこと、食事や日々のストレス量に気を配ることは外敵から身を守るのと同じくらい重要です。新型コロナウイルスの終息の見通しが立たず、不安や憂鬱な気持ちが出てくることもあると思います。自粛しない人に対する怒りが湧いてくることもあるかもしれません。しかし、心の揺れはかえって免疫力を低下させます。心が揺れるときは外からの情報を制限して、リラックスできる空間でゆっくりとお過ごしください。

(堀井あすか)

🅐🄰 伝統医学では、病気の原因を邪気といって、病気にならないように体を守る力、もしくは病にかかったときに回復する力を正気という。正気がしっかりしていれば、ある程度の病は回避することができる。

　例えば、集団食中毒が発生したときに、入院を必要とする者もいれば、発症しない者もいる。前者は正気の力が弱いといえるし、後者は正気の力が強いといえる。新型コロナウイルス感染症も無症状の者もいれば、軽傷、重症の者もい

Column

　免疫とは、「生体が疾病、特に感染症に対して抵抗力を獲得する現象。自己と非自己を識別し、非自己から自己を守る機構。微生物など異種の抗原の体内への侵入に対してリンパ球・マクロファージなどが働いて特異な抗体を形成し、抗原の作用を排除・抑制する。細胞性免疫と体液性免疫がある」（『広辞苑』岩波書店）

　最近、「食事で免疫力を上げる」、「体温が上がると免疫力も上がる」などという趣旨を述べた一般向けの著作が多数出版され、TV番組で取り上げられるなど情報が溢れている。患者様たちのなかにもこれらをそのまま鵜呑みにしている方がいるが、論文検索しても見つからないものがほとんどで、医学的なエビデンスが確立されていないものが多い。免疫力に興味のある方には、正しい知識を得てもらうために、一般の方にも理解しやすい本として、大阪大学教授：宮坂昌之先生の『免疫力を強くする（最新科学が語るワクチンと免疫のしくみ）』（講談社）や弘前大学准教授：齋藤紀先先生の『休み時間の免疫学 第3版（休み時間シリーズ）』（講談社）を勧めている。　　　　（木戸正雄）

る。この差は、正気の力の強弱であると考えてよい。正気の力をどうしたら維持、もしくは高められるか。それは、自身の身体に対してブラック企業にならないこと、そして労わって心身ともに安定することである。暴飲暴食や睡眠不足などによる肉体的ストレスや、不安や恐怖を煽る報道などによる精神的ストレスは、正気の力の低下を招く。

　生きていくうえで、欠かせないもの、それは、飲食・睡眠・呼吸である。このいずれかを失うと、生命を絶つことになる。逆にいえば、この3つは正気を高めるうえで特に重要なことであるともいえる。ほかにも大切なことはあるが、まずは、よい飲食、よい睡眠、よい呼吸を実践すれば、正気が高まることが期待できる。

　自粛生活による、テレワークや、ごろ寝、暴飲暴食、夜更かし、などは、正気の力を低下させ、反って病気にかかりやすくする。もし正気の力が低下した状態で、新型コロナウイルスに感染したら、重症化することが予測できるし、感染を免れたとしても他の病にかかるリスクは高まるといえる。　　　　（中村至行）

A9 『瘟疫論』巻上、原病にある記載によれば、温病を引き起こす病邪は口や鼻を通じて、初期は肺や胃の付近に侵入する。仮にウイルスが侵入したとしても軽傷もしくは無症状で済むように、現在来院中の患者へは、体質を考えたうえで、予防的に肺兪や足三里への透熱灸を行うようにしている。　　　　（宮下宗三）

A9 鍼灸施術によって内臓の働きをよくし、血液循環を改善して食菌作用を高める。快食・快眠・快便のすすめ。　　　　（谷岡賢徳）

A9 『養生訓』（貝原益軒、1713年）などにも書かれているように、日々の生活に留意し、摂生と養生に努めれば、健康増進に役立つことは昔から経験則的に知られている。エビデンスがないからといって、経験則をすべて否定するのはもったいない。昔からの知恵に学ぶべきことも多い。

【健康な生活を心がけること】
①規則正しい生活をする。
②バランスのとれた食事をする。海藻や納豆などの免疫力を上げるといわれる食材だけでなく、三大栄養素、ビタミン、ミネラルもきっちり摂る。
③質の良い睡眠を十分とる。
④オキシトシン（愛情ホルモン）を増やす。接触刺激やスキンシップが効果。
⑤適度な運動をする。貧乏ゆすりの習慣付けなども効果。

⑥体温（特に深部体温）を上げる。筋肉量を増やすことが重要。物理的には40℃の湯にゆっくり入浴するなども効果的。

⑦腸内環境を改善する。便秘の解消や乳酸菌の摂取などを心がける。

⑧口腔環境を改善する。歯ブラシによる歯磨き、舌ブラシによる舌クリーニング、洗口液による口腔洗浄を励行する。よく噛み、唾液の分泌を促す。

⑨鼻腔環境を改善する。鼻腔洗浄（鼻うがい）を励行する。鼻腔洗浄器（生理食塩水注入）を使用するとよい。

⑩呼吸を意識する。瞑想法、マインドフルネスなどを活用する。

⑪自然の音（水の音、小鳥のさえずり、虫の音、木々のざわめきなど）を聞く。

⑫ビタミンＤの血中濃度を増やす（マーク・アリピオらの研究では、COVID-19の重症化率を抑える）。ビタミンＤを多く含む食材の摂取のほか、日光浴が効果的。

⑬精神ストレスの解消を心がける。怒る、泣く、笑うなど感情を発散する、歌う（カラオケ）、話す（井戸端会議）など。

⑭近年、お茶のさまざまな健康的効能が報告されるようになった。古くは、『喫茶養生記』（栄西、1211年）が「五臓の最上位の心臓が苦味を好むため」とお茶を万能薬としている。

その他、灸によるツボへの刺激やリンパや血液循環をよくすることなども、健康保持に役立つ。　　　　　　　　　　　　　　　　（木戸正雄）

A9 まず接触を極力減らすことが大事であり、治療室で患者様に伝えることは、鍼灸治療は実際免疫力を高めるので、全力で、免疫力を上げる治療を行うことだと思います。

先ほどから述べていますが、日常的な無自覚も含めた風邪（ふうじゃ）の侵入や内因（ストレス過多）などが免疫力の低下を招き、また、現代の問題である、大気・水など環境汚染、化学物質の氾濫、アスベストなど体内蓄積の影響などで弱体化している身体（コロナの場合は肺・血管等）にウイルスが侵入すると思われますので、その辺りの注意などもしていく必要があると思います。

入江FT塾では総合的な診断・治療を経別脈診部のFT診断を行うことにより的確に行っていますので、施術者自身も含めて患者様方の感染症の予防に寄与できると思います。　　（佐藤友治）

A9 **（1）予防のための考え方**

伝統医学では「1. 未病を治す」、「2. 自然治癒力（命の知性・ホメオスタシス・オートポイエイシス）をうまく引き出す」ことになる。

①未病を治す

古典を調べると「未病を治す」考え方にも「1. 養生法」「2. 萌芽を救ふ」「3. 体質改善」「4. 病の伝変防止」など多様であるが、ここでは養生法を主とすることがよい。

ただ、治療の世界では2～4の立場になるので、衛気の強化、肺気・腎気を強化する、身体の弱点を補うことなどが必要とされる。

②自然治癒力を引き出す

これは、私達人類が成長・進化の過程で獲得してきた身体を内外から守り、適応するための仕組みで、生まれながら「命」に備わっている働き、力、氣、エネルギーである。現代西洋医学の言語で表現すれば「免疫力」に置換できる。したがって、免疫系の言語で説明すると、人間は母胎内・母乳から始まり、自己免疫系（常在しているマクロファージ、ナチュラルキラー細胞、インターフェロンなど）と適応免疫系（病原菌やウイルスに感染したり自然発生したときのDNAの知性によるもの）に分類できる。

また、身体のなかでは腸管免疫が80％（小腸70％、大腸10％）位占めているので、腸内環境は大切となる。さらに、旧免疫システムでは、耳下腺、顎下腺、腸管、肝、皮膚などが新免疫システムでは、胸腺、リンパ節、脾臓などが上げられる。

(2) 方策（(1)の具体的論理と行動となる）

①心の在り方

平・安・清・明や快活な心でいられることになる。このためには、マスコミのマインドコントロールに踊らされ、不安・恐れ・心配して免疫力を低下させることでなく「いのちとコロナウイルス」の関係を明確につかみ、腑に落とすことになる。私たちのいのちは、宇宙・神の根源エネルギーにより生かされている。そのうえで地球という星の上で創造的意志発動と行動ができるという生きる力を体験していることの納得でもある。

②生活の在り方（下記のことの実行となる）

呼吸法（腹式、逆腹式、丹田式）、食養（命への感謝、よく噛む、楽しくいただく、腸内環境によい方法（酵素食、ビタミン、ミネラルなどを摂る）、体の操作（気功、西式健康法、綜統医学など）、住居（イヤシロチ化）、姿勢の調和、過労、睡眠、房事などへの注意など。

③治療

大まかには3つの視点となる。

1. 治癒力不足では補法、2. 上手く行らない時は瀉法や疎通、3. 過剰反応では根本の恐れを解放することになる。　　　　　　　　　（石原克己）

A9 未知のウイルスですので正直なところ分かりませんが一般論として世間でいわれている咳エチケットを守る、手指の消毒や過密を避けるなどを実践したうえで、自身の免疫機能を賦活することに尽きるのではと思います。今回のコロナウイルスの重症化の傾向は高齢者や基礎疾患を持っている者で若年者や健康体の人はほとんど無症状か軽症で回復しているといわれています。おそらく感染していても自覚のない方も多くいるのではと思います。これらのことから、感染しても発症させない、重症化させないためには生命力、免疫力がしっかりしていることが大事です。免疫力とは日常さまざまな微生物群のなかに曝されながらも体内においてそれらの活動を支配制御しつつ有効活用させる能力であ

り、有害なものは外敵および自己細胞でも排除します。免疫力を高めるといってもその攻撃性のみを高めるのではなく、総合的なシステムの調和が大切です。今回の感染症の重症化であるサイトカインストームとは免疫がバランスを欠き暴走して生じます。鍼灸は弱った免疫は高め、過度の炎症は抑制など中庸を保つ作用があると考えます。

またビタミン、ミネラルなどを豊富に含むバランスのよい食事は質の高い水穀精微として衛気、営気を生み出し防御力や身体機能を高めます。私たちが心がけることは調和した健康的な生命活動で免疫力、生命力を改善維持してゆくことです。日光もよいようなので、適度な日光浴もよさそうです。　　　　　　（大野倫史）

A9 ストレスを溜めないというような精神的安定、腹八分などの食事習慣や早寝早起きなどの規則的な生活習慣など、昔からいわれている健康法が結局一番の免疫力アップにつながり、感染症予防になると思います。そして、鍼灸師ですから、継続的な鍼灸治療、特に施灸は免疫力アップにつながると思います。　　　（村上裕彦）

A9 コロナウイルスは飛沫感染と接触感染ですので人が多く集まるところには行かないというのはもちろんですが、不特定多数が使用するトイレは使わないようにし、表面型感染がありますので外出先で接触するもの、外から来るもの、郵便物や宅配物などの表面を十分に消毒することが感染予防になると思われます。

コロナウイルスの表面膜はアルコールや界面活性剤に弱いということが分かっていますので、これらで消毒をします。手などが主な感染源となりますので手指の洗浄消毒が大切です。また外出の際にはうっかり手で顔など粘膜を触らないようにマスクを着用します。

まず感染しないということが大切ですので、以上のようなことに十分に気をつけ、免疫力が下がらないよう日頃の体調管理にも気をつけな

いとなりません。

疲労しすぎないこと、身体を冷やさないこと、睡眠をしっかりとることが重要です。食事は水分、米、味噌、納豆、緑茶、根菜、きのこ類、ビタミンC、Dを摂るようにします。ウイルスは太陽光で不活性化するといわれていますので、日光を浴びることが必要です。運動は激しいものは避け、ゆったりとしたものがよいと思われます。

精神面では、テレビなど不安を煽るようなものの視聴は極力避け、前向きに考えるようにします。

そして、整体をしましょう。背中を緩めるだけでも身体は活性化し抵抗力が出てきます。テレワークなどで背中が丸まってしまうと血流が悪くなり抵抗力が落ちますし、気分も陰鬱としてきます。関節を整え、筋肉を緩めることで呼吸が深くなり血流がよくなります。　（小川悦司）

A9 首相官邸HPには、「普段から、十分な睡眠とバランスのよい食事を心がけ、免疫力を高めておきます」と掲載されています。このような考え方は、東洋医学でいう「養生」そのものといえるでしょう。東洋医学的に考えれば、感染症について【外邪×自分】との相互関係が成り立ちます。心身が健康であれば免疫システムも正常に働き、外邪の侵入を防ぐ可能性が高まります。薬やワクチンが開発されていない現在では、ウイルス感染後ではなく、侵入前に「養生」に努め、体力維持を図り侵入に備えることが最も大切になるかと思われます。あはき師は、患者様の健康状態、生活のあり方を判断、アドバイスすることから始まり、その結果を踏まえて、施術することで、全身の健康状態を調整・管理することが我々に可能な新型コロナウイルス感染症への「養生」という取り組み方だと理解しています。

当院では「養生」を実践するために、日常生活における5快（快食、快眠、快便、快動、快話）に問題があれば、反応の現れている部位に施術や対応をします。また、それだけでは解決不可

能であれば自宅で可能な養生法のアドバイスなども実施しています。

（快食）栄養バランスの良い食事を腹八分目程度摂取、胃の不調も無く美味しく食べられる

（快眠）十分な睡眠をとることで心身の疲労を解消、起床時もスッキリ起きられる

（快便）排尿や排便もその都度スッキリと頻度も適度で適量排泄できる

（快動）年齢や体力に見合った運動ができ、運動により基礎代謝も上がり身体も温かくなる

（快話）感染拡大や自粛生活にコロナ疲れを感じる方も多いために、人とのつながりを大切に、積極的傾聴が必要になる

現在では新型コロナウイルス感染症に対する治療法や薬が開発されていません。そのため終息までには長期戦になる可能性があります。今後は、感染症拡大への不安や緊急事態宣言による経済的な負担により心身の健康を害する"コロナ疲れ"が大きな問題になるかと予想します。あはき師の活躍の場が広がるかと思われます。

（松森裕司）

A9 肺、心包（胸腺）、腎に関係する激痛のあるツボを徹底的に治療することです。　（田中　勝）

A9 A10.に後述する。　（糸井信人）

A9 心身を健康な状態に保っておくこと＝「心身における陰陽平衡を保ち、正気を充実させておくこと」、ウイルスの体内への侵入を防ぐこと＝「外邪の感受を防ぐこと」、さらに万が一感受した場合にその影響による心身へのダメージを少なくすること＝「胃の気の損耗を最小限にとどめること」だと考えます。具体的な方法は、先述の「患者さんへのセルフケア」と重なりますが、日頃からの鍼灸施術と患者さん自身の養生により、常に心身における陰陽平衡を保つようにすることが肝要であると考えます。併せて一般的な感染予防対策の必要性についてはいうまでもありません。　（足立尚哉）

A9 A4.と重複するが、手洗い、社会的距離の確保は、当然実施されるべき行為である。その他の不明確な予防方法（例：○○は免疫力を上げる、など）の奨励は、限りあるリソースの偏りや、著しい消耗を誘発することが懸念されるため、軽挙妄動は厳に慎むべきである。

善意の行いであると思った末の行動言動であっても、デマの扇動者になることは可能な限り避けてしかるべきだ。例えば、消費者庁では「新型コロナウイルスに対する予防効果を標ぼうする商品の表示に関する改善要請等及び一般消費者への注意喚起について」という啓蒙活動を行っている。また、実際に、納豆が売り切れた、トイレットペーパーが消えた、マスクが医療現場にも届かない、などのケースが生じていることを忘れてはならない。　　　（石塚僚司）

A9 マスク、うがい、手洗い、入浴またはシャワー、のど飴、麦門冬湯、十分な睡眠。
（片倉武雄）

A9 現在の医学では、病気を細菌、ウイルスなどの外部の原因に求める傾向がある。今回のコロナ問題と同じように……。ところが、伝統医学では病気になるならないを内部の力の如何、すなわち生命力の多寡に求める。この内部の生命力を総称して私は自然良能と称している。この自然良能は、病気の時に働く自己回復（自然治癒）能力だけでなく、自己防衛能力、自己複製能力をまとめた能力のことである。

自己防衛能力は外からの侵入を防ぐ気（衛気）が主り、自己複製能力は恒常性の維持、新陳代謝を促す気（営気）によって行われる。この2つの力が予防として働く自然良能であるが、鍼灸治療のアンバランスを整える全体治療は予防も可能である。

患者さんなど一般の人が自分で予防するためには、心の在り方と飲食、姿勢動作、運動、睡眠、排泄などの日常生活の見直しと改善である。さらには伝統的養生法の実践である。（戸ヶ﨑正男）

A9 免疫力とは、コロナウイルスに対する医療の現状において最大の効果は隔離法なのだから、それが体の免疫力です、と答えます。当方で行っているコロナウイルスに対して注目して、目標としている免疫器官とは脾臓です。研究会でも指導しています。新型コロナウイルスに対するかなりの確信を持っています。　（茂木 昭）

Q10. 新型コロナウイルス感染症に対して、あはき師ができることについて、ご見解をお聞かせください。

A10 鍼灸と養生で自然治癒力・免疫力を高めることで、予防に貢献するができると考えます。すでに感染している場合であっても、軽症であれば自己施灸などの養生法を実践することで治癒を早めることができると考えます。（堀 雅観）

A10 当会の免疫力に対する考え方を、治療家も日々実践するようにしています。どんなことにも動じない精神力、平常心を保つ意識の力、マイナスをプラスにとらえる発想力を持って自分の免疫力を高め、日々の臨床を行っています。そのような態度で患者対応をすることによって、連日のテレビ報道などで不安定になっている患者さんの気持ちや身体状況を、治療を終えて帰られるときには「症状だけでなく、気持ちまで軽くなった。治療に来てよかった」と思えるように変化させることが可能なのです。

私たちは鍼灸で症状だけを治すわけではありません。鍼灸のよいところは治療をしながら患者さんとのコミュニケーションをとれるということと、鍼灸で身体の気の流れを整え、相手の気を読みながら会話をすることで、その流れをもよい方向へと導いていけると確信しております。

テレビだけではなくインターネットやSNSで不安材料が蔓延しているこの状況下で、鍼灸師が果たせる役割は大きいと感じています。（末廣賢一）

A10 A9.と同じなので割愛。 （高尾厚至）

A10 鍼灸治療は、免疫系や自律神経系への賦活作用が期待できます。なぜならば、私の多くの患者様が鍼灸を受けたことにより、以前より病気にかかりにくくなる、病気になっても軽度に済むようになるという声が多いからです。

そのほかに、緊急事態宣言による自宅待機が長くなれば、心身的なストレス障害に発展する可能性もあります。そういう方に対するアプローチをすることができるのも、私たちあはき師の仕事であると思います。 （今野 裕）

A10 感染予防対策は、状況に応じて変わるので、その都度、最新の物を取り入れて、できる範囲で行っていけばよい。大切なのは、こういう状況に陥ってから、手立てを講じるのではなく、常に、仕事ができなくなるかもしれないという危機感を抱いて準備しておくことである。

準備としては、医療としての鍼灸術を確立させることである。このたび、さまざまな職種が休業要請対象となるなか、治療を目的とした鍼灸院はその対象に含まれなかった。これは、「治療を目的とした」鍼灸治療はどのような状況にあっても、社会生活を維持していくために必要な施設と国が認めたためである。病を治す医療としての鍼灸術を身につけておくことは大きな備えである。

また、その術を後進に伝えていくことも備えの一つである。今回、その二つのことができているかどうかの答えを、突きつけられたにすぎない。それを教訓とし、東洋医学を担い手として、仕事に向き合っていくことが鍼灸師のすべきことだと考える。 （弓田潔明）

A10 身体をゆるめることを通じて、見通しが立たない世界を少しでも快適に生きていただくためのサポート。 （堀井あすか）

A10 日本国内においては、新型コロナウイルス感染症を鍼灸治療で対応することは、認められていない。自分の力量を過信し施術をすれば、いろいろな意味で最悪の事態が起こることも考えられる。明らかに、新型コロナウイルスに感染していると疑われる場合は、医療機関の受診を勧めるべきだと考えている。

我々は、正気の力を維持、もしくは高める施術とアドバイスをすることが可能である。報道では、基礎疾患を持っていると重症化しやすいと聞く。つまりこれは、基礎疾患に対して鍼灸治療を施し、改善がみられれば、未然に重症化を防ぐことができるととらえられる。またこのたびの自粛要請による、ストレス具合も計り知れない。日常生活がガラッと変わり、ストレスを感じ体調を崩している方への対応も私たちができることであると考えている。 （中村至行）

A10 こちらの安全性すら確保できない現状では無力です。せいぜい衛気を益すことぐらいが限界かと思います。それより現在慢性疾患を抱えられる方に浮足立たずに粛々と治療することが肝要かと思います。 （金子朝彦）

A10 新型コロナウイルス感染症に対して、私のような開業鍼灸師が直接的にできることはあるのだろうか。残念ながらないだろう。日本の開業鍼灸師は医療現場から孤立した存在だ。ここ2カ月でこのことをさらに痛感している。

しかしながら、全く何もできないわけではないわけではない。それどころか私たち鍼灸師は、間接的にこの状況下で、すでに大きな役割を果たせているはずだ。

私の鍼灸院においては、3月以降患者数は大幅に減っているが、新型コロナウイルス感染症の蔓延後、来院患者には次のような変化がみられている。めまいや耳鳴り、睡眠障害などの不定愁訴、漠然とした焦燥感や不安感、慣れない自宅でのデスクワークによる疲労などを訴える患者の増加だ。これらは新型コロナウイルスによる、生活環境の変化が原因の症状であろう。

　新型コロナウイルスによってもう一つ変化したことがある。鍼灸は医療であるか否かについて、公的にグレーな状態が続いていたが、鍼灸院が緊急事態宣言による休業要請の対象外となり、あっさりと医療施設に分類されるようになっていた。

　私たち鍼灸師にとっては当たり前のことだが、鍼灸は医療である。特に今、環境の変化による身体の不調、外出自粛やテレワークが推進されるなか、現場で働き続けなくてはならないライフライン・医療福祉・物流・販売などにかかわる方々へのケアは大変重要だ。

　特に精神の症状や不定愁訴へのケアは、鍼灸の得意とするところであり、鍼灸師が担うべき大きな役割になる。症状によっては、ほかのどの医療よりも、鍼灸が最も早く現場復帰させることが可能なものもある。そして鍼灸の受療経験のある患者は、それを知っている。

　また、鍼灸による免疫の活性化は、基礎研究において明らかにされているが、実際の臨床においてもおそらく効果を出せているはずだ。

　鍼灸師はこういった状況だからこそ、患者が身体の不調を来したらすぐに受療できるよう、自主休業などせず、鍼灸院を普段どおり開院し続けなければならない。新型コロナウイルス感染症の治療に直接かかわれないけれども、その影響を間接的に受けた人々の受け皿になる。これが私たち鍼灸師の今できることなのではないだろうか。
（宮下宗三）

A10 患者の健康増進・体力増強をして感染予防に努める。
（谷岡賢德）

A10 COVID-19（新型コロナウイルス感染症）の感染力の強さや急激な悪化症例の報告を考慮して、患者様に万一、この感染症の徴候が認められた場合、医療機関に送ることを躊躇すべきではない。最も重要なことは、施術者と患者様を感染から守ることである。

　患者様に対し、正しい情報を発信するために、あはき師は、常に、COVID-19（新型コロナウイルス感染症）の公的機関の最新情報をチェックしておく必要がある。

　COVID-19（新型コロナウイルス感染症）に限らず、感染症を成立させる条件として、①感染源（病原体）、②感染経路、③人（感受性のある主体）の3つが挙げられる。このうちのいずれかを絶つことができれば、感染症を予防することができる。

　感染源（病原体）を絶つために、手の消毒が効果的である。

　感染経路を絶つためには、清潔・清掃・衛生管理（皮膚・衣服の清潔、ベッド周りや手で触れた物の清掃）、マスクの着用、Social distancing（2m以上）に則った行動、顔に手を触れないことなどが有効である。

　人（感受性のある主体）に対しては、[健康な生活を心がけること]の項で述べたように、抵抗力を高める（規則正しい生活、バランスのとれた食事、質のよい睡眠、適度な運動、休養など）努力をすることが必要である。特に、あはき施術のツボへの刺激により、リンパや血液循環を改善したり、臓腑経絡を整えたりすることは、感染予防や症状の改善に効果がある。

　患者様の健康を維持するために、以上の摂生と養生に努め健康な生活を心がけることの重要性と灸によるセルフケアを指導し、具体的な感染予防対策を実践する。

　多くの専門家が指摘しているように、人類は、これから新型コロナウイルスと共存していくしかないだろう。ただし、このCOVID-19（新型コロナウイルス感染症）の感染力の強さや重症化へのリスクなどに留意して、多くの人が抗体、免疫記憶を持つまでは、医療崩壊を起こさせないようにすべきである。この感染症を急激な蔓延を防ぐためにも、誰もが感染しない、誰をも感染させないことを心がけていくことが大切であると考える。
（木戸正雄）

A10 A8.とA9.で述べましたように、現状私たち

は自分たちの治療で患者様の免疫力アップが少しでもできると確信して毎日の治療に当たることしかできないと思います。

内因も大きな原因ですので、見逃さずに治療をしなければならないと思います。

感染症のみに目が行きがちですが、弱体化した体内環境こそが問題（経脈中の気の流れの滞り）で経別脈診によるFT診断・治療でコロナウイルスにかかりやすい体内環境をしっかり改善して行くことこそが、私たちの役目だと確信しています。　　　　　　　　　　　　（佐藤友治）

A10 鍼灸、あん摩マッサージ指圧など伝統医学では、世界観・生命観の概念の基本は、天人合一・天人地三才思想による大自然と同じ仕組みを持った人間が自然との融和・合一を目指すこと、氣一元論、形神合一・整体恒動感（生命は一つの有機的全体）、陰陽五行説、臓腑経絡説および未病治療の重要性である。したがって、治療にあたっても「時・場・人」に応じて対応していくのが基本となっている。

対象は人間の持つ生命力・自然治癒力であり、その源は宇宙の根本原理・大宇宙の根本エネルギー（氣）である。

そのなかでも中国医学での人間は、父母から受け継いだ先天の精と飲食・空気などから取り入れた後天（水穀・精気）の精から成り立っていると考えている。

さらに、伝統医学は自然環境・社会環境と一体一如の多様性が統合された個人であり、近代西洋医学のごとく機械論・唯物論での整理は困難である（※近年はPM2.5の大気汚染・工業廃水・農業・添加物・遺伝子組み換え農産物…反自然物が蔓延している）。

また、病むとは「ホメオスタシス」「オートポイエイシス」で表現できるように、腑に落とすことである。「生命のリズム・ゆらぎ現象の秩序だてであるし、本来の自己への回帰プロセスでもある」ことを理解する。したがって、目的は多様な個人の自然状態を回復（命の知性の回復

とゆだね）し、維持・適応できるようにサポートすること。つまり、生命力・治癒力・命の知性が正常に働いている状態にもっていくことであり、絶対的基準に基づくものではない。

これは命そのものが、命の知性と宇宙の秩序間のリズム・ゆらぎ現象のなかにあり、個々人の相対的平衡の維持・調整・合一を目的とするためである。したがって、伝統鍼灸医療は、その世界観・生命観・病理観のもと自然治癒力をベースにプロセスでは診断から治療・予後・気づきまでを進めていくことになる。具体的には、三因（内因・外因・不内外因）と自然治癒力をベースに四診合参し、病因・病理・病機（病理機序）分析・弁病・弁証・治療法を決めていくことである。実際面では、漢方であれば生薬の組み合わせによる処方（湯剤・散剤・丸剤〜）であり、鍼灸であれば皮部・経絡・経脈・絡脈・奇経・経別・経筋・骨・臓腑と九鍼・灸法の用具・取穴・手技手法による治療法である。その後、養生指導と予後判定、さらに病からの気づきによる「宇宙・地球のいのち」と合一した「いのち」への目覚めとなる。

まとめると、個の体質、心の傾向、時・場に応じた命の知性・治癒力をベースにおいた施術であり、その根底にある命の知性を基軸にしたセルフケア、日常生活においては心と生活の在り方から「我即宇宙・地球」の視点へのアドバイスが最も重要であるし（医療・健康観のパラダイムシフト）、医療を超えた人の生きる道（神の道）でもあるのではないだろうか。（石原克己）

A10 我々の職業は疾病を治療し健康を守り、養生をすすめることですが、今回に限らずどのような疾患においても力となる可能性は大いにあると思います。ただし、その取り掛かりは独善的に行うことなく、社会的な理解と協調のもとに行われるべきです。

仮に鍼灸がCOVID-19の感染に対して効果があるとして、感染した患者が来院した場合に感染防止の観点から科学的、学術的に完全な形

で治療をすることができるでしょうか。一般の鍼灸院でゾーニングは不可能ですし、感染防止の設備や備品が整ってはいません。十分な感染症の専門の知識も持ち合わせていませんし、感染予防のテクニックもありませんし、トレーニングも受けていません。ましてや現時点で鍼灸院においてCOVID-19の治療を行うとなると決して社会的な理解が得られることはありません。そのようなことを考えるとCOVID-19の患者さんに治療を行うのはかなり特殊な環境と特別なスキルを持ち合わせた鍼灸師ということになると思います。鍼灸が効果的であることを考えられますし、期待できると思います。しかしながらそれを実際に社会に提供するとなると、対応しなければならない多くの課題があるということです。

　COVID-19感染者に対しては以上のような考えですが、感染拡大の社会状況においては多くの役割を担うことができると思います。患者さんの体調を整えて感染予防の一助となること、不確かな情報で揺れ動く心理状態をサポートし、確実な情報を提供すること、さらにはさまざまな困難な状況で影響を受ける精神身体的症状に対応することなどが考えられます。また、消極的なことになりますが、状況によっては鍼灸院を休業することもできることの一つに数えられます。いずれにせよあはき師は安心安全を確保したうえでその可能性を追求し、常に社会の中で立場と状況を鑑みながら行動すべきだと思います。
（津田昌樹）

A10 新型コロナウイルス感染症は無症状者、軽度発症者もいつ重症化するか分からず、感染症の専門施設のような環境で専門医の監督を得られる条件でなければ鍼灸師には安易に手を出せるものではないと考えています。ただしそのような条件のなかであれば武漢でも鍼灸や漢方薬など伝統医療が一定の効果を上げた報告もあるので有効なのではと思っています。一般的には日々繰り返されるメディアの感染情報や社会活動の自粛などで不安やストレスを抱え、コロナ以外のさまざまな症状を引き起こしている患者も少なくないと思われます。あはき施術で体調を整えリラックスさせ生命力を高めることは、感染予防や仮に感染した際に重症化しない身体づくりという意味でその役割は大きなものがあると思っています。
（大野倫史）

A10 ウイルスに関しては、鍼灸師は急には対処できません（マスコミの報道には、一切鍼灸治療や漢方は出てきません）。また、感染症に関しては、鍼灸治療や東洋医学の研究はあまり聞きません。急性の感染症に関しては、鍼灸治療などですぐに効果がなければ待っていられないでしょうし、すぐにワクチンなどの方法を取るようになるでしょう。むしろ、継続的な鍼灸治療により、インフルエンザの流行時でも患者さんが感染することは少ないので、鍼灸の大学などで、日頃から施灸による免疫力の強化方法などを研究すべきかと思います。今回の貴誌のアンケートのなかで、コロナ感染症に対しての有効な治療法があるのならば、公開し、皆で臨床実験を行い効果を検証すべきかと思います。（村上裕彦）

A10 私個人的な考えですと、筋骨格系のバランスを取ることですでに免疫力が高まると考えているので、私たちの治療法は予防として十分に効果があると信じています。
（小川悦司）

A10 感染症拡大に伴い、緊急事態宣言が発令され、各都道県から緊急事態措置として休業を要請する施設が発表され、はり・灸・マッサージ施術所においては社会生活を維持するうえで必要な医療施設に該当するため、休業要請の対象外となりました。このことは、有資格者が実施する、はり・灸・マッサージは"医療"だと行政が公式に認めたということにもなります。ただ、医療職であっても日本のあはき師は、最前線で戦う医療機関内で新型コロナウイルス感染症に対して職能を発揮できる場を持ち合わせて

いませんが、現代医学と違う切り口でサポートできるはずです。

現在、新型コロナウイルス感染症の治療薬やワクチンは、すでに多くの医薬品メーカーや研究機関で精力的な開発に取り組んでいますが、実用化までには相当な時間がかかると思われます。今まで、病気になると医療機関を受診するというのが一般的でした。しかし、特効薬、満点の薬に頼ることができない現状では、自分が丸腰になってしまった心細さを感じる方も多くなるのではないでしょうか。新型コロナウイルス感染症の影響により各方面で変革が起きている実情を踏まえれば、医療を受ける方々のあり方も当然変わらざるを得なくなるでしょう。健康についても価値観が変わっていき、医療機関にすべてお任せする時代から自分の健康は自分で守る時代にシフトする必要性が生じてきました。あはきは、健康を増進する"養生"、また、健康から病気に向かっている状態である"未病"に施術できることが、現代医学にない強みでもあります。

また、新型コロナウイルス感染症の流行により、5月6日までを期限に全国に出されていた緊急事態宣言が5月31日まで延期されました。今後、人々の自粛生活や経済社会活動を厳しく制限する状態を続けていけば、新型コロナウイルスの流行拡大そのものに対する不安とともに、これからどうなってしまうのだろうという社会不安が広がっていきます。そして、先行き不透明な現状では、気分の落ち込み、いろいろな身体の不調などのさまざまな健康不安が増加してくることが予想されます。そして、"コロナ疲れ"、"コロナうつ"などの言葉も目にするようになりました。伝統医学では、心と体はお互いに強く影響し合うという「心身一如」という考え方に基づいた治療体系になります。身体にあはき施術することで、心理ストレスを癒すことができます。

患者様によっては、自粛要請により自宅でのリモートワークに直面することになった方もいらっしゃいます。職場環境と違い自宅での慣れ

ない仕事などによる頭痛、眼精疲労、肩こり、腰痛などのセルフケアについて、自宅でできるツボの押し方や温灸やストレッチなどオンライン指導を実施します。パソコンの画面を通じた指導によって、全国どこにいてもあはき師の指導をリアルタイムで受けることができます。今までにない新しい患者様とのかかわり方かと思います。

（松森裕司）

A10 強力に予防と症状の改善ができると思います。中医学は「気」の医学で、気は12の臓腑から発生して全身をめぐります。逆に全身のツボを治療することで、臓腑の弱りを改善することができます。肺、胸腺、腎に関係した激痛のあるツボを治療すると予防と改善ができます。

ほかの東洋医学の治療にかかった患者さんが筆者の治療にかかると、腹がずいぶんと鳴るといいます。腹が鳴るのは、胃、小腸、大腸などの消化管から起こっていることですが、例えば腎兪を指圧しても腹が鳴ります。指圧の刺激は腎に最も及んでいる訳で、そのことは治療後に排尿の量が多くなるということで分かります。

治療して肺の機能が改善していることの簡単な証明の一つに、治療する前にコーヒー豆をチリ紙に包んで、片側の鼻で匂いを嗅いでもらい、感覚の弱いほうを調べます。弱い側の肺に関係するツボを治療してから、もう一度、匂いを嗅ぐと感覚が向上していることが分かります。

（田中 勝）

A10 新型コロナウイルス感染症の蔓延は有史以来、まさに他に類をみない有事のひとつとなっているといっても過言ではない。そのなか、あはき師においては、社会生活維持に欠かせない仕事につく者「エッセンシャルワーカー」として、感染リスクと隣り合わせの状況で「人々の生活を支え、安心安全を提供する」こととの使命感を胸に抱き働き続けていくことが求められている。とりわけ、エッセンシャルワーカーのなかでも、国民の疾病対応や健康の保持増進を目的と

した医療関連従事者は「感染防御がしっかりとできること」が担保されていなければならないと考える。それはその最前線に立つ医師や看護師のみならずあはき師も同様である。

それは、自身が新型コロナウイルス感染症罹患者やその疑いがある者と接触した場合が想定され、自身がそういった者へ接触した場合でも感染しない・感染経路とならないように努める必要があるからだ。

あはき師は、施術希望者には一定の無症候性患者が存在するものだと考え、施術環境の安全性への担保のため環境の維持、感染防御の徹底を努めながら、国民の疾病の予防および健康の保持増進への寄与に努めるべきだと考える。

いま、あはき師がこの未曾有の事態においてできることは、①利用者や施術所付近に住まう国民において新型コロナウイルス感染症の罹患の可能性がある場合はしかるべき機関への連絡を促すこと、②十分な予防策の実施・環境の安全性の確保を行ったうえでの主訴および付随するあるいは関連する症状に対する施術を実施すること、③緊急事態宣言に端を発する不自由感や不満感といった生きづらさに耳を傾けながら問題解決のかたちとはならないものの傾聴の姿勢を維持し向き合うことだと私は考える。

筆者が所属する病鍼連携連絡協議会では、2月14日業界でも先駆的に新型コロナウイルス感染症の予防に対する施術所の指針を打ち出し、市民啓蒙ポスターの作成を行った。2月17日には神奈川県の相模原中央病院、東京都の牧田総合病院蒲田分院など医療施設の感染報告を受け、著作権フリーとして同ポスターの使用および変更を許可し、当会活動に理解を賜ることのできた団体および施術所で利用が開始された。

（糸井信人）

A10 社会的には医療崩壊を防ぐサポートをしているといえます。そのためにはまず、生体の免疫状態への安定に対して有用であるとのアピールで、社会に広く知ってもらえるようSNSなどで発信しています。

（加藤秀郎）

A10 この病に感染・発症している患者さんを直接診させていただく機会はありませんが、上述してきたように、我々が日々実践している気一元の思想・哲学に基づいた鍼灸治療や養生によって心身における陰陽バランスを整えることは、感染の予防あるいは万が一の罹患時の重症化予防・軽減に貢献できる可能性が高いと考えます。さらにこの社会情勢のなか、生活スタイルの変化に伴うさまざまな要因から心身の陰陽バランスを崩すことで、いろいろな病を発症したり、もともとの病気が悪化したりする方が増えることも大いに考えられます。

私自身は、感染リスク管理を徹底したうえで、これまでと同様に日々の臨床を続けていくことで、少しでもそういった方々の助けになれたらと考えています。

（足立尚哉）

A10 ウイルス禍による経済活動の停滞に伴い、どの業種も辛酸や苦汁を舐める時期である。何もしないことで救える命があることを知り、必要以上に来院や外出を促すことのないよう努めるべきである。万が一、鍼灸師の過度な誘致による来院が起因となり感染症を拡大させた場合、業界の縮小は避けられない。跳躍のための準備期間、というにはあまりにつらいが、耐えるべき

市民啓蒙ポスター

ときだと考えることも必要ではないだろうか。

一方で、こうした有事の際に「不要不急」である、と位置付けられないような役柄を模索する日常臨床への取り組み方も必須であろう。当施設では、病棟内に入院している患者様に鍼灸治療を提供している。現状でも同様に業務を続けているが、感染症の拡大規模や危険性の変化に応じて、その是非が問われることは避けられないだろう。 （石塚僚司）

A10 濃厚接触する職業であるため、自分自身が少しでも症状があれば出勤を控える。（片倉武雄）

A10 この感染症の治療は十分に可能である。伝統的鍼灸治療は心身のアンバランスを整える全体治療と症状に対する治療はともに気血の過不足を調整し、循環を正常化し自然治癒力を十分に破棄させる方法だからである。

正しい現代医学的な情報を整理し、適切な内容を伝えて患者の不安を和らげる。現代医学では施すことができない「養生」という分野の重要性をこの機会に発信する。医療従事者へのケア＆キュアが可能である（現在実施していないが）。 （戸ヶ﨑正男）

A10 新型コロナウイルスに対する鍼灸師ができること！ それは現代医療が、SARSも、MARSもワクチン開発が間に合わないのだからできることは隔離です。この事態になっても、中国中医学は一切沈黙です。これが中医学の正体です。鍼灸が治さなくてどうするのか？ 証を立てることをやっていないで、積極的な鍼灸治療法をするべきです。

治せない鍼灸に何の価値があるというのだろうか？ （茂木 昭）

・・・・・・・・・・・・・・・・・・・・・・・・・・・・・・

特別寄稿集「私の『ツボの選び方』」に登場した、栗原誠氏と、中野正得氏の見解もここに掲載する。

新型コロナウイルス感染症の幕引きと同時に問われる信頼関係

一般社団法人整動協会 代表　栗原　誠

新型コロナウイルス感染症に対するツボを提示することは難しい。

まず、第一に、初めて出会うウイルスであるから、身体にどのような変化をもたらすのか分からない。症状に関する情報があるとはいえ、実際に触診で患者の身体の特徴をとらえてからでないと、想像のなかで論じてしまうことになる。『傷寒雑病論』など、ヒントを与えてくれる古典は存在するが、手探りから始めなければならない。

第二として、鍼灸師自身の感染リスクを負わずに施術する術が見当たらず、現実的ではない。

第三として、病院における医療との連携が現時点では難しく、鍼灸が新型コロナウイルスに対して著効があるとしても、連携がとれない状況下では手を出すことができない。現状の医療体制のなかで、鍼灸が居場所を見つけることは非常に難しい。しかし、ここに絶望する必要はなく、役割は必ず見つけられる。

この原稿を書いているのは4月の後半である。緊急事態宣言が発出されてから2週間が経ち、感染者数の減少が見られているが、渦中であることに変わりない。出口はまだ見えず、未来を予想できない。しかし、未来は創造できる。元通りの世界を目標にするのではなく、鍼灸師の役割を創造すればよいのだ。

この原稿が表に出る頃には、メンタルヘルスの問題が深刻になっているかもしれない。社会活動を我慢するにも限界がある。企業の資金にも限界がある。すでに大切なものをなくし希望

を失っているかもしれない。このような状況だからこそ、身心を同時にケアできる鍼灸師の役割が見直されるきっかけになってほしい。

今後、患者さんとの関係も密度が高くなるだろう。感染を縮小させていくためには、人と人が距離を取って過ごさなければならないが、人はどんなときでもつながりたい生き物。永遠に距離を保ち続けなければならない社会は、もはや人間の世界ではない。

距離に慎重にならざるを得ない社会のなかでは、つながる相手も慎重に選ばざるを得ない。私たちも慎重に選ばれるようになると予想している。それは履歴に価値を置かれるという意味でもある。何ができるかと合わせて、何をしてきたかが一層問われる。

新型コロナウイルス感染症の幕引きと同時に問われる本当の信頼。もちろん技術が生み出す信頼が大切だが、それだけでなく、言動が生み出す信頼もある。本来、こうした信頼関係の構築は、私たちの得意とするところではないだろうか。

「人との距離が必要な社会では鍼灸師は活躍しにくい」と考えるのではなく、むしろ、人とのかかわり方を積極的に模索し、社会に提案していくのが鍼灸師の役割ではなかろうか。

新型コロナウイルス感染症について
日本はり医学会　中野正得

ほとんどが肝虚肺証か肝虚脾実証だと推察する。肝虚に対しては曲泉か行間か太衝。肺実であれば尺沢か孔最か列欠。脾実であれば陰陵泉か地機か公孫。肝経は補法。肺経と脾経には瀉法。以上は本治法。以下標治法と補助療法。

共通ではないが、頻繁に見られる症状に対する鍼灸治療を述べる。

（1）肺炎の鍼灸治療

（肺の炎症の強い側の）照海―（反対側の）列欠と（炎症の強い側の）陥谷―（炎症の強い側の合谷）を取り、主穴に5壮、従穴に3壮知熱灸をし、主穴に金粒、従穴に銀粒を貼付し、自宅でその上からドライヤー灸を日に3回するように指導する。

ドライヤー灸は「1、2、3、4、5」と5秒間温めるのを1壮（回）とし、主穴に25壮（回）、従穴に15壮（回）行う。

（2）喉の痛みの鍼灸治療

左右の人迎を押さえて、圧痛の強い側を病側とし、反対側（健側）の肝経の蠡溝か腎経の大鐘を指で軽く触り、人迎の圧痛が和らぐかを確認し、和らぐ方のツボを取り、比較的太めの鍼で1. 金鍼30番、2. 古代鍼、3. 中国鍼、4. 小児はてい鍼を接触して補う。

次いで止め灸として、知熱灸7～10壮施灸。最後に経に従い皮内鍼を添付。

小児は金粒か銀粒を貼付。自宅でその上からドライヤー灸35～50壮するように指導する。

（3）咳・痰の鍼灸治療

中脘の左右の脊際を押さえて圧痛の強い側の孔最―反対側の照海を取る（任脉の変法）。

主穴に5壮、従穴に3壮知熱灸をし、主穴に金粒、従穴に銀粒を貼付し、自宅でその上からドライヤー灸を主穴に25壮（回）、従穴に15壮（回）行うように指導する。大椎と風門に知熱灸7壮ずつ施灸。自宅でドライヤー灸35壮ずつ行うように指導する。

（4）味覚障害の鍼灸治療

照海―列欠と公孫―内関か内関―公孫を取り、主穴に5壮、従穴に3壮知熱灸をし、主穴に金粒、従穴に銀粒を貼付し、自宅でその上からドライヤー灸を主穴に25壮（回）、従穴に15壮（回）行うように指導する。唖門に置鍼。

（5）嗅覚障害の鍼灸治療

陥谷―合谷か合谷―陥谷を取り、主穴に5壮、従穴に3壮知熱灸をし、主穴に金粒、従穴に銀粒を貼付し、自宅でその上からドライヤー灸を主穴に25（回）、従穴に15壮（回）行うように指導する。

外邪性疾患のツボ選び

鍼道五経会 代表　足立繁久

I. はじめに

　新型コロナウイルス感染症が世界的に流行している執筆現在、コロナショック収束後の社会がどのように変化してしまうのか、見通しが立たない状況にある。今後、鍼灸という生業も否も応もなく変容を迫られることとなるだろう。

　しかし、どのような変化が起ころうとも、鍼灸は医学であることを忘れてはならない。新型コロナウイルス感染症に対する危機感は、鍼灸師に医療・医学としての本分を強く意識させる機会にもなったはずである。新型コロナウイルス感染症の脅威から自身や周囲の人たちを守るために、鍼灸師なら何ができるか？　そう考える諸氏も多いと思われる。

　本稿では、発熱という病態を中心に、外邪性疾患をどのように考え鍼灸を行っているのかを概論と症例で述べさせていただく。なお、本稿は、新型コロナウイルス感染症に関する論文ではないことをおことわりしておく。

II. 外邪性疾患と発熱

　外邪性疾患では、発熱が一つの転機となる症状である。東洋医学でいう発熱とは、邪正相争の結果として起こる現象である。正気とは衛気、外邪とは風寒暑湿燥火の六淫である。寒邪は陰邪であるため、人体に対する傷害性や内攻の性質が強い。この寒邪の特性を基にして『傷寒論』は風寒邪を中心とした病理・病伝が記されている。それに対して温熱邪は、陽邪であるため、その進攻が早い。また肺や心（心包）といった陽臓を攻めやすい。その性質が『瘟疫論』『温熱論』などによく表わされている。

III. 理想の熱病の治り方

　発熱は文字通り「熱を発する」現象である。東洋医学的な治癒ストーリーでは、発熱して発汗することで、表に侵入した外邪を汗とともに発散させる。また表からほかの病位に病伝した結果、嘔吐や便として外邪を排除する駆邪ルートもある。しかし、体力的に最も消耗の少ない駆邪ルート

は、発汗といえる。発汗・嘔吐・下痢、いずれのルートを選択するにせよ、短期間、かつ、体力消耗が軽度のうちに外邪を排除することができれば、スムーズな治癒となるのだ（図1）。

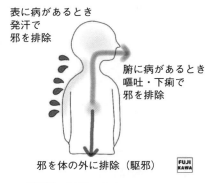

表に病があるとき
発汗で
邪を排除

腑に病があるとき
嘔吐・下痢で
邪を排除

邪を体の外に排除（駆邪）

図1　駆邪のための3ルート

Ⅳ. 発熱を起こすために必要な四要素

　発熱を分かりやすく分解してみよう。発熱に必要な要素は「外邪の侵入」と「適度な正気」である。発生する熱量は「外邪の強さ・性質」と「正気の強さ」によって決まる。この正気と外邪が表位にてぶつかり合うことで発熱が生じる（図2）。

　臨床的にみると、外邪と正気の加え「伏邪」や「時候・天気の運行」という要素も考慮に入れるべきである。

　伏邪とは、身体に蓄積していた内在の邪気のことである（内因との区別を要する）。伏邪とは過去要因であり、発熱は現在起こっている現象である。また、人体は時候や天地の気の影響も常に受けている。これらは外的・環境的な要因であり、発熱は内的に起こっている現象だといえよう。過去・現在・未来を見据えた視点、そして小と大をみる観点を駆使して治療を行うことは、東洋医学ならではの治療観である。

　臨床的には、伏邪を「素体・体質」、外邪は「病因」、発熱が「病症」にそれぞれ該当し、これに「環境の影響」といった外的条件を加えると分かりやすい。ただし、素体には虚実の鑑別が必要であり、伏邪は実の素体である（図3）。

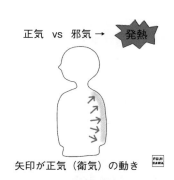

正気　vs　邪気　→　発熱

矢印が正気（衛気）の動き

図2　発熱を起こすための要素

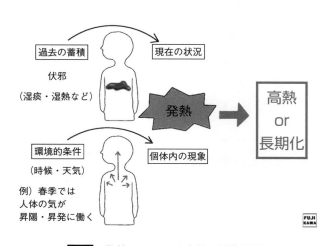

過去の蓄積
伏邪
（湿痰・湿熱など）

現在の状況

発熱

高熱
or
長期化

環境的条件
（時候・天気）

個体内の現象

例）春季では
人体の気が
昇陽・昇発に働く

図3　発熱をとりまく内的・外的要因

Ⅴ. 熱病を初期における実証という設定でみる

臨床では、内熱・湿痰・湿熱を伏邪として保有しているケースが多くみられる。特に湿痰・湿熱のケースでは、甘いもの・脂っこいものを好み、飲酒、運動不足などの条件を満たしている人は、潤沢に湿痰・湿熱を蓄えている。これら伏邪が潜む層や（伏邪が）外邪に呼応する層によって、症状の軽重が左右される。

時候天気に関しては、慣れない人だと四季（五季）をイメージするとよい。例えば、五行の木にあたる春には、昇陽・昇発の勢が旺盛となる。発陳の季節であるため、伏邪の内発も起こりやすい。当然、この動きは外邪とは異なる環境的な要素である。この昇発・昇陽の勢が熱病に影響を及ぼすことは否定できない。これは、収蔵の季節である冬の気の動きと対比させると、イメージしやすいだろう。

Ⅵ. 発熱の悪化転機

実証・表証の発熱は、正気が邪気と盛んに戦っている指標である。正気が闘っているとはいえ、楽観はできない。臨床では、常に次の病態を考慮しなければならない。発熱の次に想定できる病態として「高熱」や「長期発熱」が挙げられる。この2つの症候は、さらに脳症や肺炎といった重篤なステージにも発展し得る。脳症とは痙攣や異常行動をイメージしていただきたい。

高熱は熱邪が盛んな状態であり、炎上の性を持つ熱邪は体の上部を衝く。その結果、熱性痙攣や異常行動を起こす。これは小児の熱病でしばしばみられる病伝パターンである。また表から裏の肺臓に内陥し肺炎に至る病伝も想定すべきである。嬌臓とも呼ばれる肺は、火に剋されることに弱く、長期化もしくは重篤化しやすい。

そして、高熱・長期の発熱とも正気を大幅に消耗してしまう。正気が尽きてしまうと、一転して裏証陰証に内陥してしまう可能性を忘れてはならない。

Ⅶ. 鍼灸で熱病の悪化を防ぐには？

以上、簡略的ではあるが熱病の2例の病伝パターンを紹介した。

発熱の要素として「外邪」「正気」「伏邪」「時候」と4つを挙げたが、これらのなかで鍼灸師がケアしやすいものが2つある。「正気」の確保と「伏邪」の削減である。正気が弱っていれば、外邪は容易に深部に到達し、裏証を引き起こす。もしくは外邪を追い出すにも長期化してしまう。そして伏邪は、その量や潜伏拠点が多いほど、病態は複雑化・長期化しやすい。日頃から正しい養生によって正気を保持し、伏邪を減らしておくことは、体質をケアする鍼灸師が行うべき仕事だといえる。このように、熱病の重篤化を避ける一助として、鍼灸が貢献できることはある。発熱・熱病

を有事とするならば、正気確保と伏邪処理は平時のうちにすべき仕事だといえる。

　ただし、伏邪を処理するにも眼の付け所を要る。「病邪のタイプ」と「病位」を見極めなければならない。伏邪にも内熱・湿痰・湿熱・宿食・瘀血など種々あるが、何をターゲットとするのかを判断すべきである。そして、病位は病邪の位置である。仮に湿痰や湿熱を動かすとしても、全身の湿痰・湿熱を処理するわけではない。どの部位・どの層の伏邪を処理するのか？　そして、伏邪を追い出す出口を明確にイメージする必要がある。

　例として、肺臓への病伝を予防するとして平時にどのような湿熱処理を行うか、イメージしやすい例として以下に挙げておく。

①脾胃の湿痰を除いておく（五行の相生関係）

②大腸の腑をきれいにしておく（表裏臓腑関係）

③心下・膈の湿痰湿熱を捌いておく（部位的な観点における祛湿）

④胸郭全体の気機をよくしておく（部位的な観点における熱処理）

　……などなど、実際には患者や状況によって、選択肢はより複雑になるであろう。また、邪を追い出すルートも腑や経によってもそれぞれ異なることはいうまでもない。

　以下に、適応での発熱に対する鍼灸症例を2つ紹介する。1例目は「高熱」がテーマであり、2例目は裏虚をベースとした発熱で病位を動かすことを意識すべき症例である。

Ⅷ. 症例

1. 39℃台の0歳児の発熱症例

【患児】

　0歳8カ月の男の子。

【日時】

　X年3月30月に来院。

【主訴】

　発熱（39〜40℃）。

【経緯】

〈3月28日〉

　この日より発熱。この時は38℃台。

　小児科医院の診察では突発性発疹ではないかとの診断。解熱剤を処方される。

〈3月29日〉

　解熱剤（座薬）を使用するも熱は下がらず39〜40℃に上昇。この子の姉（5歳）が2度の熱性痙攣の既往を持つため、この子も熱性痙攣を起こさないかと母親は不安がっている。

【問診および切診情報】

・本日、昨日ともに発汗なし。

・便と尿は普段と変わらず出ている。食欲なし。

・普段の活発から一転、この日は朝から活動量低下（グッタリしてはいない）。

・脈証の詳細情報はなし（手に触れることを嫌うため脈をとらず）

・手を近づけると、頭、腹部、背中ともに熱感強い。

・心窩部（心下）の実は軽い。

Q.この子をどう診る？

A. 汗便尿の問診情報から、排熱のルートとして、発汗がうまく機能していないことが分かる。また、活動量低下とはいえ、完全にグッタリしているのではない。眼力も泣く力もそれなりにあるため、虚証に落ちているわけではない。

つまり、複雑な熱証ではなく、熱量が多すぎるための高熱であることも推察できる。外に発する力と内に引き込む力が拮抗している状態だと推察した。陽気・正気が強い小児によくみられる高熱パターンである。

小児の高熱は要注意である。大人に比べて小児は陽気の勢が強く、また基本的に気血ともに上逆しやすい。そのため熱邪の上衝によって熱性痙攣に至る可能性がある。この可能性を視野に入れつつ、熱邪を清する小児はりが必要だと判断した。

【治療内容】

太陽膀胱経の一行線（膈上）を主体とし、大椎と風池を加えて、小児はり（銀鍉鍼）を行う。内にこもる気熱を外表に引っ張り上げて散じ、清熱解表を行うことが目的。

次いで膈兪、脾胃兪の湿痰の邪を抜き、脾胃の気を建てる。湿痰は普段の飲食により蓄積した伏邪である。邪を捌くことで正気を扶け、胃気を保持する目的もある。

また、膈上から膈下への流れは、太陽膀胱経の経気および衛気を上から下に誘導する意図も含まれる。さらに心下（心窩部）の実を取り去り、心火の炎上を防ぎ、熱性痙攣を予防する意を含む。

これにて、小児はりを終了。熱感は依然残るため、翌日の来院を促す。

清熱の手段として膈上一行を主としたが、井穴治療や百会も選択肢に入れておくとよいだろう。

〈3月31日〉

初診日の翌日に来院。発熱は37℃台に低下する。発汗はまだみられないが、小児はりのあと、一度だけ発汗がみられた（座薬使用時）。

小児はりは前回と同じく清熱解表を主目的とする。第1診に比べ小児はり直後では、熱感の減少が確認できた。37℃の微熱に低下したとはいえ、発熱が起こってから4日経過。正気の消耗が懸念されるため、早期収束を要する。明日の小児はりで熱を収める。

〈4月1日〉

平熱に下がる。解熱剤は使っていない。

昨夜、多量の寝汗をかくこと2回。これで安定したと判断できる。

治療内容は上焦の余熱を冷ましつつ、正気を扶けることを主とする。

> **小児熱病に対する注意ポイント**
> ①小児は寝汗をよくかく。東洋医学概論などでは寝汗（盗汗）は陰虚所見と教わることもあるが、虚証ではない寝汗もある。睡眠中に正気が回復された結果、旺盛になった正気が邪を発す。その過程で寝汗が起こることは小児でよく起こることである。
> ②発熱が収束したあとも、体には余熱が残る。その余熱が上焦などに残存することで、夜泣きや癇癪が強くなるケースもまた臨床では多くみられる。
> ③小児の特性として"常に食べすぎの状態"にある。なぜなら身体を今以上に大きくしないといけないため、現在の胃の容量を超えて飲食を摂取することになる。正常なことでもあり矛盾した現象でもある。加えて、現代っ子は熱性・粘性の高いものをよく摂るので湿痰・湿熱の質が高い。これも高熱の原因となる。「小児の病の大半は胎毒、小半は傷食、そのうち一二は外感風寒」の言葉の通りである。

2. 37.4℃の微熱に対する鍼灸

【患者】

40代、女性。3児の母。

【日時】

X年4月13日。

【主訴】

発熱（37.4℃）、悪寒、頭痛（側頭部）、腰痛、倦怠感。

【随伴症状】

嘔気、不欲食。微熱感と悪寒は交互に起こる。

【経緯】

前日深夜（0〜1時）に強腹痛および下痢、吐き気に苦しむ。（数日の便秘後にしばしば起こる症状とのこと）。その際に多量の発汗と悪寒。着替えを要する量の発汗だったが、虚脱感のため着替え不可。そのまま寝る。翌朝は強い倦怠感を伴う微熱。諸々の家事を気力でこなすも、頻回に臥す。

【切診情報】

〈脈証〉

体に沈位の脈。不数。脈状は弱緩、特に右関後一部の弱りが顕著。

〈腹証〉

臍下を中心とした虚候、中脘周辺は実所見。

【治療内容】

〈前半の治療〉

下焦中焦を中心に補法を先とする。関元・右太巨・中脘に温灸を行い、温補、その後に補鍼。関元、中脘、太渓、足三里（毫鍼による補法）。

> Q.この患者さんをどう診る?
>
> A. 悪寒・微熱・頭痛などの表証がみられるものの、脈証(沈・不数)が一致しない典型的な裏虚表病である。先補後寫を治療方針とする。腹部・四肢の主要穴を用い正気を補い、それによって病邪を表に浮かせることを目的とする。先補後寫の先補にあたる。

　中下焦への先補を行った結果、脈力が益し、脈状の関前一部から関上にかけて浮弦を表す。

〈後半の治療〉

　この脈の変化(体の動き)に対して太陽膀胱経に鍼を行い表邪を解散する。

　ただし、脈の変化から、太陽膀胱経の三行(督脈を去ること三寸)を先に鍼刺、次いで一行線(督脈を去ること五分)へ鍼刺を行った。先に三行線にて少陽寄りの邪を解し、その後に一行線にて表に浮かせた陽邪を処理する意図がある。

　治療後は脈(浮弦)、微熱ともに解除され、倦怠感は少し残る状態であった。

　脾腎の虚が強く残る出来事があったため、ある程度の倦怠感が残るのは否めない。しかし、ここまで持ち上げたら回復には向かうはずなので治療を終了とする。翌日の確認では微熱・頭痛・悪寒などの一連の症状はなくなっているとのこと。

> Q. 虚実入り乱れた発熱こそ実際の臨床に多い?
>
> A. 外邪性疾患であっても、基礎疾患や発病前の前提条件(虚実)を考慮に入れて治療することは必須である。今回のケースでは前夜の腹痛下痢が虚の要素となる。腹痛下痢は脾胃の気力を大きく損ない、深夜にて体力を消耗すること自体が腎虚の要因にもなる。
>
> 　さらに女性の場合だと、月経前後や妊娠中、産後などで虚実や病位が変わることが多く注意を要する。今回のケースでは月経前のタイミングもあり血虚の要素は少なかったが、月経直後や産後または授乳中であれば、補血の要素を加味する必要もある。

Ⅸ. 結びにかえて ―病の意味と波―

　誤解を恐れずに書くと、熱病にかかること自体は悪いことではない。発熱という活動を通して、体内に蓄積する伏邪を処理している側面があるからだ。このような身体観は小児の発熱を診ているとよく分かる。もちろん患者の年代によって熱病のとらえ方は異なるが、邪気のせいで病になるではなく、邪気をきっかけにして、人体が症状を起こしているのだ。治療に携わる者は病の意味を深く考える必要がある。

　そして、人体にも病気にも波がある。正気や病邪の盛衰もその一つである。急性疾患のなかでも発熱は短期間における波が特に顕著である。その波やピークを見極め、各病位において最善の一手を打つことが治療の鍵だといえる。このことは私自身、今後も修行が必要なテーマである。

新型コロナウイルス感染症の流行に関する世界の動き（2020年4月15日〜5月15日現在。編集部調べ）

	WHO	世界各地	日本国内
4月15日	ニューヨーク州がマスク着用を義務化。違反者が多い場合は罰則検討。	世界全体の感染者数が200万人を超える。	日本郵便が郵便物や宅配便「ゆうパック」などの当日の再配達を、当面の間、全国で中止すると発表。
4月16日			経済対策「減収世帯へ30万円」を取り下げ、「1人10万円」補正で再検討。政府・与党は組み替え調整。 緊急事態宣言の対象地域を全都道府県に拡大。
4月17日		世界全体の死者が15万人を超える。 イギリスBBC放送が、ワクチンが開発されない限り来夏の五輪開催は現実的ではないとする保健科学の専門家の話を伝える。 アメリカ国立衛生研究所（NIH）が、米欧保健当局と医薬品大手16社が新型コロナウイルスのワクチンと治療薬の開発で連携すると発表。	布マスクが東京都内で感染者の多い世田谷区と港区から配達開始。 安倍首相が、外出自粛の対象に選挙は該当しないとの考えを示す。
4月18日		アメリカ合衆国のトランプ大統領が、中国側に感染に関する情報の隠蔽があれば、責任を追及する構えを示す。	日本での感染者が1万人、死者数が200人を超える。 厚生労働省が、全国の妊婦に配布を始めた布マスクの一部に、汚れなどの不良品があったと発表。 新型インフルエンザ治療薬アビガンを感染者に投与する研究の分析結果が日本感染症学会特別シンポジウムで報告される。投与2週間で重症者は6割、軽症者は9割が改善。
4月19日			西村経済再生相が、総額1兆円の臨時地方交付金について、都道府県が休業要請に応じた事業者への「協力金」に活用するのを容認する意向。
4月20日	世界各地で行われた抗体検査の結果として「感染は人口の2〜3％未満」と述べる。	IOCが、五輪延期の経費を「安倍首相が負担に合意」と明らかにする。 マダガスカルのラジョリナ大統領が薬草入りの飲み物を「新型コロナウイルスの予防や治療薬になる」とアピール。WHOは「効果は証明されていない」として注意を呼びかけ。	全国民への現金10万円の一律給付を盛り込んだ緊急経済対策と、これに伴う2020年度補正予算案を決定。 沖縄県が独自の緊急事態宣言。玉城知事が県をまたぐ移動をしないように呼びかける。 国立感染症研究所が、感染した人の濃厚接触者の定義を「発症2日前から」「1m程度」「マスクせずに15分以上」に変更。
4月21日	「新型コロナは動物が起源」として、アメリカ合衆国のトランプ大統領が主張する武漢の研究所が起源とする説を否定。	世界全体の感染者数が250万人を超える。4月15日に200万人を上回ってからわずか6日間。 ドイツのメルケル首相が新型コロナウイルスの起源を巡り、中国に「一層の透明性ある説明」を求める。 イギリスのオックスフォード大学が、開発中のワクチンについて、今週中に臨床試験で接種を開始すると発表。100万回分の生産目指す。 アメリカ厚生省の生物医学先端研究開発局（BARDA）のリック・ブライト局長が解任され、アメリカ国立衛生研究所（NIH）のより権限の狭い役職に異動。	菅官房長官は前日のIOCの見解を受けて、「合意の事実はない」と否定。 赤羽国土交通相が、地方部の高速道路で普通車以下を対象に実施している土日、祝日の3割引きを4月29日〜5月6日は適用せず、料金を引き上げると発表。 国税庁は、アルコール消毒液が不足している状況を踏まえ、スピリッツとリキュールの酒類製造免許の取得手続きなどを簡素化すると発表。 文部科学省が、学校再開後に学習の遅れを取り戻すため、退職した教員を活用するよう求める事務連絡を都道府県教育委員会などに出す。
4月22日	テドロス事務局長が記者会見で「ほとんどの国はまだ流行の初期段階にある」と述べ、流行は長期化すると警告。	リック・ブライト元局長が、突然の解任に関して声明を発表。抗マラリア薬ヒドロキシクロロキンとクロロキンは「科学的な根拠が明らかに欠如している」と指摘。 アメリカ合衆国のポンペオ国務長官が、中国のウイルス研究施設への立ち入りを要求。 ドイツ政府が、新型コロナウイルス向けのワクチンの臨床試験の許可を出す。	休業要請に応じた中小事業に対して東京都が支給する「感染拡大防止協力金」の申請受け付けが始まる。
4月23日	中国政府がWHOに3,000万ドルを寄付すると発表。 サイバー攻撃により、WHO職員の約450件の電子メールアドレスとパスワードが流出したと発表。WHOへのサイバー攻撃は、新型コロナウイルスの流行が始まって以降、前年の同時期と比べて5倍以上。	ニューヨーク州のクオモ知事が、無作為抽出で行った抗体検査の結果、約14％が陽性だったことを発表。	医薬品や医療機器を担う企業を外資の買収から守るため、外国為替及び外国貿易法の規制対象を拡大する方針。 西村経済再生相が、新型コロナウイルス特措法の45条に基づく指示を出すためのガイドラインを都道府県知事に通知。休業に応じない施設名は公表される。 4月の月例経済報告「国内の景気判断を2カ月連続で下方修正」「急速に悪化しており、極めて厳しい状況」。 小池東京都知事が、「最少人数」「3日に1回程度」の買い物を都民に呼びかけ。
4月24日			厚生労働省が、症状がない患者へのPCR検査にも公的医療保険を適用する方針を決める。

	WHO	世界各地	日本国内
4月25日		世界全体の死者が20万人を超える。	
4月26日		中国の国家衛生健康委員会が、武漢市で入院中の感染者が0人になったと発表。	厚生労働省が、PCR検査のための検体採取を歯科医師もできるようにすることを決める。
4月27日	新型コロナウイルスに感染後、抗体があっても再感染する可能性を指摘。	入院していたイギリスのジョンソン首相が職務復帰。中国の北京で約3カ月ぶりに学校再開。高校3年生から段階措置。	
4月28日		都市封鎖の措置を取ってきたニュージーランドが、段階的な緩和を始めると発表。	日本医師会会長が、1年後の東京五輪について「ワクチン開発されないと難しいのでは」と発言。
4月29日	テドロス事務局長の辞任を求める署名運動がインターネット上で広がり、4月29日時点で100万人を超える。	タジキスタンでの感染者を確認。米国立衛生研究所（NIH）が、レムデシビルの臨床試験に関して予備的なデータ解析の結果を発表。レムデシビルを10日間投与した群は、プラセボ群と比較して治療期間が31％短縮。	
4月30日		コモロ連合での感染者を確認。	
5月1日			感染拡大の影響で、売り上げが半分以下に減った事業者に向けた支援策「持続化給付金」が始まる。政府専門家会議が、長期戦への覚悟を求め「新しい生活様式」の定着を促す。厚生労働省が、医療・介護現場で働く人が業務内で新型コロナウイルスに感染した場合、労災認定する方針をまとめ、各都道府県の労働局に通知。
5月2日		フランスが、3月に発令された「公衆衛生の非常事態」の2カ月延長を決定。	日本での死者数が500人を超える。
5月3日		アメリカ合衆国のポンペオ長官がABCテレビのニュース番組で、「ウイルスが武漢の研究所から発生したことを示す多くの証拠がある」と述べ、同日にトランプ大統領がFOXニュースで、「非常に強力な報告書が出るだろう」と述べる。	
5月4日		世界全体の死者が25万人を超える。9日間で5万人増。ニューヨーク市の保健局が、2～15歳の15人に多臓器炎症型疾患が確認されたと発表。川崎病に似た症状。ロイター通信が、4月初めに「天安門事件以来の国際的な反中感情の高まり」とする内部報告書が中国首脳部に提出されたと報じる。	緊急事態宣言を全国で5月31日まで延長決定。政府専門家会議が、日本でPCR検査件数が少ないことについて、国内でSARSなどの感染者が出ず、新しい感染症の流行に対応する検査体制が整わなかったとの分析を公表。感染した警察官が全国初の死亡。
5月5日		イギリスの死者がイタリアを超えて、アメリカ合衆国に次ぐ世界2番目となる。イタリアが都市封鎖の段階的解除を始める。製造業や建設業など、400万人が職場に復帰。	愛知県が、県内の感染者延べ495人分の非公開情報を県のウェブサイトに誤って掲載したと発表。大阪府が、特別措置法に基づく休業と外出自粛要請の段階的な解除に向けた独自の基準を決定。
5月6日		ドイツのメルケル首相が、すべての商店の営業再開を許可。匿名のストリートアーティストであるバンクシーの新作が、イギリスの病院に届く。感染者の治療にあたる看護師がモチーフ。アメリカ合衆国のポンペオ国務長官が、コロナ発生源が武漢の研究所なのか「確信ない」と述べる。ニューヨーク市の地下鉄が、午前1～5時の運転を取りやめ。24時間運行を中止するのは、自然災害などを除いて115年の歴史で初。韓国政府が、3月22日から実施してきた外出や集会の制限を緩和。	厚生労働省が、「相談・受診の目安」を見直す方針を明らかにする。「37.5度以上の熱が4日以上」などの基準を「息苦しさやだるさ、高熱がある場合」に変更。西村経済再生相が、抗寄生虫薬イベルメクチンを治療薬として実用化するための研究を支援する考えを表明。
5月7日	感染者がアフリカで5万人を超えたのを受け、「感染防止対策に失敗すれば、アフリカで今後、数千万人が感染する恐れがある」との声明を発表。		厚生労働省が、新型コロナウイルスの治療薬として、抗ウイルス薬レムデシビルの製造販売を特例承認。申請からわずか3日。厚生労働省が、休業者を対象に、失業した場合と同じ手当を支給する特例措置の検討に入ったと発表。

		WHO	世界各地	日本国内
5月8日		人獣共通感染症などの研究を担当するピーター・ベン・エンバレク博士が、「武漢市内の卸売市場が感染拡大に関連していることは明らか」としたうえで、市場が感染源かどうかについては「分からない」と発言。テドロス事務局長が、天然痘の根絶宣言から40年となることについて発言。併せて、新型コロナウイルスへの対応で各国の協力を呼びかけ。	EUが、域外から欧州30カ国への不要不急の入域を原則禁止する措置を6月15日まで1カ月延長するよう欧州各国に要請。カリフォルニア州が、外出禁止令を50日ぶりに緩和。一部店舗について営業再開を許可。	政府・与党が、中小企業などに家賃支援を行う方針。中小企業に1カ月当たり最大50万円、個人事業主に同25万円の給付金。政府・与党が、困窮学生に「1人10万円」給付を検討。東京大学が、インフルエンザ治療薬アビガンと、膵炎治療薬フサンを併用投与する臨床研究を始めると発表。東京都が、PCR検査の陽性者の割合(陽性率)を初公表。1日から7日までの1週間の陽性率は平均7.5%。最も高かったのは、4月11日、14日に記録した31.6%。加藤厚生労働大臣が、「37.5度以上の熱が4日以上」は「目安であって基準ではない」「我々から見れば誤解」と発言。受診が遅れるケースが相次いだとして、批判が広がる。
5月9日			韓国政府が、制限緩和4日で再び集団感染が確認されたと発表。ナイトクラブで54人。	東京都御蔵島で村会議長が感染。都内島嶼部での感染は初。東北初の死亡者。宮城の80代男性。小学館が、漫画「ゴルゴ13」を5月25日発売号から休載と発表。1968年の連載開始以来、初。
5月10日		ドイツの「デア・シュピーゲル」誌が、中国がWHOに新型コロナのパンデミック宣言を遅らせてほしいと要求したという疑惑を報道。WHOは即座に否定。	世界全体の感染者数が400万人を超える。イギリスのジョンソン英首相が、行動制限の段階的な緩和計画を発表。建設業や製造業などに出勤を許可。武漢市で、9〜10日に新たな感染者が計6人確認される。感染確認は約1カ月ぶり。	フジテレビが、テレビアニメ「サザエさん」の新作放送を当面の間休止と発表。1975年オイルショックの影響以来。
5月11日			アメリカ国立衛生研究所(NIH)のフランシス・コリンズ所長が、集団免疫を得るには、複数のワクチンが必要になると指摘。検査前の感染を見極めに、味覚・嗅覚異常の有無を調べるのが有効だとする分析を、ロンドン大学などのチームが医学誌「ネイチャーメディシン」電子版に発表。AP通信が、感染拡大の影響で第5回ワールド・ベースボール・クラシック(WBC)が2023年に延期と報じる。上海ディズニーランドが3カ月半ぶりに営業再開。武漢市の新型コロナ対策チームが、市内の各地区に対して10日間で全員の検査を実施する案を配布。	菅官房長官が、病床不足の指摘に「ベッド数はしっかり確保」と反論。安倍首相が、雇用調整助成金について、日額8,330円の上限を1万5,000円程度に引き上げる方向で検討すると明らかにする。厚生労働省が、唾液で感染を調べるPCR検査法を、早ければ5月中に認める方針。従来の鼻の粘液で調べる方法よりも安全かつ簡単で、検査数を増やせる可能性。
5月12日		感染拡大の鈍化を受け、テドロス事務局長が外出制限の慎重かつ段階的な実施の必要性を訴える。日本政府が、WHO総会に向けた対処方針を明らかにする。感染拡大におけるWHOの初動対応の検証や、加盟国が異変の兆しを通報するルールの厳格化を求める予定。	アメリカのTwitter社が、感染拡大に伴い実施している在宅勤務について、希望する社員は「永久に」許可すると発表。アメリカ主要IT企業では初。	厚生労働省が、治療薬を迅速に承認するための新たな手順を公表。東京都が抗体検査を6月から始めると発表。月3,000件の実施を予定。
5月13日		緊急対応責任者のマイク・ライアン氏が記者会見で、新型コロナウイルスは「消え去ることはないかもしれない」と述べ、共存する覚悟が必要との考えを示す。	中国政府が、体育授業で医療用マスク「N95」の着用を禁止へ。学生の突然死が相次いだため。レソトでの感染者を確認。	感染の有無を短時間で調べられる抗原検査の検査キットが薬事承認される。PCR検査と併用することで、検査件数の増加につながる可能性。日本相撲協会が、三段目力士の勝武士が新型コロナウイルス性肺炎による多臓器不全で亡くなったと発表。
5月14日			世界全体の死者が30万人を超える。	政府が、「緊急事態宣言」を39県で解除することを決定。特に重点的な感染拡大防止策を求めている13の「特定警戒都道府県」のうち、茨城、石川、岐阜、愛知、福岡の5県と、それ以外の34県。
5月15日		テドロス事務局長が、川崎病と似た症状の子どもが欧米で多数報告されていることで、世界各地の臨床医に警戒を呼びかける。	国際オリンピック委員会(IOC)が、東京五輪の追加費用700億円を負担の意向。	加藤厚労相が、抗体調査を6月から複数自治体の住民を対象に1万人規模で実施すると表明。新型コロナウイルスに感染した労働者について、14日までに労災申請のあった39件のうち、2件を認定。

新型コロナウイルス感染症の拡大に対する各師会の対応（日本鍼灸師会）（2020年4月15日〜5月15日現在。編集部調べ）

会　名	掲載日・ 更新日など	事　項
（公社）北海道鍼灸師会	5月7日	北海道鍼灸師会「新型コロナウイルス感染防止ガイドライン」、厚生労働省「新しい生活様式が記載された専門家会議の資料」、日本鍼灸師会危機管理委員会「新型コロナウイルス感染症に対する対応と院内感染対策」、日本鍼灸師会「新型コロナウイルス感染防止ガイドライン」をWebサイトに掲載。
（一社）岩手県鍼灸師会	4月16日	厚生労働省「新型コロナウイルス感染症に関するはり師、きゅう師及びあん摩マッサージ指圧師の施術に係る医師の同意等の臨時的な取扱いについての一部改正について」をWebサイトに掲載。
	4月22日	日本鍼灸師会のWebサイトからダウンロードできる、鍼灸院で掲示する新型コロナウイルス対策用のPOPをWebサイトで紹介。
（一社）福島県鍼灸師会	4月20日	「会員限定　日鍼会本部へのメールアドレス登録について」と題し、学術講習会や各種研修会について、E-ラーニングシステムを推進していく旨をWebサイトで通知。
（一社）茨城県鍼灸師会	4月18日	厚生労働省「新型コロナウイルス感染症に関するはり師、きゅう師及びあん摩マッサージ指圧師の施術に係る医師の同意書等の臨時的な取扱いについての一部改正について」をWebサイトに掲載。
（公社）千葉県鍼灸師会	日付不明	5月10日に予定していた「生涯研修学術講習会」「療養費適正運用指導講習会」を中止。
（公社）東京都鍼灸師会	4月17日	厚生労働省「新型コロナウイルス感染症に関するはり師、きゅう師及びあん摩マッサージ指圧師の施術に係る医師の同意書等の臨時的な取扱いについての一部改正について」をWebサイトに掲載。
	4月20日	「新型コロナウイルス関連お役立ち情報」として、参考となるWebサイトを紹介。
	4月21日	新型コロナウイルス感染症が鍼灸師・鍼灸院に与える影響についてのアンケートを4月28日までの1週間実施。
（公社）神奈川県鍼灸師会	4月16日	厚生労働省「新型コロナウイルス感染症に関するはり師、きゅう師及びあん摩マッサージ指圧師の施術に係る医師の同意書等の臨時的な取扱いについての一部改正について」をWebサイトに掲載。
	4月24日	神奈川県知事「新型インフルエンザ等対策特別措置第24条第9項に基づく協力要請について」をWebサイトに掲載。
	5月6日	「5月臨時事務局体制のお知らせ（5月6日更新）」をWebサイトに掲載。
	日付不明	神奈川県鍼灸師会「緊急事態宣言発令に伴う施術所の対応について」をWebサイトに掲載。
	日付不明	6月21日に予定されていた講習会を中止。7月1日に予定している第1回イブニングセミナーはWebセミナーを予定。
（公社）富山県鍼灸師会	日付不明	「新型コロナウイルス感染拡大防止について（全日本鍼灸マッサージ師会Webサイト）」のURLをWebサイトに掲載。
（一社）長野県針灸師会	5月2日	「コロナ禍による鍼灸師・院への影響アンケート」を実施。
（一社）愛知県鍼灸師会 （愛知県鍼灸マッサージ師会鍼灸局 日鍼会部会）	日付不明	厚生労働省「緊急事態宣言時に事業の継続が求められる事業で働く方々等の感染予防、健康管理の強化について」をWebサイトに掲載。
（一社）三重県鍼灸師会	4月27日	日本鍼灸師会の主催するe-ラーニング研修の申し込み開始をWebサイトに掲載。
	5月1日	経済産業省「持続化給付金の申請要領等（速報版）」をWebサイトに掲載。
	5月9日	三重県鍼灸師会保険委員会「新型コロナウイルス緊急事態宣言発令中の保険業務について」をWebサイトに掲載。
	5月12日	日本鍼灸師会危機管理委員会「新型コロナウイルス感染症に対する対応と院内感染対策」「新型コロナウイルス感染防止ガイドライン」をWebサイトに掲載。
（一社）滋賀県鍼灸師会	4月20日	会員向けお知らせ情報として「マスク申込書」をWebサイトに掲載。
	5月2日	会員向けお知らせ情報として「e-ラーニング研修システムについて」をWebサイトに掲載。
（公社）京都府鍼灸師会	4月15日	COVID-19給付金・助成金関連情報をWebサイトに掲載。
	4月28日	日本鍼灸師会のWebサイトよりダウンロードできる「はり・きゅうで免疫向上ポスター」のURLをWebサイトに掲載。
（公社）大阪府鍼灸師会	4月16日	厚生労働省「新型コロナウイルス感染症緊急事態宣言を受けた出勤者7割削減を実現するための在宅勤務等の推進について」をWebサイトに掲載。
	4月16日	大阪府知事から大阪府鍼灸師会会長宛の「新型インフルエンザ等対策特別措置法に基づく施設の使用制限の要請等について」をWebサイトに掲載。
	4月16日	厚生労働省「新型コロナウイルス感染症に関するはり師、きゅう師及びあん摩マッサージ指圧師の施術に係る医師の同意書等の臨時的な取扱いについての一部改正について」をWebサイトに掲載。

会　　名	掲載日・更新日など	事　項
（公社）大阪府鍼灸師会	4月19日	大阪府鍼灸師会「はり・きゅうで免疫向上」ポスターをWebサイトに掲載。
	4月20日	「新型コロナウイルス感染症対応　大阪府鍼灸師会からの発信」として、鍼灸業に対する営業自粛要請はなされていない旨を周知。
	4月22日	日本鍼灸師会「サージカルマスク不足への対応について」として、サージカルマスクの販売の斡旋。※現在は終了
	5月1日	中小企業庁・禁輸腸「新型コロナウイルス感染症緊急経済対策」を踏まえた資金繰り支援について（要請）」をWebサイトに掲載。
	5月2日	「COVID-19経済支援策」と題し、内閣官房「政府・自治体の取り組み」、首相官邸「生活と雇用を守るための支援策」、経済産業省「支援策」など、補助金や助成金など経済政策についての情報をWebサイトに掲載。
	5月6日	衛生材料頒布の受付を開始。※現在は終了
	5月12日	大阪府「新型コロナウイルスを防ぐには」、日本鍼灸師会危機管理委員会「新型コロナウイルス感染症に対する対応と院内感染対策」をWebサイトに掲載。
（一社）兵庫県鍼灸師会	4月20日	兵庫県健康福祉局医務課医療指導班「新型コロナウイルス感染症に係る休業要請等」をWebサイトに掲載。
	4月22日	日本鍼灸師会「新型コロナウイルス感染予防対策」「患者様向け新型コロナウイルス感染予防ご協力のお願い」のポップを紹介。
	4月26日	日本鍼灸師会「【情報提供】経済産業省のサイトのご案内（経営支援）について」をWebサイトに掲載。
	5月1日	「【情報提供】経済産業省サイト（経営支援）」と題し、経済産業省「持続化給付金」、中小企業庁「持続化給付金」をWebサイトで紹介。
（一社）奈良県鍼灸師会	4月17日	3月10日にWebサイトに掲載した厚生労働省「新型コロナウイルス感染症に関するはり師、きゅう師及びあん摩マッサージ指圧師の施術に係る医師の同意書等の臨時的な取扱いについて」を更新。
	4月22日	日本鍼灸師会「サージカルマスク不足への対応について」として、サージカルマスクの販売の斡旋。※現在は終了
	5月7日	「情報提供：融資関連コロナ対応策」をWebサイトに掲載。
（公社）岡山県鍼灸師会	4月15日	日本鍼灸師会「新型コロナウイルス感染症に係る注意喚起について（第四報）」をFacebookに掲載。そのほか、参考となるWebサイトを紹介。
	4月16日	厚生労働省「新型コロナウイルス感染症に関するはり師、きゅう師及びあん摩マッサージ指圧師の施術に係る医師の同意書等の臨時的な取扱いについての一部改正について」をFacebookに掲載。
	4月22日	日本鍼灸師会「新型コロナウイルス感染予防対策」「患者様向け新型コロナウイルス感染予防ご協力のお願い」のポップをFacebookで紹介。
	4月25日	作・画もみじ「消毒って安心安全なの？」をFacebookで紹介。
	4月28日	作・画もみじ「効果的に消毒できていますか？？」をFacebookで紹介。
	5月8日	「新型コロナウイルス感染症の発生により申告・納付が困難な場合における国税の取扱いに関する周知広報について」をFacebookに掲載。
（公社）広島県鍼灸師会	日付不明	新型コロナウイルスに関する参考リンク集「新型コロナウィルス（SARS-CoV-2）感染症に関するページ」をWebサイトに掲載。
（公社）山口県鍼灸師会	日付不明	「コロナにはこれ！」と題し、「モクサアフリカ」「三里の灸」「あいうべ体操」「灸のすえ方」へのリンクをWebサイトに掲載。
（公社）福岡県鍼灸マッサージ師会	4月16日	厚生労働省「新型コロナウイルス感染症に関するはり師、きゅう師及びあん摩マッサージ指圧師の施術に係る医師の同意書等の臨時的な取扱いについての一部改正について」をWebサイトに掲載。
	4月21日	厚生労働省「緊急事態宣言時に事業の継続が求められる事業所等で働く方々の感染予防、健康管理の強化について（周知依頼）」「新型コロナウイルス感染症対策の基本的対処方針」「職場における新型コロナウイルス感染症の拡大を防止するためのチェックリスト」「新型コロナウイルス感染症の陽性者等が発生した場合における衛生上の職場の対応ルール（例）」をWebサイトに掲載。
	4月23日	日本鍼灸師会のWebサイトからダウンロードでき、鍼灸院で掲示できる新型コロナウイルス対策用のポップを紹介。
	4月25日	5月21日に予定していた「青年委員会鍼灸臨床講習会」、6月28日に予定していた「第180回福岡県鍼灸治療学会（飯塚市）」、8月2日に予定していた「第30回福岡市学術衛生研修会（福岡市）」を中止。
（一社）長崎県鍼灸師会	日付不明	経済産業省「持続化給付金に関するお知らせ（速報版）」「持続化給付金に関する申請要領　個人事業者等向け（速報版）」をWebサイトに掲載。

※上記は、一般公開されている公式Webサイトおよび公式SNSに掲載されている情報を元に作成しています。
　会員向けページ（一般公開されていない）の情報は含まれていません。

新型コロナウイルス感染症の拡大に対する各師会の対応（全日本鍼灸マッサージ師会）（2020年4月15日～5月15日現在。編集部調べ）

会　　名	掲載日・更新日など	事　　項
（一社）岩手県鍼灸マッサージ師会	日付不明	4月19日に予定していた令和2年度第1回執行部会議を中止。
（公社）福島県鍼灸あん摩マッサージ指圧師会	日付不明	6月7日に予定していた令和2年度定時社員総会を延期。
	日付不明	東鍼連山形大会を来年に延期。
（一社）栃木県鍼灸マッサージ師会	5月1日	新型コロナウィルスに関する情報として、厚生労働省「新型コロナウイルス感染症について」、栃木県庁Webサイト、全日本鍼灸マッサージ師会WebサイトのURLをWebサイトに掲載。
（公社）千葉県鍼灸マッサージ師会	4月20日	「【会員限定】マスク2万枚、アルコール60リットル用意しました」として、会員向けのお知らせをWebサイトに掲載。
	4月21日	厚生労働省「新型コロナウイルス感染症に係る雇用維持等に対する配慮に関する要請について」「緊急事態宣言時に事業の継続が求められる事業所等で働く方々の感染予防、健康管理の強化について（周知依頼）」「新型コロナウイルス感染症対策の基本的対処方針」「職場における新型コロナウイルス感染症の拡大を防止するためのチェックリスト」「新型コロナウイルス感染症の陽性者等が発生した場合における衛生上の職場の対応ルール（例）」をWebサイトに掲載。
（公社）東京都はり・きゅう・あん摩マッサージ指圧師会	4月18日	中小企業庁「セーフティネット保証制度（5号：業況の悪化している業種（全国的））」をFacebookで紹介。東京都「防災ホームページ掲載の新型コロナウイルス拡散防止対策のための休止要請対象施設FAQ」誤記の訂正をお願いし、4月17日付で訂正してもらえた旨をFacebookで報告。
	4月25日	経済産業省「新型コロナウイルス感染症で経営にお困りの事業者の皆様へ（医療関係）」をFacebookに掲載。
（一社）東京都東洋医学療法鍼灸マッサージ師会	日付不明	経済産業省「新型コロナウイルス感染症で経営にお困りの事業者の皆様へ（医療関係）」をWebサイトに掲載。
（一社）新潟県鍼灸マッサージ師会	4月16日	院内掲示用として「患者さんへのお願い」「お灸のチカラで免疫力アップ！」のポップをFacebookで紹介。
	4月23日	厚生労働省「生活を支えるための支援のご案内」をFacebookに掲載。
	4月29日	新潟県庁「新型コロナウイルス感染症に関連する人権への配慮について」をFacebookに掲載。
	4月30日	新潟大学医学部災害医療教育センター「新型コロナウイルス感染症対策に関する情報提供」をFacebookに掲載。
（一社）山梨県はり師きゅう師マッサージ師会	5月7日	5月17日に予定していた定時総会を中止。
（公社）富山県鍼灸マッサージ師会	日付不明	「新型コロナウィルス感染拡大防止について（全日本鍼灸マッサージ師会Webサイト）」のURLをWebサイトに掲載。
（公社）石川県鍼灸マッサージ師会	4月29日	経済産業省「持続化給付金に関するお知らせ（速報版）」をWebサイトに掲載。
（一社）愛知県鍼灸マッサージ師会	日付不明	厚生労働省「緊急事態宣言時に事業の継続が求められる事業で働く方々等の感染予防、健康管理の強化について」をWebサイトに掲載。
（公社）大阪府鍼灸マッサージ師会	4月16日	経済産業省「セーフティネット保証制度（5号：業況の悪化している業種（全国的））」をWebサイトで紹介。府民向けの健康情報誌「えぇあんばいやOSAKA」をWebサイトに掲載。新型コロナウイルスに関連した「免疫力をアップしよう！～東洋医学の基礎知識～」などの記事を掲載。
	4月17日	厚生労働省「新型コロナウイルス感染症に関するはり師、きゅう師及びあん摩マッサージ指圧師の施術に係る医師の同意書等の臨時的な取扱いについての一部改正について」をWebサイトに掲載。
	5月1日	中小企業庁「持続化給付金」をWebサイトで紹介。

会　　　名	掲載日・更新日など	事　　項
（公社）兵庫県鍼灸マッサージ師会	4月20日	厚生労働省「緊急事態宣言時に事業の継続が求められる事業所等で働く方々の感染予防、健康管理の強化について（周知依頼）」「新型コロナウイルス感染症対策の基本的対処方針」「職場における新型コロナウイルス感染症の拡大を防止するためのチェックリスト」「新型コロナウイルス感染症の陽性者等が発生した場合における衛生上の職場の対応ルール（例）」をWebサイトに掲載。
	4月27日	経済産業省「持続化給付金に関するお知らせ―申請方法編―（動画）」をWebサイトに掲載。
	5月11日	厚生労働省「緊急経済対策における税制上の措置等に関する周知について」、厚生労働省「緊急経済対策における厚生年金保険料等の猶予制度に関する周知について」をWebサイトに掲載。
（公社）岡山県鍼灸師会	4月15日	日本鍼灸師会「新型コロナウイルス感染症に係る注意喚起について（第四報）」をFacebookに掲載。そのほか、参考となるWebサイトを紹介。
	4月16日	厚生労働省「新型コロナウイルス感染症に関するはり師、きゅう師及びあん摩マッサージ指圧師の施術に係る医師の同意書等の臨時的な取扱いについての一部改正について」をFacebookに掲載。
	4月22日	日本鍼灸師会「新型コロナウイルス感染予防対策」「患者様向け新型コロナウイルス感染予防ご協力のお願い」のポップを紹介。
	日付不明	新型コロナウイルスに関する参考リンク集をWebサイトに掲載。
	4月25日	作・画もみじ「消毒って安心安全なの？」をFacebookで紹介。
	4月28日	作・画もみじ「効果的に消毒できていますか??」をFacebookで紹介。
	5月8日	「新型コロナウイルス感染症の発生により申告・納付が困難な場合における国税の取扱いに関する周知広報について」をFacebookに掲載。
（一社）広島県鍼灸マッサージ師会	4月17日	「鍼灸マッサージを受療されている方へ」として、鍼灸マッサージの施術所は「社会生活を維持するうえで必要な施設」として休業要請の対象外であることを周知。
	4月17日	「施術者や治療院が感染源にならないように」として、感染症拡大防止のための注意点をWebサイトに掲載。
	日付不明	「衛生用品の販売に関して」として、消毒用アルコール・マスク等の手配のお知らせをWebサイトに掲載。
（公社）愛媛県鍼灸マッサージ師会	4月20日	会員向けの情報として、新型コロナウイルス感染症に関する同意書の情報を更新。
	4月20日	会員向けの情報として、緊急事態宣言時の事業に関する情報を更新。
	4月24日	「令和2年度　第1回学術研修会」を中止。
	5月8日	5月24日に予定されている「令和2年度　通常総会」開催の案内。当初の予定より一週間ほど延期し、書面表決を活用して少人数での開催の旨。
（公社）福岡県鍼灸マッサージ師会	4月16日	厚生労働省「新型コロナウイルス感染症に関するはり師、きゅう師及びあん摩マッサージ指圧師の施術に係る医師の同意書等の臨時的な取扱いについての一部改正について」をWebサイトに掲載。
	4月21日	厚生労働省「緊急事態宣言時に事業の継続が求められる事業所等で働く方々の感染予防、健康管理の強化について（周知依頼）」「新型コロナウイルス感染症対策の基本的対処方針」「職場における新型コロナウイルス感染症の拡大を防止するためのチェックリスト」「新型コロナウイルス感染症の陽性者等が発生した場合における衛生上の職場の対応ルール（例）」をWebサイトに掲載。
	4月23日	日本鍼灸師会のWebサイトからダウンロードでき、鍼灸院で掲示できる新型コロナウイルス対策用のポップを紹介。
	4月25日	5月21日「青年委員会鍼灸臨床講習会」、6月28日「第180回福岡県鍼灸治療学会（飯塚市）」、8月2日「第30回福岡市学術衛生研修会（福岡市）」を中止。

※上記は、一般公開されている公式Webサイトおよび公式SNSに掲載されている情報を元に作成しています。
　会員向けページ（一般公開されていない）の情報は含まれていません。

新型コロナウイルス感染症の拡大に対する鍼灸関連4団体の対応（2020年4月15日〜5月15日現在。編集部調べ）

会　　名	掲載日・更新日など	事　　項
（公社）全日本鍼灸学会	4月15日	全日本鍼灸学会 学術研究部 安全性委員会「鍼灸施術における新型コロナウイルス感染の拡大防止のための注意点」を掲載。
	4月17日	会員向けに臨時のメールマガジン「鍼灸施術における新型コロナウイルス感染の拡大防止のための注意点について」を配信。鍼灸施術を行う際の注意点をまとめたもの。
	5月9日	「認定の取得・更新に関する重要なお知らせ」と題し、感染拡大のため、認定のポイント取得や更新が困難な状況を受け、認定に関する全てのことを1年繰り下げる方針を発表。
（公社）日本鍼灸師会	4月26日	日本鍼灸師会「はり・きゅうで免疫向上の待合室用ポスター」をWebサイトに掲載。
	5月5日	経済産業省「持続化給付金に関するお知らせ―申請方法編―」をWebサイトに公開。
（公社）全日本鍼灸マッサージ師会	4月16日	厚生労働省「新型コロナウイルス感染症に関するはり師、きゅう師及びあん摩マッサージ指圧師の施術に係る医師の同意書等の臨時的な取扱いについての一部改正について」を掲載。
	4月18日	厚生労働省「緊急事態宣言時に事業の継続が求められる事業所等で働く方々の感染予防、健康管理の強化について（周知依頼）」をWebサイトに掲載。
	4月27日	経済産業省「持続化給付金に関するお知らせ―申請方法編―（動画）」のYouTube動画へのリンクをWebサイトに掲載。
	5月1日	5月の研修会等の案内を掲載。「※新型コロナウイルス感染対策に基づき、研修会等が中止となっている場合がありますので、必ず各師会にご確認ください」の文言あり。
	5月11日	厚生労働省「緊急経済対策における税制上の措置等に関する周知について」「緊急経済対策における厚生年金保険料等の猶予制度に関する周知について」をWebサイトに掲載。
（公社）東洋療法学校協会	4月23日	文部科学省「専修学校等に係る学事日程等の取扱い及び遠隔授業の活用に係るQ&A等の送付について（4月21日時点）」をWebサイトに掲載。
	5月1日	「2020年度教員研修会　開催中止のお知らせ」「2020年度学術大会　開催中止のお知らせ」をWebサイトに掲載。

※上記は、一般公開されている公式Webサイトおよび公式SNSに掲載されている情報を元に作成しています。
　会員向けページ（一般公開されていない）の情報は含まれていません。

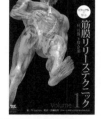

改訂版 鍼灸臨床における 医療面接

編著：丹澤 章八
定価：本体2,100円＋税
A5判　212ページ

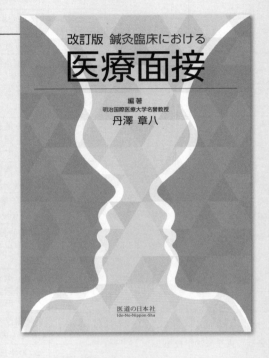

初版1万5,000部の名著が新装改訂！

「医療面接は問診とどう違うの？」「患者さんと信頼関係を築く秘訣は？」「特定の患者さんの対応が苦手…」これら鍼灸臨床の疑問を解決してきた不朽の名著が、装いを新たに生まれ変わりました。初版は1万5,000部以上を記録し、今もなお多くの鍼灸師に読み継がれている医療面接のバイブル。改訂版では、図表を増やしてイラスト刷新、新たな用語・理論についても加筆しました。鍼灸師を目指す学生はもちろん、新人・ベテラン鍼灸師まで、よりよい臨床を行うために必携の書です。

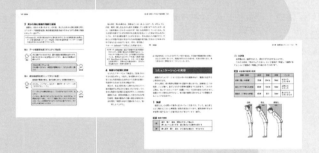

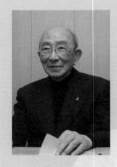

丹澤 章八 (たんざわ しょうはち)

1929年、東京生まれ。1951年、信州大学松本医学専門学校卒業。1957年、医学博士（京都府立医科大学）。1959年、厚生技官を経て以後13年間実業家に転身。1972年、医師復帰 神奈川県綜合リハビリテーション・センター七沢病院勤務、リハビリテーション部長、東洋医学科部長。1976年、上海中医学院留学。1987年、東海大学医学部非常勤教授。1991年、明治鍼灸大学（現・明治国際医療大学）大学院教授。2002年、同大学名誉教授。2003年～2009年、東洋鍼灸専門学校校長。この間、厚生省審議会委員や全日本鍼灸学会会長などを歴任。2009年～、卒後研修塾「丹塾」塾頭。

主な内容

実践編

1章　医療面接とは／2章　鍼灸臨床における医療面接の実際／3章　面接に必要な態度と技法／4章　四診の活用

解説編

1章　鍼灸師の姿勢と医療面接とを古典に探る／2章　医療面接の目的と構造／3章　医療面接とコミュニケーション／4章　質問法／5章　医療面接に求められる態度／6章　患者の解釈モデルを聴く／7章　解釈モデルを支える認知機能／8章　患者への説明と教育／9章　患者の特性に応じた医療面接

学習編

1章　自分で学ぶ／2章　グループで学ぶ

医道の日本社

フリーダイヤル 0120-2161-02　Tel.046-865-2161　ご注文FAX.046-865-2707
1回のご注文 1万円（税込）以上で梱包送料無料〈1万円未満：梱包送料880円（税込）〉

NEWS 業界ニュース

報告・機構改革・訃報・人事

■ 第17回柔道整復療養費
検討専門委員会が開催

■ 報告

厚生労働省（以下、厚労省）は4月22日、全国都市会館（東京都千代田区）第1会議室にて、第17回柔道整復療養費検討専門委員会を開催した。今回、新型コロナウイルス感染症の感染予防のため、同会議場には座長の遠藤久夫氏（学習院大学経済学部教授）と幸野庄司氏（健康保険組合連合会理事）、中島一浩氏（東京都後期高齢者医療広域連合保険部保険課長）のほか、厚労省の職員のみ出席し、そのほかの委員はWeb会議ツールにて参加した。

今回の主な議題は①柔道整復療養費の改定と、②これまで柔道整復療養費検討専門委員会の議論の整理と各検討項目の状況の確認であった。①については、厚労省の資料にて、柔道整復療養費の改定率を0.27％とする案が提示された。こ

れは診療報酬のうち医科の改定率（0.53％）の半分という、従来の算出方法に則り決定したものである。また、改定案の主な内容は表1の通りである。大きな変更点としては、往療料が距離による加算ではなく包括化されている点である。また、初検時相談支援料の要件について、今回、施術計画などの記載や受領委任の取扱いについて患者へ説明を行った旨の記載が要件として追加された。療養費の改定については厚労省の改正案で大筋合意となった。施行期日は2020年6月1日となっている。

そのほか、②では「患者が施術・請求内容を確認する方法」や「電子請求」「支給申請書において負傷原因を1部位目から記載する」などについて、それぞれ意見は出たものの依然としてまとまる気配はなく、今後も継続して検討することとなった。その状況を踏まえ、幸野庄司氏（健康保険組合連合会理事）は、「同委員会で3年ほど前から不正請求への対策に関する検討を行って

表1　改定の内容（案）

	現　行	引 上 額	改 定 後
初検時相談支援料	50円	50円	100円
整復料（骨折、脱臼）	2,500円〜11,700円	100円	2,600円〜11,800円
固定料（不全骨折）	3,800円〜9,400円	100円	3,900円〜9,500円
後療料（骨折）	820円	30円	850円
後療料（不全骨折、脱臼）	690円	30円	720円
	現　行		改 定 後
往療料	往療料（基本額）：1,860円 往療距離加算：2kmごとに800円 ※2km超800円、4km超1,600円、6km超2,400円		往療料：2,300円 4km超2,700円 （距離加算を往療料に振り替えて包括化）

いるにもかかわらず、前進が見られない」「受領委任の最大のメリットである行政の指導・監査もほとんど機能していない」と批判。あん摩マッサージ指圧、はり、きゅうの療養費では受領委任制度への参加を保険者の裁量としていることを例に挙げ、保険者が自ら対策を強化していく必要性を説き、「今後、健康保険組合連合会では償還払いへの回帰を希望する健康保険組合が現れた場合、それを容認する」と宣言する一幕もあった。

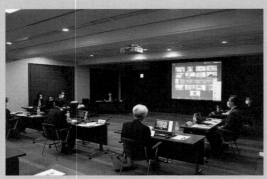

同委員会はWeb会議ツールを使用して行われた

■ AcuPOPJが令和2年度第1回普及啓発作業部会を開催

――――■報告

鍼灸関連4団体（日本鍼灸師会、全日本鍼灸マッサージ師会、全日本鍼灸学会、東洋療法学校協会）で構成する「国民のための鍼灸医療推進機構（AcuPOPJ）」の普及啓発作業部会は、5月5日、スカイプにて令和2年度第1回会議を行った。部会長の堀口正剛氏（日本鍼灸師会）、小川眞悟氏（全日本鍼灸マッサージ師会）、猪狩賢二氏（全日本鍼灸学会）、清水洋二氏（全日本鍼灸学会、東洋療法学校協会）が参加した。

今年度の部会運営については、普及啓発作業部会として新たな情報発信、とくにコロナ禍による受療率低下に対応した、鍼灸師支援の情報を発信することを協議した。また、AMSネットとの連携や、医道の日本社と連携した記事の掲載を検討した。

ポータルサイト「鍼灸net」のアクセス数については、猪狩氏が報告した。あはき師国家試験の結果発表の情報が検索上位となったため、前回よりアクセスがやや増加（1日のページビューは約300件）。YouTube総視聴回数は9,555回、Facebookページファン数は5,438人となった。

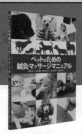

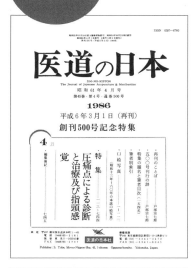
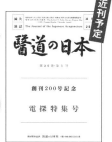
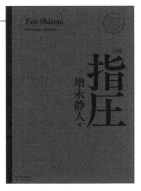
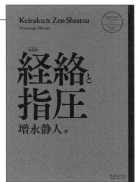
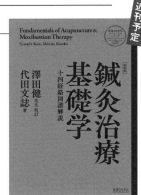

あはき臨床 私の学び方 伝え方

第 12 回 「学び、考えることが楽しくなる」

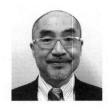

学校法人花田学園 日本鍼灸理療専門学校　教務副部長

小川 一（おがわ・はじめ）

1983年、東京理科大学理学部物理学科中退。1988年、日本鍼灸理療専門学校1部本科卒業。1990年、東京医療専門学校教員養成課程卒業。現在、日本鍼灸理療専門学校教務副部長。（一財）東洋医学研究所主任研究員、東京有明医療大学特別研究生。

■ 母の片頭痛から始まった、鍼灸そして恩師との出会い

　自然の真理を数学で追求する学問だと思い物理学に興味を持った私は、神楽坂にある大学に通っていた。時代は35年以上前のバブル前夜である。そんな折に母親の片頭痛の治療に付き添い、鍼灸院を訪れる機会があった。それは病院とは違い、住居に併設した治療所で、畳の部屋での施術であったことや、症状は頭のみであったが、全身に灸が施されたことが記憶に残っている。しかしその後、たった一度の施術にもかかわらず、母親が長期に苦しんでいた片頭痛を起こすことはなくなった。

　鍼灸の世界をそれまで全く知らなかったが、大学の講義に魅力を見失っていた矢先、その事実に衝撃を受け、情報書籍で確認し訪れたのが渋谷にある学校法人花田学園日本鍼灸理療専門学校であった。その際、授業後と思われるが、受付前で集まって語らう学生の明るい雰囲気に惹かれ、直観的に受験を決めた。

　専門学校に入学すると、技術習得に向けた鍼灸・あマ指の学習の、大学との違いや、さまざまな経験を持ちながらも自分の将来に向けて真摯に学んでいるクラスメートの姿に触発された。年齢は違うが、入学後に出会った友人たちと学生生活を送るなかで、天職を得たのではないかと今考えれば根拠のない自信も得られていた。

　花田学園では担任制があり、これも学びの場としてクラスの一体感があった。私の担任は溝口秀雪先生で、関係法規の授業を講義いただいた。現在、あはき師とアスレティックトレーナーの関係構築のレジェンドであるが、当時は、個人としては無味乾燥に感じた関係法規を、分かりやすく教える方法を学んだ。また、花田学園には多くの個性的な先生方がおられ、永井英一先生による東洋医学概論の授業は、その経験に裏打ちされた話術がとても楽しかった。ただ、東洋医学の世界観の理解にとても苦しんだ。実技ではマッサージ実技を教えていただいた木戸正雄先生の実習が印象的であった。今や脈診のみならず古典に基づく斬新な方法論で日本の鍼灸を牽引されているが、当時、手技は盗むもので練習しかないといわれる先生が多いなか、木戸先生は手技の方法について熱く語った。例え

ばマッサージにおける把握法について、「手掌全体を密着し、そのコツは小指球にある」と説明した。まさに手の内を見せ、すばらしい技を惜しげもなく教えていただけたこともすばらしかったが、それを実演で、身体全体を使い説明された。その手の感触を今でも覚えている。

治療院でのカルチャーショックと読書からの学び

卒業後は、西武新宿線武蔵関駅の脇にある弘明堂鍼灸院で、院長の坂井秀雄先生から実際の治療技術を習得した。また同時期に呉竹学園の教員養成科で、当時担当いただいた村居眞琴先生から教育には曇りなく幅広い視野を持つ必要性を学び、卒論の題材は古代中国の思想の根底をなす老子を選んだ。

弘明堂での治療は、使用する鍼の太さ・長さもさることながら、本数が大変に多く、専門学校で学んだ標準的な手技と比べまさにカルチャーショックで、特に神戸源蔵製造の鍼からの感覚の学びは圧巻で、現場での研修の必要性を実感した。

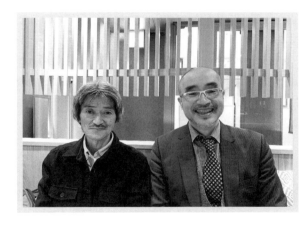

専門学校卒業後に学んだ弘明堂鍼灸院の院長、坂井秀雄先生（左）に久しぶりにお会いした

また、読書好きが高じて神保町に足繁く通い、三木成夫や増永静人、石田秀実、佐々木正人など、書籍に込められた洞察や論考に多くのことを学んだ。

増永静人の『経絡と指圧』（医道の日本社）は、指圧による実践的な検討に基づいてまとめられた東洋医学に関する論文集である。そこには術者側の意識と身体の使い方で診察・施術時の互いに感覚の共有が起こることについて説明された図が掲載されていた。鍼の刺入時においても同様に、感覚の共有が身体操作により起こることを説明できるのではないかと考える。

石田秀実の『気流れる身体』（平河出版社）において、中国伝統医学では長らく人体を固定的な物体ではなく、「身体内の流れ」に焦点を当ててきたとしている。さまざまな事象に対しこの論考を当てはめると、陰陽五行によりカテゴライズされた流れを生み出す力の間での調和の思考が腑に落ちた。現在、学生に対して、その調和を核にした東洋医学を伝えている。

今やネットのなかにさまざまな情報が溢れ、動画も充実するが、それでも学びには人や環境に直接当たり、体験・体感することが重要だと感じている。

花田学園で教員になった当初は解剖学、経穴学、実技を中心に教科を受け持った。そこでは、い

かに教科書を包括して体系を意識させ、鍼灸の臨床に関連した内容で伝えるか、教科書のままでは
なく教科書の理解ができる授業の組み立てに苦心した。例えば、経穴学では要穴の多い体肢ごとに、
筋や神経、血管との関係から内外側・手足6経の関連を対比して説明を行った。鍼の実技では、刺手
は手関節に緩みがある状態で鍼を保持するため、運動学的に深指屈筋や浅指屈筋による指尖の屈曲
動作を極力行わない方法を指導した。灸の実技では、艾炷を吊り上げやすい点火時に、線香を極力
付けず熱移動を利用して着火する方法などを考えた。

経穴の可視化・可触化に取り組む

　ところで平成の時代はその名に反し変化の時代であり、鍼灸の教育現場でも大綱化とカリキュラム
改正があった。その変遷のなかで東洋医学概論などの教科書が大きく刷新された。特に経絡経穴学
では、WHOによる経穴部位の標準化により、骨度法や名称の変更を加えると、以前の教科書に対し
約4割近くの内容が修正された。さらに経穴の詳細な内部構造が記された。この点は授業ですでに試
みていたこともあり、個人的には大変喜ばしかったが、当時の学生には大きな負担であった。しかし、
鍼灸治療における学びにおいて、経穴の虚実を識別する表面上の触感のみでなく、内部の構造を知り、
感覚を得ながら鍼を刺入することが大切である。

　そこで、花田学園の関連組織である（一財）東洋医学研究所の研究員として、東京有明医療大学
の五味敏昭教授や岩手県立大学の土井章男教授のご指導のもと、MRI画像による実際の内部構造の
画像と表面に経穴をマークしたデータを3D化し、3Dプリンタで実寸大の経穴認知3Dモデルを製作
した。これにより、経穴の位置する内部構造の体感的かつ立体的認識と、安全安心な刺鍼の一助と
して学生の教育に役立てることを試みている。

　この可視化については、佐々木正人の『知覚は終わらない　アフォーダンスへの招待』（青土社）
を読んでいたことも大いに関係している。アフォーダンスとはジェームズ・ギブソンにより提唱され
た知覚・認識に関する概念だが、感性について環境と身体の動的で直接的な接触によりとらえられて
いる。認識を「環境に接する知覚システムの束」でとらえたこの考えは、弘明堂で学んだ触診や刺鍼
時に得られる感覚に応じる、私の経穴の認知に大きく影響し、実寸大で透過型の経穴認知3Dモデル
による経穴内部の可視化を行うに至ったと考える。

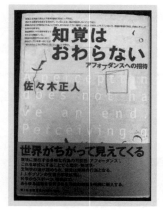

◀私の経穴の認知に大きく
影響した、佐々木正人の
『知覚は終わらない アフォー
ダンスへの招待』

▶左から経穴人形、骨模型、筆
者が製作した経穴認知3Dモデル、
筆者の手と前腕。3Dモデルは表
面に経穴の凹みをつけることで、
実際の骨との立体的な位置関係
を確認できる。素材はアクリル樹
脂。色付きと透明な材料により
3Dプリンターで製作している（口
絵の「今月のスナップショット」に
カラー写真掲載）

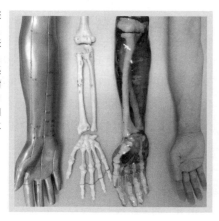

そして土井教授とともにパソコン内での3D画像に対するバーチャルな刺鍼が行えるシステムの開発も行っている。経穴の可視化・可触化は大変に難しい作業だが、各人のセンスのある・なしで片付けられないよう、取穴と刺鍼の感覚の獲得と、実技教育に反映できる仕組みを構築したい。

さらに、刺鍼時の感覚を得るには身体全体の連動した動作が必要という仮説を立て、私自身、学園の部活動で以前に太極拳部の顧問をしながら、講師の高橋浩子老師から楊式太極拳を学んだ。このことを参考に、現在、太極拳や合気道などの相手の力を受け流す武道の術式から、腹や背など体幹を意識した、誰もが到達可能な経穴を認知する身体操作法の構築も検討している。

学びの苦しみを喜びに変える行動指針

今は学生時代に苦労した東洋医学概論を中心に講義を受け持っている。古典にある東洋医学の混沌とした内容は、現在の教科書にあるような唯物的な理解だけに求めるのは限界がある。自然のリズムと向き合うなかで、古代中国に確立された、変化のとらえ方の論理的根拠となる陰陽五行説による思考で、包括的にまとめられると考える。その面白さを学生にはこれからも伝えていきたい。

小林秀雄は、「考えるとは、物に対する単に知的な働きかけではなく、物に親身に交わることだ」とし、また、千利休は型の習得に守破離という言葉を使い説明した。つまり学びは、学習内容を受動的に理解することを第一歩とし、さらに疑問を持って調べ、考察と体験を繰り返しながら、対象に飛び込んで自分のものにするという能動的意識と作業によってこそ完成に向かうと思う。しかしながら知識の大海原・体験の深遠さに圧倒され、学びに苦しむこともある。東洋医学の五行の五志では喜と恐のバランスが必要とあるが、見方を変えれば志を支える気の昇降に振り回されず、意識の方向性を維持し行動することが大切といえる。鍼灸を志す方々には、学校での学習に加えて、さまざまな出会いと経験を積み重ね、一生を通じて学び考える醍醐味と、その楽しさを味わってほしいと切に願っている。

凝縮の川柳 ‖ おもしろき　古き調べが　今、響く

【参考文献】
1) 三木成夫. 人間生命の誕生. 築地書館, 1996.
2) 増永静人. 経絡と指圧. 医道の日本社, 1988.
3) 石田秀実. 気流れる身体. 平河出版社, 1987.
4) 佐々木正人. 知覚は終わらない アフォーダンスへの招待. 青土社, 2000.
5) 佐々木正人. ダーウィン的方法―運動からアフォーダンスへ. 岩波書店, 2005.
6) 小林秀雄. 考えるヒント2. 文春文庫, 2007.
7) 千利休. 利休道歌（百首）.
8) 小川一, 土井章男. 経穴取穴に関する解剖学的構造（骨・筋）の可視化及び3Dモデルの製作と教育的効果（第1報）―膝・下腿部と足部のMRI画像による3Dデータの作成と3Dプリンタによる出力―. 全日本鍼灸学会雑誌 2015; 65（4）: 256-64.（全日本鍼灸学会　高木賞奨励賞受賞）

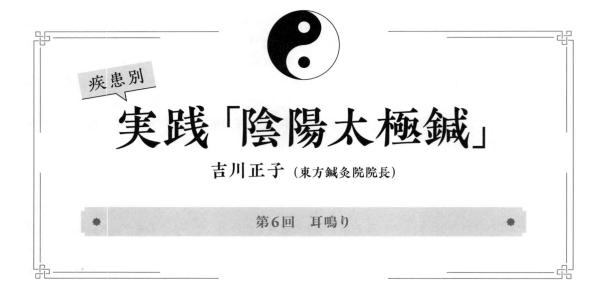

実践「陰陽太極鍼」

疾患別

吉川正子（東方鍼灸院院長）

第6回　耳鳴り

☯ 1. 耳鳴りの治療

　今月は、耳鳴りを取り上げる。耳鳴りは、それだけを主訴として来院する患者もいれば、そのほかの疾患の随伴症状として訴える患者もいる。最初は軽い耳鳴りとして始まって、何らかの治療を受けたものの改善が見られず、そこで治療をあきらめてしまった潜在的な慢性患者も多いのではないだろうか。

　臨床で観察していると、耳の疾患は、心配事や深い悩み、強度のストレスなどによって精神的にまいっている人に多い。そして、そんな患者が、病院で処方された薬で一時的には軽快しても、再発し、ますます強い薬を服用するようになって副作用に苦しむことも珍しくない。その点、鍼灸は副作用を気にせずに耳鳴りを改善できるので、理想的な治療法といえる。

☯ 2. 東洋医学は耳鳴りをどうとらえるか

　臓腑の観点から、腎は耳と二陰に開竅するといわれるように、耳は腎と密接な関係にある。

　一番多い腎虚証による耳鳴りは、加齢、飲食

の不摂生、そのほかの要因で腎精が不足して起きると考えられている。当院では、腎虚証以外に、肝実証、肝虚証、胆虚証による耳鳴りのケースがよく見られる。また、治療に用いる経絡は、腎経、肝経、胆経、胃経、三焦経などが多い。

　臨床上、耳鳴りの患者で、しばしば頚の強いこりが観察され、それを緩めることで耳鳴りが軽快することがよくある。このように、耳鳴りの治療では、遠因となっている不調の改善が鍵を握っていることがあり、全身の陰陽バランスを調整する陰陽太極鍼は最適な治療法といえる。難聴の治療と同じで、発症直後に治療したほうがよい結果が出やすいが、慢性化したものでも試す価値は十分あると考える。

　それでは、実際の症例を見てみよう。

　なお、症例中、経穴名のみの表示は補の鍼（王不留行の貼付）を、経穴名に（−）の表示は瀉の鍼（流注の逆方向に皮内鍼を貼付）を、L、Rはそれぞれ左、右を表す。

☯ 3. 症例

（1）耳鳴りと頭痛、口内の不快感、吐き気など

【患者】

30代、女性。

【主訴】

来院の数日前に、回転性の眩暈、両手足のしびれ、吐き気、ふらつきで病院の救急を受診したが、MRIの結果は特に問題なしであった。

約1カ月前から左耳に低音のブーンという耳鳴りと耳閉感があり。また、後頭部に頭痛があり、一時的に短期記憶が悪くなっている。

【既往歴】

特にないが、来院の前年にショックな出来事があった。

【問診時の特記事項】

寒がりで、毎日、午後5～6時頃に寒気がする（腎）。尿量が少ない。水分摂取が少なく、眩暈が悪化した。睡眠不良。昼間の口渇があり、無汗。鼻炎。飛蚊症（子どもの頃から）。服薬は、吐き気・眩暈止め。

口内が気持ち悪い状態が1年以上続いている。

【初診】

〈診察〉

舌診：舌尖紅、歯痕、裂紋。

首周六合診：RL人迎、R天窓、R翳風に押圧痛。左右の胸鎖乳突筋が硬い。

腓腹筋診：左右の上（脾）、中（腎）、下（肝）に押圧痛。

募穴診：中脘、水分、RL肓兪、L腹結に押圧痛。

背部兪穴診：L肝兪、R胆兪、RL脾兪、RL胃兪、RL腎兪。

臓腑経絡弁証：腎、肝、脾（口内が気持ち悪い）。

〈治療〉

・背臥位

RL反応点A（－）※、RL湧泉（－）、RL足心（－）※、L尺沢、R少海（－）、L曲池（－）、L支正（－）、

R太渓（－）、RL光明（－）。また、R少衝から瘀血を処理（※は図1参照）。

・腹臥位

L胆兪、L脾兪、L胃兪、R胃兪（－）、RL腎兪（－）。また、R肝兪、L脾兪に温灸。

足底に瀉の治療をしたところ、腓腹筋と腹部が緩み、楽になった。

〈結果〉

治療後、口内の気持ち悪さがなくなり、頚が楽になったとのこと。

【第2診（初診の翌日）】

〈診察〉

首周六合診：R人迎、RL風池に押圧痛。R天窓、R天柱、R下天柱に虚痛（押すと気持ちいい）。また、R天容付近にも押圧痛。

腓腹筋診：左右の上（脾）、中（腎）と左の下（肝）に押圧痛。

募穴診：下脘、右の季肋部、RL京門、RL中府に押圧痛。

背部兪穴診：R心兪、RL肝兪、R胆兪、R脾兪、RL胃兪に押圧痛。

〈治療〉

・背臥位

L尺沢、L曲沢、L少海、R間使（－）、R列欠（－）、RL蠡溝、RL光明（－）、R太渓（－）、RL申脈、RL内庭（－）、RL行間、RL照海（－）、RL湧泉（－）、RL反応点A※（－）、R厲兌（－）、L厲兌、L温溜（－）、L下天井（－）、L上支正（－）、R支正（－）、RL合谷、R曲池（－）、R支溝（－）、R後渓（－）、R液門（－）、RL三陰交（－）。

・腹臥位

L心兪、L肝兪（7行線）、L胆兪（5行線）、L脾兪（2行線）、L胃兪（7行線）。

また、R肝兪、R胃兪に温灸（注：背部兪穴は外側に行くほど症状が慢性化していると考える）。

〈結果〉

　治療を始めてから、左耳の耳鳴りがなくなったとのこと。

【第6診（2診の3週間後）】

〈診察〉

舌診：歯痕、舌下静脈怒張。

腓腹筋診：全体に硬い。

募穴診：右の季肋部に押圧痛。

背部兪穴診：RL胃兪付近がだるい。

〈治療〉

・背臥位

　RL足心、RL照海、RL三陰交、RL尺沢、R郄門、R郄門の内側、RL太渓（−）、RL足臨泣、RL申脈、RL厲兌（−）、L曲池、L少海（−）、R支正（−）、R液門（−）、L侠渓（−）。また、右季肋部に温灸。左耳の神門と胃に王不留行を貼付。

・腹臥位

　なし。

〈結果〉

　治療後、耳鳴りの音が小さくなったとのこと。

　この治療で、その後、耳鳴りの症状はなくなり、時々鳴ることはあるが調子はよいようである。

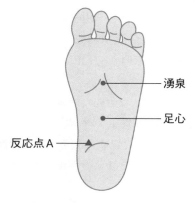

図1　足底にある反応点A

【考察】

　この症例で顕著なのは、治療の開始直後は、開穴が多く出現し、瀉の治療が中心になっていることだが、これは治療初期には気血の巡りが悪いからである。実際、患者はとてもつらそうにしていた。

（2）耳鳴り

【患者】

　60代、女性。

【主訴】

　1カ月ほど前から左耳に耳鳴りが始まり、常にキーンと鳴っていて、頭頂部が重い。5〜6年前にも一時、耳鳴りがしたが原因は不明。耳鳴り以外に、左足を曲げると大腿部内側が痛い。

【既往歴】

　なし。

【問診時の特記事項】

　寒がり、全身だが特に下半身が冷える。また、耳鳴りのせいで、夜に何度か目が覚める。2〜3週間前からパソコンを使っていて、左目が疲れているほか、風邪を引いている。服薬はなく、健康診断で異常がない。

【初診】

〈診察〉

舌診：白苔、歯痕、裂紋、舌下静脈怒張。

募穴診：右季肋部、中脘、関元、RL肓兪に押圧痛。

臓腑経絡弁証：肝、腎、胃。

〈治療〉

・背臥位

　RL湧泉、RL行間（−）、RL侠渓、L孔最、RL第2厲兌（−）。また、中脘と関元に温灸。左耳の脾と腎、右耳の腎に王不留行を貼付。

・腹臥位

　L胆兪、L脾兪、RL胃兪（−）、L三焦兪、RL腎兪、R心兪、R三焦兪（−）。また、R胃兪に

温灸。

〈結果〉

治療後、耳鳴りが少し減り、頭頂部の重みが楽になったとのこと。

【第2診（初診の9日後）】

〈診察〉

初診以降、耳鳴りは止まっていたが、また鳴り始めた。頭痛、眼精疲労、背中の張りがある。舌診：歯痕、舌下静脈怒張。

〈治療〉

・背臥位

L郄門、L公孫（−）、L行間（−）、L光明。また、関元に温灸。

・腹臥位

L胆兪、RL三焦兪。また、L三焦兪に温灸。

〈結果〉

この2回の治療で耳鳴りは快癒した。発症か

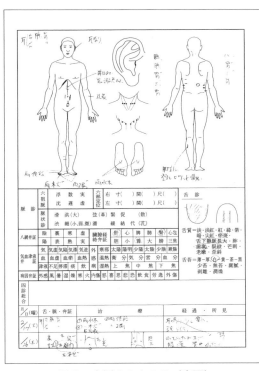

図2　症例2のカルテ（裏面）

らの治療が早かったことや、ほかの持病もなく、長期の服薬などもなかったためと考えられる。

（3）耳鳴りと頭痛、頚の張り、不安感など

【患者】

60代、男性。

【主訴】

耳鳴り（左右とも〈左＜右〉、刺激をすると悪化する）。頚を右に傾けると、右耳が「ボワッボワッ」と1分間ほど鳴り、左に傾けると両耳がキーンと鳴る。午前3時頃（肝→肺）にキーンと鳴る。また、温度差がある場所に行くと鳴る。夜間、耳鳴りで目が覚め、気になると眠れない。精神的に不安感を覚える。頭痛（頚が張っているため）と腰痛（猫背が原因と考えられる）がある。

【既往歴】

肝臓疾患、蓄膿症、逆流性食道炎。

【問診時の特記事項】

熱がりで喜温。口渇。血糖値と血圧がやや高め（最低血圧は140）。

耳鼻咽喉科、内科から、肝臓疾患、慢性副鼻腔炎、逆流性食道炎、高血圧の薬をそれぞれ処方され、服用中。

【初診】

〈診察〉

首周六合診：RL人迎に押圧痛。

腓腹筋診：左右とも中（腎）に押圧痛。

募穴診：R中府、RL天枢、RL肓兪に押圧痛。

背部兪穴診：R膈兪に押圧痛。

〈治療〉

・背臥位

L太白、L曲沢、L尺沢、L足心（−）、L湧泉（−）、L行間（−）、L内庭（−）、L液門、L関衝、L足三里。また、RL聴宮と耳鍼穴のRL眼点、R肝に王不留行を貼付。

・腹臥位

L膈兪。また、R肝兪に温灸。

〈結果〉

翌日、頚のこりも取れ、症状が劇的に改善して驚いたとのこと。

この患者は、右耳の状態がより悪いため、治療穴が左側に集中する結果となっている。

【第3診（初診の7日後）】

〈診察〉

昨日、今日と頚のこりや頭痛で調子がよくない。引越しを控えてストレスが多く、眠れていない。耳鳴りは少しキーンと鳴る。

舌診：舌尖紅、苔厚。

首周六合診：R人迎、R扶突、R翳風、RL風池。

募穴診：RL中府、R期門、壇中、R不容、巨闕に押圧痛。

腓腹筋診：左右の上（脾）と中（腎）、右の下（肝）に圧痛。

背部兪穴診：R肝兪に押圧痛。

耳付近の経穴の反応：RL耳門、RL聴宮に圧痛。

〈治療〉

・背臥位

L太渓（−）、L足心（−）、RL然谷（−）、L湧泉（−）、L大都（−）、L拇趾十宣（−）、L小趾十宣（−）、RL上湧泉（−）、R小趾根（−）、R拇趾根（−）、R太白（−）、L光明（−）、RL上金門、R足臨泣。また、L足竅陰から瘀血を処理。

・腹臥位

R肝兪に温灸。

〈結果〉

治療後、とても楽になったとのこと。現在も治療を継続中。

（4）耳鳴り、耳塞感、突発性難聴

【患者】

50代、男性。

【主訴】

1カ月ほど前に左耳の突発性難聴になり、耳塞感、耳鳴り、高音が聞き取りにくいなどの症状がある。

MRIの異常はなく、耳鼻科の薬を2週間服用するも効果なし。

【既往歴】

アキレス腱炎。

【問診時の特記事項】

主訴以外には自覚的な不調や、検診異常などはない。

【初診】

〈診察〉

舌診：歯痕。

腓腹筋診：両足の下（肝）に押圧痛。

臓腑経絡弁証：腎、肝、脾。

〈治療〉

・背臥位

RL足心（−）、RL反応点A（−）※、RL太渓（−）、R下尺沢、R内関（−）、RL京骨、L尺沢、L手三里、L郄門、L少海。また、R中衝とRL湧泉から瘀血を処理。耳鍼は、両耳の腎、脳、内耳に王不留行を貼付。

・腹臥位

R三焦兪、RL陰谷（−）。

【第2診（初診の3日後）】

〈診察〉

初診後、特に耳の症状に変化はなかった。高い音を聞くと耳鳴りが大きくなる。

舌診：歯痕、舌下静脈怒張。

腓腹筋診：両足の下（肝）に押圧痛。

〈治療〉

・背臥位

RL太白（−）、RL足心（−）、RL反応点A（−）※、RL然谷（−）、RL行間（−）、L郄門、RL足通谷、RL申脈（−）、RL丘墟、RL内庭。耳鍼は、両耳の内耳と腎、右耳の胆、左耳の脾に王不留行

を貼付。

・腹臥位

RL胆兪（－）、RL腎兪（－）。また、L胆兪に温灸。

〈結果〉

第2診の治療後、耳塞感が減り少し楽だったとのこと。その後、治療を継続し、少しずつ改善している様子もあるが、状態は一進一退であった。

【第28診（2診の約4カ月後）】

〈診察〉

耳鳴りは、午前中に大きく、昼に楽になり、夜は少し大きくなる。耳鳴りが「サー」という音になるときもある。また、右の頚から肩の中央部にかけて痛い。

舌診：舌下静脈怒張。

首周六合診：RL人迎、RL扶突に押圧痛。

腓腹筋診：左足の中（腎）、下（肝）と右足の上（脾）に押圧痛。

募穴診：下脘、RL肓兪に押圧痛。

背部兪穴診：R胆兪が陥下。

〈治療〉

・背臥位

RL下陽陵泉、RL足心、RL築賓、RL地機（－）、RL光明、RL孔最（－）、R下曲沢（－）、R四瀆、R支正。また、中脘に温灸。両耳の耳尖から瘀血を処理。

・腹臥位

L督兪（－）、L膈兪（－）、L膵兪（－）、L腎兪（－）。また、R胆兪に温灸。

【第29診（28診の1週間後）】

〈診察〉

前回、耳尖から瘀血を処理してもらって以降、

耳の状態が楽になった。耳鳴りは昼はかすかでとても小さい。耳塞感も減った。右耳が特によい。

舌診：舌下静脈怒張。

腓腹筋診：両足の下（肝）に押圧痛。

募穴診：RL肓兪に押圧痛。

〈治療〉

・背臥位

RL下陽陵泉、RL築賓、RL光明、RL金門、RL漏谷（－）、RL行間（－）、RL孔最、RL四瀆（－）。また、中脘に温灸。両耳の肝陽から瘀血を処理。

・腹臥位

L心兪（－）、L督兪（－）、L気海兪。また、R督兪に温灸。

〈結果〉

この治療後、さらに耳鳴りが改善し、「サー」という小さな音になったとのこと。ほかの体調不良や海外旅行などをきっかけに、一時的に耳鳴りが出ることがあったが、その都度治療をして落ち着いている。

【考察】

耳の疾患では、多くの患者が上熱下寒の状態にあるため、上部の熱を取り、下部を温める治療が基本となる。また、個々の患者の健康状態、生活環境、急性・慢性の度合いなどによって治療に要する時間や改善の程度が大きく異なってくる。そのため、全身の陰陽バランスを整えながら根気よく治療を続ける必要がある。

※本連載中の各種診察法や施術法については、今後、出版予定の単行本にて詳細に解説する。

池田政一の臨床

第36回

帯状疱疹ヘルペスの治療

漢方池田塾主宰
池田政一（いけだ・まさかず）

1. はじめに

　新型コロナウイルス感染症が流行しているため、いろいろな店舗が営業を自粛している。鍼灸治療院は医療関係だから今のところ、休業要請はない。これは私の弟子がいるアメリカもオーストラリアも同じらしい。

　しかし、外出が自粛になっているから、治療院を開けていても患者は少ない。これは外国も日本も同じ。「患者が3分の1に減った」とか「キャンセルの電話ばかりだ」という弟子もいる。死活問題である。

　こんなときは気の合う仲間と酒を飲んで大騒ぎするのがよいが、それもできない。コロナ鬱になっている人がいるという。ただし、私の弟子たちは外国の人も国内の人も、私の本『漢方主治症総覧』（医道の日本社）を読んで勉強する、といっている。発刊時にはまさかこんなことになるとは思っていなかったが、「患者が来ないときは勉強せえ」と常々いってきた立場からすると、このタイミングでの出版となったのも何か意味があるのかもしれない。

　結局のところ、自分に与えられている仕事に没頭するか、それに関連した勉強をする。それしかない。国難あるいは人類難といってもよい感染症だが、どう生きるべきか、天の神様に試されているのである。

　余談だが、私はときどき周易で占う。筮竹を使う占いである。私が脳梗塞を起こしたときは「天地否」という卦が出た。要するに「詰まっている」ということである。

　今回のコロナについても占ってみた。以前は「沢風大過」という卦であった。「大いに過ぎる」というのだからウイルスは治まらない。最近の卦は「雷水解」であった。これは「解決する」という意味。ではいつ頃に解決するか、と占ったら「水天需」と出た。この「需」というのは「待て」という意味である。変爻を求めたら「酒食してまつ」と出た。待つべくして待つのだから、悪い卦ではないし、酒でも飲んで待てというから、このコロナ禍はいずれ終息する。だからコロナ鬱やコロナ疲れにならないように、家で勉強したり、酒でも飲んだりし

て待ちましょう。

そんな気持ちで、今回はヘルペスの症例を紹介しよう。

2. 症例

【患者】

83歳、女性。無職。

【既往症】

甲状腺機能亢進症、脊椎管狭窄症で、胸椎の下部から腰椎にかけて手術を受け、金属で固定している。

4年前に治療に来たときは口内炎、歯痛、気管支炎があったが、20日ほどの治療で完治している。

【主訴】

今回は帯状疱疹ヘルペスである。来院したのはX年2月21日であった。

【経過】

X−1年12月の末頃に、左肩の前面（中府、雲門、欠盆から天突、気舎などのあたり）と左肩の肩井、秉風、曲垣などのあたりにヘルペスができた。それで病院に行って、2カ月間、毎日注射を行ったが、いっこうに治らない。よく我慢して通ったものだ。

【望診】

色白でやや肥満タイプ。ヘルペスの出ている部位は、水疱は消えているが紅色に発赤している。自発痛が取れていない。

【問診】

大便、食欲、小便などの変化はない。ただし、高血圧症で薬と睡眠導入剤を服用している。

ほかに痛むところはないかと聞くと、右の殿部から胆経が流れている大腿部の風市あたりが痛むという。この部位にヘルペスはできていないから坐骨神経痛かと思った。

【脈診】

全体に沈んで数、弦、または、革に近い脈になっている。これは血圧が高いためである。

重按すると、左寸口が虚、左関上は弦で力がある。左尺中は、弦で虚している。右寸口は、弦で力がある。右関上は弦で虚、右尺中は虚。

足の趺陽の脈は大きい。体質として胃熱が旺盛なのであろう。少陰の脈は弦でやや浮いている。

一般的に趺陽の脈が大きくて、少陰の脈が沈んでいるのがよい。この人は趺陽が大きいから、胃の気が旺盛である。このような人は長命である。これで少陰の脈が沈んでいればよいのだが、高齢だから腎虚があるのは仕方ない。

【腹診】

腹部は全体に膨満していて、水が多いが、特に硬結や圧痛はない。

【証の決定】

ヘルペスなどの発疹類ができるのは、太陰経の発散力が弱って、熱が皮毛から肌肉にまで入ったためである。だから右寸口の脈が強くなっている。

この状態は七十五難型の心虚肺実証である。脈でいうと、左寸口と右関上が虚して右寸口と左尺中が実。つまり、心と脾の虚で肺と腎の実である。『難経』では、寒邪によって発症することになっている。

ただし、実際には脾虚型で、肺の脈が弦で実または濇で実になっている。そうして腎の実は分かりにくい。したがって、脾虚肺実証または脾虚肺熱証といってもよい。

しかし、重症になると、腎の実が出てくることがある。例えば、皮膚病が内攻して腎炎になることがある。そのときの脈である。

この証の治療は、以前は間使、商丘、魚際を補う方法を用いていた。これでも効くが、『難経』の虚実補瀉に従うと、尺沢を瀉法して大都を補うことになる。つまり、肺経の熱が旺盛であれば瀉法が必要になるし、脾虚で熱があれば、商丘よりも大都を補うことになる。

臨機応変に選穴を変えてもよい。肺経の熱が肺に内攻しようとしているので、内攻の程度（脈診で判断）によって、尺沢や孔最の瀉法が必要なのである。また脾が極めて虚していたり、胃腸症状があれば、太白の補法がよい。

【治療】

この患者の場合は高血圧があるし、脈は弦、数なので尺沢の瀉法を用い、大都を補った。ヘルペスのできていた痕には透熱灸各1壮。全部に20数カ所に透熱灸を用いた。写真1と写真2はモデル患者で再現したものである。実際の患者は前述したように肥満タイプだが、施術のイメージとして参考にしていただきたい。

「太ももの外側が痛む」というので、環跳と殿部の圧痛点を選んで灸頭鍼を用いた。

【経過】

翌日に来たが、胸部から肩背部にかけてできていたヘルペスの痛みには変化がない。殿部には、ヘルペスが出ていた。そのための痛みだったのである。

これはよくある。肩、胸などに自発痛があり、特別に痛めた覚えがないときは、ヘルペスが出る前兆のことがある。

以前に、「肩が痛い」という人を治療したら、一面にヘルペスができて、鍼の副作用だと怒鳴り込まれたことがある。「これはヘルペスですよ」と説明したが、怒ったまま帰ってしまった。前もって伝えておくべきであった。

自発痛がある部位に鍼をすると、ヘルペスが出てくることがある。内攻するよりよい。この患者の場合は、坐骨結節あたりに数カ所、水疱が出ていた。これに透熱灸をすると、翌日には痛みが消えた。

X年2月25日

4日続けて治療して、やっと胸の痛みが軽くなってきた。ヘルペスができて2カ月も経過しているから、ヘルペスの痛みではなく、後遺症としての神経痛が出ているとも考えられる。それでも、ヘルペスのでき

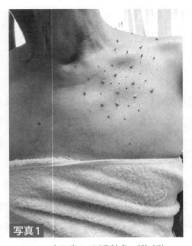

写真1
ヘルペス痕への透熱灸（胸部）

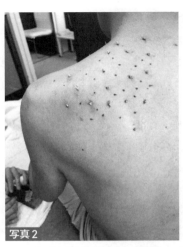

写真2
ヘルペス痕への透熱灸（背部）

た痕に透熱灸をすると痛みはおさまる。

この時点で、親しい内科の先生に紹介して、全身の状態を診てもらうことにした。ヘルペスができるのは体力が落ちているからで、その原因として腫瘍ができていることがあると、その先生に教えてもらったことがある。

この先生には、ずっと以前からお世話になっていて、何かあると、すぐに患者を紹介することにしている。向こうからもヘルペスの痛みには灸がよいといって紹介してもらうことがある。この患者が2カ月間、注射してもらっていた医師に、私の所へ行って楽になったと報告した。「それはよかったね」と言われたそうである。この先生も知っている人だが、悪意のない方である。

さて、内科での検査では異常がなかった。続いて同じような治療をしていたが、1カ月ほど経過した頃に頭が痛いという。みると頭部に数カ所ヘルペスができていた。これも透熱灸を2回ほど施して治った。

医師の診断では単純ヘルペスだということであったが、高齢のためかあちこちに出るようだ。

それも治り、胸から肩にできていたヘルペスも痕が綺麗になった。それと同時に脈が肺虚肝実証に変わってきた。結局1カ月半ほど、毎日治療に来たのである。

3. まとめ

この患者の記録を見て、見学に来ていた弟子が「先生のところには治らなくても続けて来てくれるから、結局は治るのですね」といっていた。

確かに熱心に来てくれる患者には頭が下がる思いだ。しかし、続けて治療しないと治らない病気も多い。

以前にアメリカの弟子から「顔面神経麻痺が治らない」という相談があった。聞いてみると、1週間に1回の治療だという。即座に「それでは治らないよ」といった。

顔面神経麻痺は毎日施術をして、合計15〜20回くらい治療しないと治らない。もちろん、日曜日や祝祭日は休むとして。そうすると1カ月くらいかかる。そのことをアメリカの弟子に伝えると「15日ほど続けて治療して治りました」と報告を受けた。

顔面神経麻痺の治療について述べておく。

顔面の麻痺している部分に浅く置鍼する。そのあとで顔面に皮膚鍼を施す。この皮膚鍼だけで治ることがある。また必ず翳風には刺鍼する。浅く刺してもよいが、顔面に沿って少し深く刺してもよい。それで治った人もいる。

本治法は、必ず肝虚陰虚熱証である。大敦、湧泉、陰谷、曲泉の補法である。なお、大腸経の曲池も補う。大敦と湧泉だけの補法で治った人もいる。

顔面神経の麻痺は肩こりから来ていることが多いから、肩背部の治療も大切である。肩背部には補法の散鍼を施す。グリグリ深く刺すような鍼では効果が出ない。肩の筋肉が硬いときだけは瘀血処置を施してもよい。もちろん硬い部分に知熱灸をしてもよいし、曲池に透熱灸を施すのも一法である。

古典から鍼灸師の仕事を見直す

日本内経医学会会長／鶯谷書院主宰
宮川浩也（みやかわ・こうや）

今回のポイント

❶ 病気だけ診よ（よそ見するな）

❷ 不動心で全力を尽くす

❸ 分け隔てしない

　この連載は今回で最後になります。和田東郭（1742−1803）著『蕉窓雑話』の「医則」（医療者に向けた箴言）を取り上げて、締めくくりましょう。

　和田東郭は、鍼灸の先生方にはなじみがないかもしれませんが、漢方界では最も知られた人です。著書は多くあるのですが、口述筆記をまとめたものがほとんどです。代表作の『蕉窓雑話』は、窓の外に芭蕉が見える診察室で、和田東郭が話したことを弟子たちが記録して刊行したものです。

　和田東郭は、先に戸田旭山（1696〜1769）から後世方を学び、後に吉益東洞（1702〜1773）から古方を学びました。最終的には「古方を主とし、その足らざるを後世方等を以て補うべし」という見解に至りました。この見解は、第3則の「剛柔相い摩す」や、第5則の「彼我の分なし」とよく通じています。和田東郭については、伊藤剛氏（北里大学東洋

医学総合研究所）の解説（ネットで「ツムラ　和田東郭」で検索）を参考にしてください。

　それでは、1則ずつみていきましょう（元は漢文）。

病気だけ診よ

第1則

> **和訓**　医の任たるや、唯だ病を察するのみ。富貴を視ることなかれ。唯だ病これ察す。貧賤を視ることなかれ。唯だ病これ察す。劇病を劇視することなかれ。必ずや劇中の易を察す。軽病を軽視することなかれ。必ずや軽中の危を察す。克くこれを斯に察し、彼を視ることなかれとは、亦た唯だ医の任なるのみ、病を察するの道なり。

意訳 医療者のつとめ（任）は、ただ病気だけを診ることである。病気だけを診て、患者の富貴をみてはならない。病気だけを診て、患者の貧賤をみてはならない。また、重篤な病気を重篤と決めつけてはならない。重篤な中に治療の糸口を探し出すのである。軽症を軽視してはならない。軽症の中の重篤さを見逃してはならない。病気だけを診て、ほかのことに目を向けてはならないとは、医療者の任（つとめ）であり、病気を診る方法なのである。

「唯だ〜のみ」は限定を表します。ここでは「唯だ病を察するのみ」と読みましたが、原文は「唯察病而已矣」です。「唯だ〜」だけでも限定を表しますが、限定を意味する漢字を3つ（已・而・矣）使っていますから、とても強い限定を示しています。こうした使い方は『論語』によくみられます。例えば顔淵篇に「君子質而已矣」（君子は質なるのみ）とあり、君子は素朴さ（質）だけで十分だ、余計な飾り気はいらない、という意味で、「だけで十分だ」は強い口調だったと思われます。強い限定を表している文章ですから、深く読み込んで真意を探りたいところです。

第1則の冒頭で「医療者のつとめは、病気だけを診ること」と宣言したのは、たましいがこもっています。「病気だけ診よ」は『鍼道秘訣集』でもいわれていました。そうしないと治療効果が上がらないだけでなく、危険徴候を見落とす可能性もあるのです。本誌2020年1月号・2月号の連動企画「ツボの選び方」で、腰痛を課題に42の研究会が鑑別・治療について答えていましたが、東京都鍼灸師会がレッドフラッグ、病鍼連携連絡協議会がイエローフラッグを提示していたのが印象的でした。

不動心で全力を尽くす

第2則

和訓 医の心を用ゆべき所は、其れ唯だ変か。変を未だ変ぜざる（未変）に揣りて、変に非ざる（非変）を以て、変を待つ。此をこれ能く変に応ずる（応変）と謂う。彼の変を視て、我、其の変に動かば、此をこれ変に眩む（眩変）と謂う。変に眩むものは、ただ其の変を処す能わざるのみならず、亦た其の常を全うすること能わず。能く変に応ずる者は、既已に其の変を知る。故に其の方を処するや殆からず。

意訳 医療者が用心しなければならないのは、ただ「変」でないだろうか。「変」を「未変」に推しはかり、「非変」の状態で「変」を待つ。これを「応変」という。「変」をみて動揺する。これを「眩変」という。「眩変」の者は、その「変」に対処できないのみならず、自分の常を保つこともできない。よく「応変」する者は、もう「変」を心得ているから、その処方に危うさがない。

第2則は「変」がたくさん出てきて分かりにくいので、「未変」「非変」「眩変」「応変」のままで意訳してみました。
変：病気の状態が変化すること。
未変（未だ変ぜず）：病気が変化しない前。
非変（変に非ず）：医療者の不動の状態。
眩変（変に眩む）：医療者が病気の変化に惑わされること。
応変（変に応ず）：医療者が病気の変化に応じられること。
「揣る」は推し測ること。病気の経過を知っ

て、その変化を予測すること。病気の変化を予測できるのですから慌てないで済み、変化によく対応できます。これを「応変」といいます。

経過も知らないし、予測もできなければ、ばたばたして変化についていけないでしょう。これを「眩変」といいます。

予測できることも、知っていることも大事ですが、いつでも慌てないことが基本になります。これを「非変」といいます。「非変」の状態で「応変」できる医療者は、危うさがなく安定しているのです。本連載で『鍼道秘訣集』の「不動明王のようにならなければ、技術や芸術が上達しないでしょう」（本誌2019年2月号）と提示したように、何事にも動じない心持ちを「非変」といいます。

「其れ唯だ変か」の原文は「其唯変乎」で、「乎」には「カ」とふりがながあり、推測を表しています。用心しなければならないのは、病気の変化ではなかろうか。最後に「殆からず」といっていますから、変化を知らないと危険が高まるのです。

「既已に」は「もう〜し終わる」という意味の副詞です。「応変（変化に対応）」できるならば、すでに変化を知っている人であり、すでに変化を知っている人であれば、治療は安心できるのです。

● ● ●

剛柔を知る

第3則

和訓 凡そ病の情たるや二有り。故に薬の用も亦た二有り。曰く剛、曰く柔。柔以て柔に当たり、剛以て剛に当たる。剛の柔を制するものこれ有り。柔の剛を制するものこれ有り。剛か柔か、二にして百。柔か剛か百にして二。唯だ智者これを知り、愚者これに反す。易に曰く、剛柔相い摩すと。我が道　小なりと雖も、亦復爾り。

意訳 一般的に病情には二つある。ゆえに薬の用い方も二通りある。剛であり柔である。柔を使って柔にあたる。剛を使って剛にあたる。剛が柔を制し、柔が剛を制することがある。剛・柔、この二つで百のことに対応する。柔・剛、百のことはこの二つに集約される。ただ智者のみがこのことを知る。愚者はこれを知らない。『易経』に「剛柔相摩す」とある。我が医道は小道だとしても、やはり同じである。

「剛柔相摩す」とあるのは『易経』繋辞伝です。和田東郭は、必要に応じて古方と後世方を使い分けていますが、片寄らない、一辺倒にならないという意味で、この第3則によく通じます。

「愚者これに反す」は、「これを知り」に反するということ、つまり「愚者はこれを知らない」という意味です。

● ● ●

意識を介入させない

第4則

和訓 古人の病を診るや、色を望むに目を以てせず、声を聴くに耳を以てせず。夫れ唯だ耳目を以てせず。故に能く病の応を大表に察す。

意訳 古人が病気を診るには、色を観るのに目を用いず、声を聴くのに耳

を用いなかった。ただ耳目を用いなかったからこそ、病の反応を全体から察知できたのである。

「能く病の応を大表に察す」は『史記』扁鵲伝の一句ですから、「古人」は扁鵲を指しているかもしれません。

目や耳を使わなかったというのは、視ようという意識、聴こうという意識を持たなかったという意味で、視ようという意識が強いと視野が狭くなり、聴こうという意識が強いと聞こえる範囲が狭くなり、さらに意識が強いと思い込みや先入観が強まります。

こうしてみると「表」とは体表ではなく、明白な状態を意味し、冷静で客観的な状態で病気を診ることを「大表に察す」といいます。「大表」は誤って「体表に察す」と引用されて、体表の反応を診察すると誤解されることがあります。「病の応を大表に察す」の解釈は難しく、いろいろな解釈がありますが、「耳目を以てせず」と関連させたところに和田東郭の読みの深さを感じます。

「色」は望診、「声」は聞診ですが、四診を代表しているだけで、もちろん問診・触診も含まれます。

分け隔てしない

第5則

> **和訓** 古人の病を診るや、彼を視るに彼をもってせず、すなわち彼をもって我となす。それ既に彼我の分なし、これをもってよく病の情を通ず。

> **意訳** 古人が病を診るとき、患者さんをすなわち自分だと思っていて、患者さんと自分の境界がなかった。境界がないからこそ、患者さんの病気の状態をよく知ることができたのである。

「分」は分け隔て（境界・壁・バリア）のことで、本連載で取り上げた『鍼道秘訣集』（本誌5月号）第5段の「隔て」と同じです。自分と患者さんの分け隔てだけでなく、広くいえば自分と神様・仏様との隔てでもあります。境界がないのですから「よく病の情を通ず」るのです。「通ず」とは熟知すること。ここでいっているのは、分け隔てをなくせということです。そうすれば自然に患者さんのことをよく知ることができるのです。

よく吟味する

第6則

> **和訓** 方を用ゆること簡なるものは、その術、日に精し。方を用ゆること繁なるものは、その術、日に粗し。世医、ややもすればすなわち簡を以て粗しと為し、繁を以て精しと為す。哀しいかな。

> **意訳** 処方が簡素な者は、その医術は日増しに精妙となる。処方が繁多な者は、その医術は日増しに粗雑になる。世の中の医療者は、ともすれば簡素を粗雑とみなし、繁多を精妙とみなしている。嘆かわしいことである。

第6則を読むと「簡なるもの」が望ましく見

えますが、大事なのは「精」です。曖昧にしないで、吟味を重ねて精度を上げることです。それを下地として「簡」であれ「繁」であれ、臨機応変に使うべきなのです。嘆かわしいのは、「簡を以て粗しと為し、繁を以て精し」と決めつけていることです。「哀しいかな」は、原文では「哀矣哉」とあり、詠嘆を表すのに「矣哉」と漢字2字を使っていますから、強く「嘆かわしい！」といっているのです。

ら出るためには敵軍に向かって全軍突撃を敢行するのが活路となります。「死地に陥る」とは「全力を尽くして立ち向かえ」という意味になります。全力を尽くすという意味では、『蕉窓雑話』には「予　視ること半日ばかり」といい、朝から晩まで1人の患者さんの脈状の変化を追ったとか、人事不省に「終日夜続けて灸すべし」とあったり、手を抜かない治療の様子が書かれています。

●●●

全力をしぼる

第7則

和訓	活路を得んと欲するものは、必ず死地に陥る。死地に陥んと欲するものは、必ず活路を得ん。
意訳	活路を得ようとしたがるのは、かならず死地に陥る。死地に入り込もうと求めるのは、かならず活路を得る。

　「死地」は『老子』50章に出ています。無理な養生をしてそのためにかえって死に赴く（死地に之く）、余計なことをしないほうが長生きを可能にする、とあります。そうすると、第7則は「上手くやろうと思えば、上手くいかない」といいかえることができそうです。NHKの「のど自慢」やテレビ埼玉の「カラオケ1ばん」などの番組を見れば納得できます。のど自慢には生死がかかっていませんが、要は同じことだと思います。
　また、『孫子』九地篇に9種類の地形の1つとして「死地」があり、自軍がはまり込んだ囲み地、つまり絶体絶命の地ですが、ここか

●●●

うまくやろうとしない

第8則

和訓	医の劇病に臨むや、彼をして我が手に活かしめんと欲する者は、我を愛するなり。彼をして我が手に死せしめんと欲する者は、彼を愛するなり。我を愛する者はついに我をつくすこと能わず。彼を愛するものは誠によく我をつくす。古語に曰く、虎穴に入らずんば虎子を得ずと。余、医において亦た云う。
意訳	医療者が重篤症に臨むとき、自分の手で患者さんを救おうと思うのは、自分を愛しているのである。患者さんを自分の手で死なせるかもしれないと思うのは、患者さんを愛しているのである。自分を愛する者は、全力を尽くすことができない。患者さんを愛する者は、全力を尽くすことができる。古い諺に「虎穴に入らずんば虎児を得ず」とある。私は医術においても同じだと思う。

　諺の出典は『後漢書』班超伝。「危険を犯さなければ、大きな成果は得られない」という

意味だそうですが、和田東郭は「全力を出さなければ、大きな成果は得られない」と解釈しています。さすがです。

重篤症は全力を尽くさないかぎり救えないというのは、新型コロナ肺炎に対する医師らの奮闘の様子がテレビに映し出されましたから、よく理解できます。患者さんを助けたいと思っているようでは全力は出ない、とばっさり切り捨てています。

患者さんを助けたいと思うのは、まるで患者さんを思っているように見えて、実は自分を愛しているのだといいますが、その本当の意味は現在の筆者では分かりません。「劇病に臨む」という体験を通さないかぎり理解できないでしょう。

この連載以前は、優しくて思いやりがある、いわゆる「善人」が鍼灸師に適していると思っていました。しかし今は、こうした人はかえって鍼灸師に適していないのかもと思うようになりました。

今年の1月に痔の手術を受けました。3人のお医者さんが診てくれましたが、どのお医者さんも素っ気なくて、つっけんどんで、優しくありませんでした。以前なら「お医者さん失格ではないか？」と思ったでしょうが、今は「病気だけ診ている」のであって「無私」の証でもある、と思うことができるようになりました。自分の体験からいえば、「無私」で「病気だけ診る」ことを優先すべきで、そのうえで善人であれば、なおよいのです。

本連載を整理してみると（表1）、医療者の心持ちといっても業態で異なるようです。こうしてみると、鍼専門の治療家の道は、心持ちの道であるといえるのではないでしょうか。

まだまだ考える余地がありますが、この連載を足がかりに、医療者としての心持ちの重要性が認識されることを願います。（完）

表1

全医療者 ⇒『千金方』太医精誠篇
東洋医療者 ⇒『素問』上古天真論篇・四気調神大論篇、『蕉窓雑話』医則
あマ指師 ⇒『霊枢』官能篇
鍼灸師 ⇒『霊枢』官能篇
はり師 ⇒『霊枢』九鍼十二原篇、本神篇、『鍼道秘訣集』

2種類の灸を自在に組み合わせる!

DVD 越石式 灸テクニック

熱くなく、気持ちよい灸法で、どんな患者にも対応できる!

　33年にわたって灸のみで治療する越石まつ江氏。その灸法は、安藤譲一氏（元・日本鍼灸理療専門学校副校長、元・埼玉県鍼灸師会会長）が考案した隔物灸である「紫雲膏灸」を、越石氏が継承・発展させたもの。慢性疾患に対応しツボにすえる「多壮灸」と、身体の広い範囲に熱を浸透させ急性疾患に対応する「糸状灸」の2種類の灸を自在に組み合わせて、多様な疾患・患者層に柔軟に対応。このDVDでは多壮灸・糸状灸それぞれの特徴やつくり方、施灸のコツ、実際の臨床の流れなどを詳しく解説。明日の臨床から実践ができる。

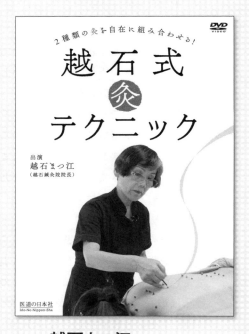

出演：**越石まつ江**
約85分　価格（本体8,800円＋税）

お灸を、どのツボに、どのように、どのくらい、なぜすえるのかが分かる温灸入門書

温灸読本

治療のコツを盛り込みながらイラストと写真を使って楽しく解説!

　「ツボとは一体、何なのか」「鍼と灸は、何が違うのか」「透熱灸と温灸は、どこが違うのか」「お灸の壮数は、何を目安にすればよいのか」。今まで曖昧だったそれらの疑問に応えてくれるのが、本書だ。基礎になる考え方と温灸（知熱灸・八分灸・灸頭鍼）の実際の運用までをイラストと写真、そして宮川氏の長年の臨床のコツを盛り込みながら解説した一冊。

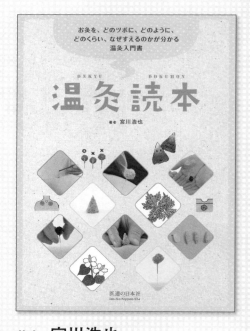

著者：**宮川浩也**
B5判116頁　定価（本体3,600円＋税）

医道の日本社　フリーダイヤル 0120-2161-02　Tel.046-865-2161　ご注文FAX.046-865-2707
1回のご注文1万円（税込）以上で梱包送料無料〈1万円未満：梱包送料583円（税込）〉

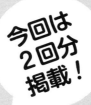

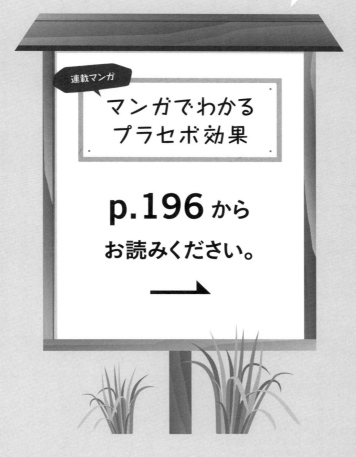

刺激しているので、「鍼が皮膚を貫通して刺入されること」と「正しい経穴に刺鍼すること」のどちらが特異的効果に大きく関与しているのか不明です。

さて、阿邇丸和尚は何もしなかった群（無処置対照群）と比較したデータでアニマルまねっこ体操の優位性を主張しています。無処置対照群にプラセボ効果は生じませんから、疼痛VASで30㎜の差があった（もちろん架空のデータです）というのは、体操による効果と体操に期待することによるプラセボ効果の両方を含んでいます。したがって、このデータでNSAIDsや鍼より優れているとはいえないのです。変雀和尚の描いた図を見れば不公平な判定をしていることは一目瞭然ですね。

だからといって「ニセ体操と比較して特異的効果を検証する」という考え方は現実的ではありません。実際には「従来の体操よりも優れているか」を知るために従来の体操を行う群と新しく考案した体操を行う群を比較する、あるいは「上乗せ効果があるか」を知るために通常治療（あるいは健康法）群と通常治療（あるいは健康法）プラス体操の群を比較するということになるでしょう。ただし、新しいことを試した

群は、期待によりプラセボ効果が増大する可能性があります。

実はもう一つ重要なポイントがあります。薬のRCTの多くは患者・医師とも誰が実薬・偽薬を与えられているのか知らない「二重盲検」、鍼のRCTの多くは患者のみが鍼・偽鍼のどちらを受けているか知らない「一重盲検」または患者・治療者ともに誰が鍼を受けているか知っている「非盲検」、そして運動や体操のRCTの多くは「非盲検」です。二重盲検のRCTは、どの群においても患者と治療者の期待の大きさ（すなわちプラセボ効果）が等しいの

で、公平に評価ができる信頼性の高い方法とされています。二重盲検用の偽鍼も開発されていますので[10]-[12]、鍼の特異的効果を知りたい場合は二重盲検、日常臨床における有用性を知りたい場合は非盲検というように、目的によって異なる偽鍼や本物の鍼を使い分けて様々なRCTが実施されるようになればいいと思います。

とりあえず、異なる治療法や健康法の効果に関するデータが示されている場合は、それぞれどんな対照群と比較したデータなのか確認するようにしましょう。

◆ 参考文献

1. Enthoven WTM, et al. Non-steroidal anti-inflammatory drugs for chronic low back pain. Cochrane Database Syst Rev 2016; 2: CD012087.
2. Zhang W, et al. The placebo effect and its determinants in osteoarthritis: meta-analysis of randomised controlled trials. Ann Rheum Dis 2008; 67: 1716-23.
3. Hróbjartsson A, et al. Placebo interventions for all clinical conditions. Cochrane Database Syst Rev 2010: CD003974.
4. Meissner K, et al. Differential effectiveness of placebo treatments: a systematic review of migraine prophylaxis. JAMA Intern Med 2013; 173: 1941-51.
5. MacPherson H, et al. Influence of control group on effect size in trials of acupuncture for chronic pain: a secondary analysis of an individual patient data meta-analysis. PLoS One 2014; 9: e93739.
6. Vickers AJ, et al. Acupuncture for chronic pain: update of an individual patient data meta-analysis. J Pain 2018; 19: 455-74.
7. Chae Y, et al. How placebo needles differ from placebo pills? Front Psychiatry 2018; 9: 243.
8. Enck P, et al. Does sex/gender play a role in placebo and nocebo effects? Conflicting evidence from clinical trials and experimental studies. Front Neurosci 2019; 13: 160.
9. Cho YJ, et al. Acupuncture for chronic low back pain: a multicenter, randomized, patient-assessor blind, sham-controlled clinical trial. Spine (Phila Pa 1976) 2013; 38: 549-57.
10. Takakura N, et al. A double-blind placebo needle for acupuncture research. BMC Complement Altern Med 2007; 7: 31.
11. Takakura N, et al. A placebo acupuncture needle with potential for double blinding - a validation study. Acupunct Med 2008; 26: 224-30.
12. Takakura N, et al. Double blinding with a new placebo needle: a further validation study. Acupunct Med 2010; 28: 144-8.

06

治療効果を検証する臨床試験の
結果を解釈するときは
どのような対照群と比較したのか
チェックすべし

変雀
和尚

治療法や健康法の効果を厳密に検証するためには臨床試験、特にランダム化比較試験（RCT）が実施されます。薬物療法のRCTでは、例えば実薬（本物）群と偽薬（プラセボ）対照群、あるいは新薬の実薬群と既存の実薬対照群に患者をランダムに割り付けて比較します。ある薬がプラセボ効果を超えてどれくらい効くか（つまり「特異的効果」の大きさ）を知りたい場合は、実薬群とプラセボ対照群を設定したRCTで検証することになります。慢性腰痛に対して、非ステロイド性消炎鎮痛薬（NSAIDs）はプラセボ対照群よりも疼痛を100mmヴィジュアル・スケール（VAS）で7mmくらい余分に改善しますが、臨床的には意味がないくらいの大きさです[1]。

鍼治療の特異的効果については、賛否両論あるものの、有名医学雑誌に掲載されている論文の多くは、偽鍼対照群と比較したRCTで検証しています。鍼のRCTに用いられる偽鍼で多いのは、刺さっていないのに刺さっているように見える伸縮型偽鍼（第13回参照）または浅刺（日本鍼灸の「切皮」とほぼ同じ）であり、これらを非経穴（ツボでない部位）または不適切経穴（目的としている症状には通常使われないツボ）に対して行います。鍼のような物理的あるいは侵襲的な偽治療は、偽薬よりもプラセボ効果が大きくなるので[2]-[4]、変雀和尚の図には鍼のプラセボ効果が大きく描かれています。また、皮膚を貫通する偽鍼（伸縮型偽鍼（浅刺など）は貫通しない偽鍼よりも少なくとも慢性疼痛に対して鎮痛効果が大きく[5],[6]、たとえ皮膚を貫通しない偽鍼であっても生理学的には本物の鍼と同じような反応を起こすことが知られているので[7]、変雀和尚の図にはプラセボ効果に上乗せして皮膚刺激効果が描かれています。偽薬のように完全に不活性（全く効き目がない）ではないニセの物理療法や手術は、プラセボ（placebo）と区別する意味でシャム（sham）と呼びます[8]。

例えば偽鍼はsham acupuncture、偽手術はsham surgeryです。不活性でないシャム対照群を設定したRCTは、不活性なプラセボが使える薬のRCTよりも特異的効果を検出しにくいのです。

それでも慢性腰痛に関しては、例えば近年実施された比較的規模が大きくて質のよいRCTにおいて、鍼治療はシャム対照群よりも疼痛VASで12.5mmほど余分に改善させています[9]。このRCTのシャム対照群は、刺さらない伸縮型偽鍼で非経穴を

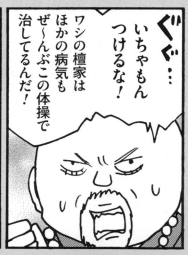

ワシの檀家はほかの病気もぜ〜んぶこの体操で治してるんだ！

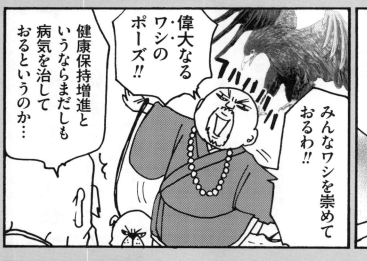

ぐ・ぐ…いちゃもんつけるな！

偉大なるワシ・のポーズ‼

健康保持増進というならまだしも病気を治しておるというのか…

みんなワシを崇めておるわ‼

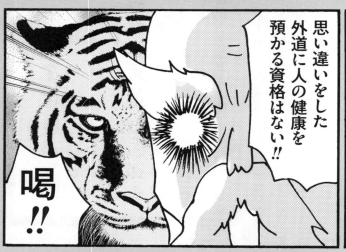

喝‼

思い違いをした外道に人の健康を預かる資格はない‼

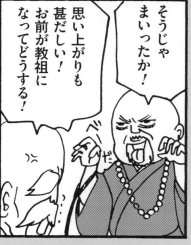

そうじゃまいったか！

思い上がりも甚だしい！お前が教祖になってどうする！

硬直するハムスターのポーズ

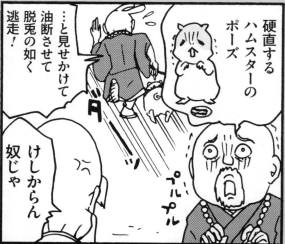

…と見せかけて油断させて脱兎の如く逃走！

けしからん奴じゃ

プルプル

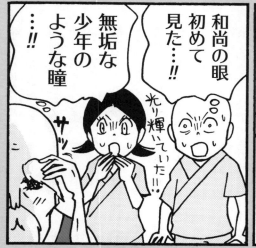

和尚の眼初めて見た…‼

無垢な少年のような瞳…‼

光り輝いていた‼

04

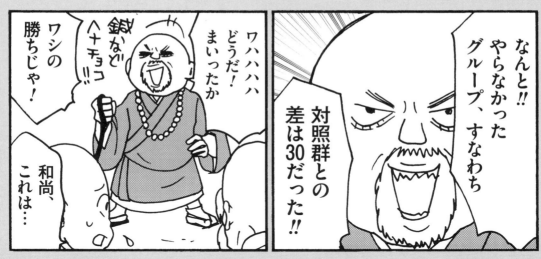

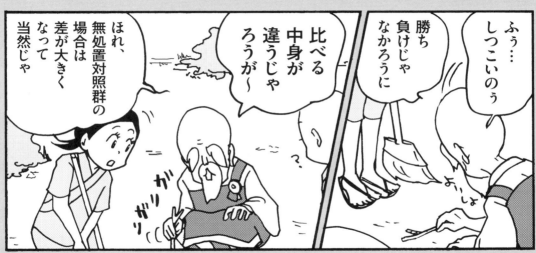

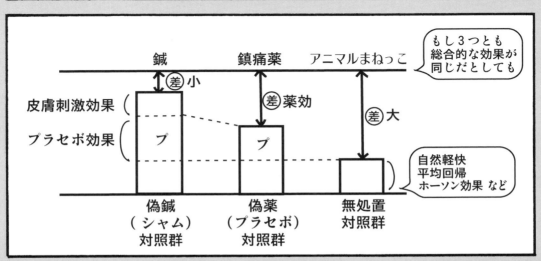

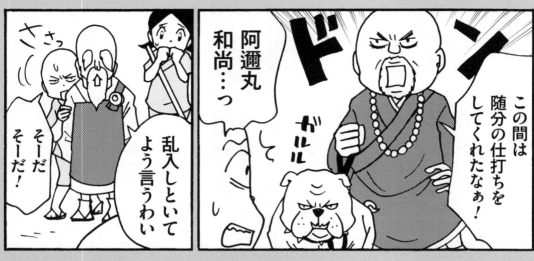

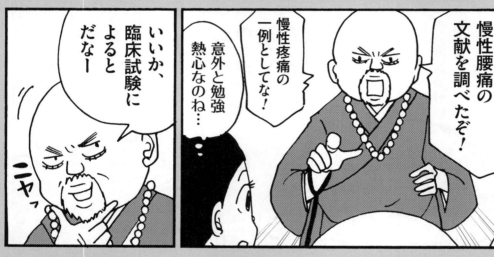

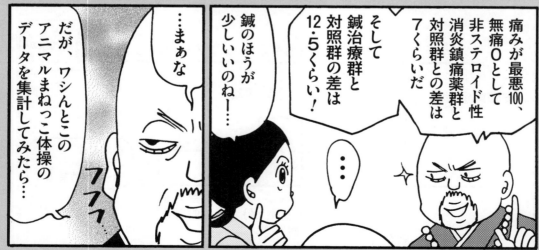

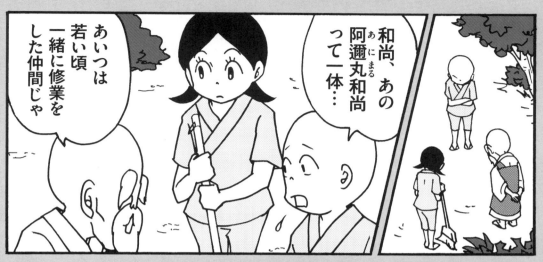

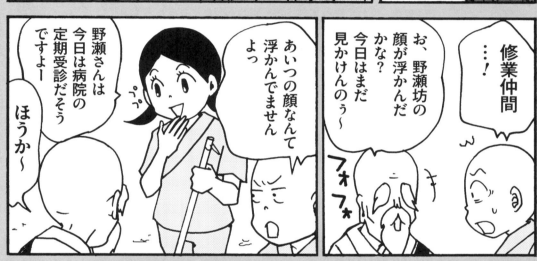

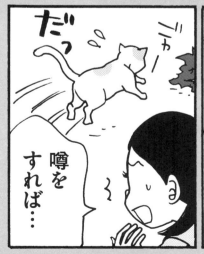

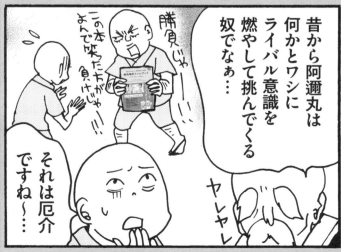

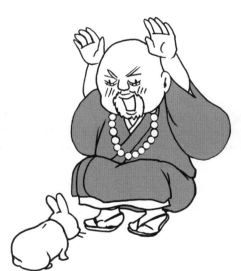

連載マンガ

マンガでわかる プラセボ効果

突然、現れて去っていった、阿邇丸（あにまる）和尚。
変雀和尚とは昔からの因縁があるようでして……。
今回はまだ続きます！ 2話連続でお楽しみください。

第16回

阿邇丸和尚の リベンジ!?

監修・解説：山下仁
絵：犬養ヒロ

覚えておきたい事故防止の知識

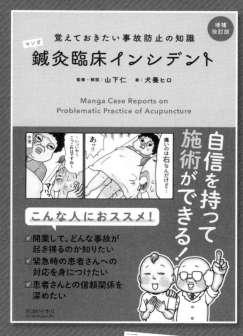
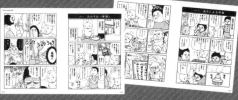
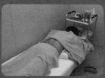

主と40〜45％の獣医師がフォースプレートによる判定（すなわち客観的データ）よりもよい評価をしていました。すなわち、「ケアする人のプラセボ効果」は飼い主と獣医師のいずれにも存在することが分かったのです[6]。

人間の子どもとそれを取り巻く人々についても同じです。例えば注意欠如・多動症（ADHD）の子どもに対する薬物療法は有効ですが、たとえ子どもがプラセボを投与されていても親や教師が有効な治療だと信じていると客観的データ（行動を機器で計測するなど）よりもポジティブに評価する傾向があります[7]。さらに、親や教師が有効な治療だと信じて期待したり安心したりすると、子どもに対する態度やコミュニケーションが変容し、本当に子どもの行動が改善する場合もあり得ます[7][8]。動物においても、ペットが獣医臨床研究の被験動物になると、飼い主や獣医師がいつもよりしっかり観察しケアしてくれるため本当に症状がよくなる可能性があります[9]。「ケアする人のプラセボ効果」により当事者（動物含む）も本当に改善してしまうことを「代理者によるプラセボ」（placebo by proxy）[10]と呼んで区別している論文もあれば[5]、明確に区別していない論文もあり[8]、現時点では両者の違いに関する共通認識はできていないという印象です。

変雀和尚は、母親と阿遡丸和尚に「ケアする人のプラセボ効果」が生じているのではないか、すなわち子ども自身は客観的にそれほど改善していないのではないかと疑問を呈したのです。なお、本稿ではcaregiverを「ケアする人」と訳していますが、状況によってcaregiverは保護者、家族、医師、学校教師、メディア[8][10]、飼い主、施術者、介護者など様々です。

阿遡丸和尚が考案したアニマルまねっこ体操は少なくとも運動効果があるでしょう。しかし世の中では「プラセボ効果しかない」どころか、ペットや幼児にとっては「プラセボ効果さえない」治療法や健康法が当事者の意に反して行われている可能性があります。その場合は飼い主や保護者の自己満足でしかなく、もしかしたら当事者にはストレスかもしれません。「ケアする人のプラセボ効果」は動物や子どもだけでなく、認知症高齢者や遷延性意識障害（植物状態）の患者さんに対するケアを評価する際にも留意すべき事項であると思われます。

◆ 参考文献

1. Kaptchuk TJ, et al. Placebos without deception: a randomized controlled trial in irritable bowel syndrome. PLoS One 2010; 5: e15591.
2. Colloca L, et al. Placebos without deception: outcomes, mechanisms, and ethics. Int Rev Neurobiol 2018; 138: 219-40.
3. Benedetti F. A modern view of placebo and placebo-related effects. In: Placebo effects SECOND EDITION. Oxford University Press. 2014: 22-73.
4. 本多健治, 他. 疼痛試験法の実際. 日本薬理学雑誌 2007; 130: 39-44.
5. Gruen ME, et al. Caregiver placebo effect in analgesic clinical trials for cats with naturally occurring degenerative joint disease-associated pain. Vet Rec 2017; 180: 473.
6. Conzemius MG, et al. Caregiver placebo effect for dogs with lameness from osteoarthritis. J Am Vet Med Assoc 2012; 241: 1314-9.
7. Waschbusch DA, et al. Are there placebo effects in the medication treatment of children with attention-deficit hyperactivity disorder? J Dev Behav Pediatr 2009; 30: 158-68.
8. Czerniak E, et al. "Placebo by Proxy" and "Nocebo by Proxy" in children: a review of parents' role in treatment outcomes. Front Psychiatry 2020; 11: 169.
9. Mckenzie B. Is there a placebo effect for animals? In: Placebo for pets? The truth about alternative medicine in animals. Ockham Publishing. 2019: 42-9.
10. Grelotti DJ, et al. Placebo by proxy. BMJ 2011; 43: d4345.

06

動物や子どもの治療では
効果判定を代弁する飼い主や保護者の
プラセボ効果に注意すべし

変雀和尚

どうやら野瀬坊は以前よりも煩悩をコントロールできるようになったみたいですね。彼は定期的な病院受診と鍼灸受療、そしてプラセボ（偽薬）を上手に活用しているようです。第2回で学んだように、過敏性腸症候群を含むいくつかの疾患や症状では、与えられた錠剤がプラセボであると伝えられていても、服用すると症状が改善することが確認されています[1,2]。

さて、野瀬坊と沙羅は動物にもプラセボ効果があるのか疑問に思ったようです。ヒトの場合と同じように動物も自然軽快や平均回帰で改善することがありますが、これらは無治療群でも観察される「見かけ上のプラセボ効果」の一部です（第10回参照）。これらを除外するとして、動物でもプラセボ効果はありますが、プラセボ効果で重要な役割を果たす期待と条件付けのうち、動物においては期待が大きく関与しているとは考えられていません[3]。いわゆる条件反射（典型例はパブロフの犬）的な反応や行動が中心であると思われます。

動物たちは、痛みなどの自覚症状について自分の言葉や質問紙記入によって表現することができません。動物実験では痛みを与えて逃避反応を指標にしますが[4]、獣医

臨床で普段から疼痛性疾患を抱えている動物の場合、多くは飼い主が観察して獣医師に報告します。このような場合、飼い主の期待や思い込みが評価に影響を与えてしまいます。ネコの変形性関節症に対する各種治療法の臨床試験でのプラセボ群について、飼い主による評価とネコに機器を装着して測定した活動性指標を比較すると、機器で測定した客観的データでは変化していないのに飼い主が改善していると評価した例が多く認められます[5]。これは動物ではなくその飼い主に生じるプラセボ効果、すなわち「ケアする人に生じるプラセボ効果」（caregiver placebo effect）です。

「ケアする人のプラセボ効果」は飼い主だけでなく治療を行った獣医師にも見られます。変形性関節症で歩行障害があるイヌに対する非ステロイド性消炎鎮痛薬のランダム化比較試験について、プラセボ錠投与群に割り付けられた58匹のデータを分析した論文があります[6]。飼い主の観察および獣医師の診察による評価と、イヌにフォースプレート（床反力計）を歩かせて患肢と健肢のデータを比較することにより判定した歩行障害を比較したところ、57%の飼い

05

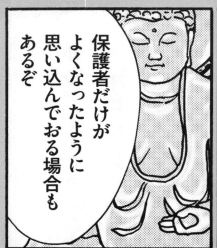

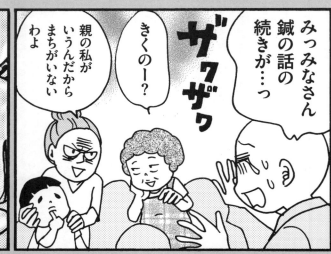

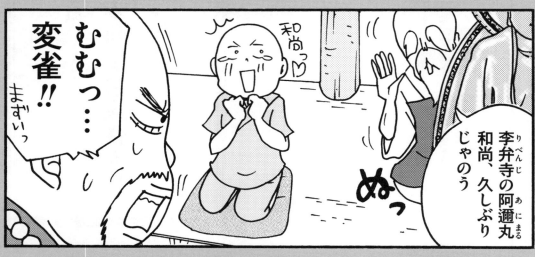

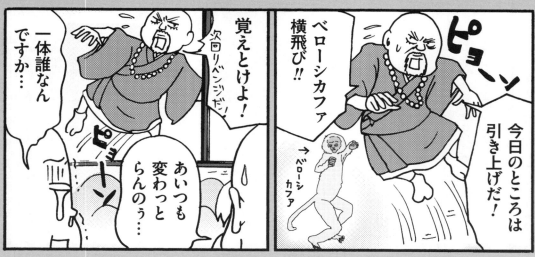

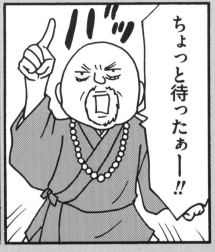

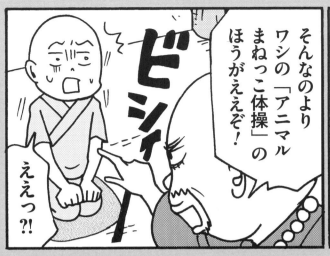

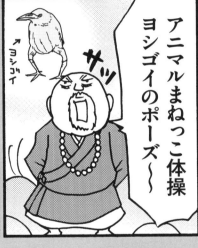

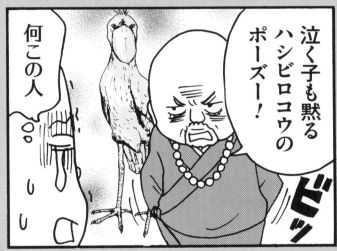

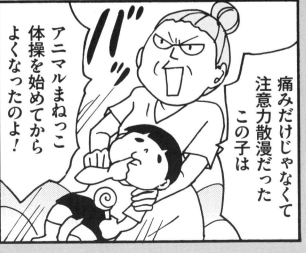

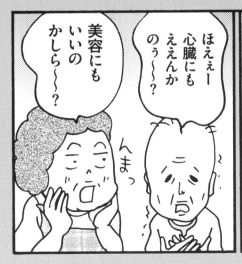

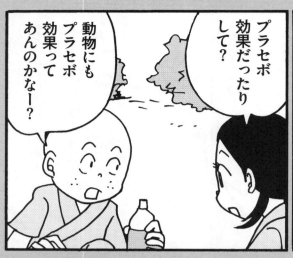

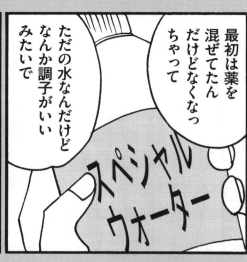

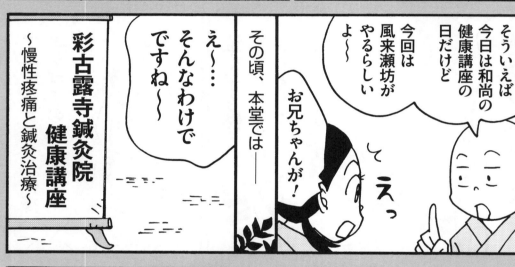

彩古露寺鍼灸院
健康講座
～慢性疼痛と鍼灸治療～

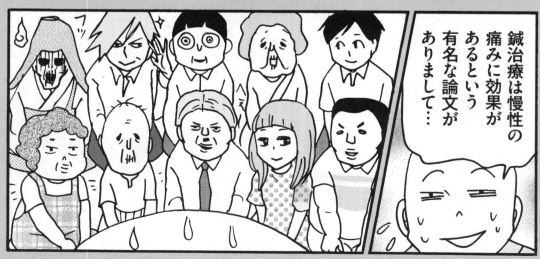

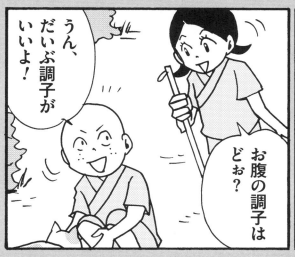

うん、だいぶ調子がいいよ！

お腹の調子はどぉ？

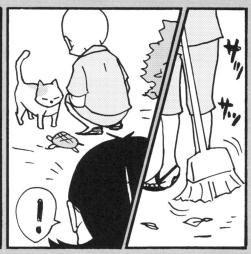

サッ　サッ

！

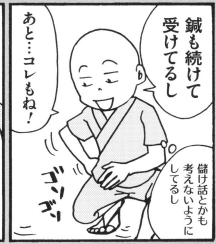

鍼も続けて受けてるし

あと…コレもね！

儲け話とかも考えないようにしてるし

ゴソゴソ

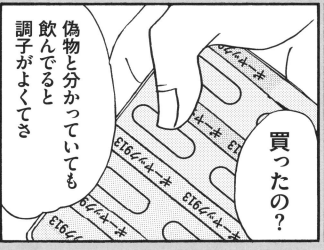

偽物と分かっていても飲んでると調子がよくてさ

買ったの？

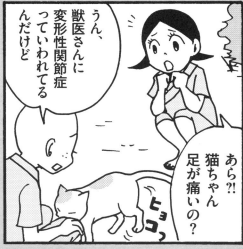

うん、獣医さんに変形性関節症っていわれてるんだけど

あら?!猫ちゃん足が痛いの？

ヒョコ？

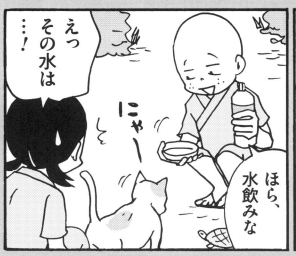

えっその水は…！

にゃー

ほら、水飲みな

01

連載マンガ

マンガでわかる プラセボ効果

さまざまな場面で生じる「プラセボ効果」。
その効果を発揮するのは人間相手とは限りません……。
6月号、7月号は特別に2回分を掲載します！

第15回

動物にも プラセボ効果!?

監修・解説：山下仁
絵：犬養ヒロ

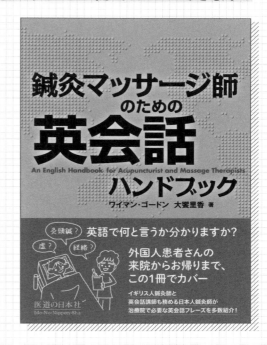
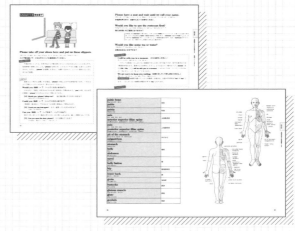

鍼灸字源探検
— 白川静の漢字世界と中国医学の知 —

◆ ◆ ◆

久保裕之
（立命館大学白川静記念東洋文字文化研究所）

イラスト：金子都美絵

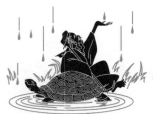

　今回はまず「金」を、そして「水」の系統を紹介します。

　「金」の成り立ちですが、もともとは甲骨文にある「呂」で、これは現在の「呂」に当たります。金属（銅）の塊の形です。「金」の字の源は金文の「」という形です。『説文解字』では、左側が金属の塊、右側の「全」は「亼＋土」に分かれ、「土」は土の中に生じるもの、「亼」は「今（A）」で「キン」という音を表す部分（音符）という形声の成り立ちと解説されています。白川説では、金属の塊をつくるために型に鋳込んだもので、左側が金属の塊であることは同じですが、右側の「全」のように見えるものが鋳型と解釈しています。『説文解字』には200字弱、『玉篇』には500字弱も金部の字が見られ、金属の多様化に伴って文字も増えてきたことがうかがえます。

　そんな「金」の系統の字は、①金属の種類、②金属の性質、③金属に施す動作、④金属製品に分かれます。①金属の種類を表す「銀・銅・鉄・鉛・錫」などは、金属のカテゴリーであることを示す字（意符）の「金」と、音符との組み合わせである形声でできているものがほとんどです。続いて②金属の性質やそこから発生するものを表す字としては、「鋭・鈍・錆」などがあります。「鋭・鈍」はもともと刀剣類の「するどい、にぶい」という意味の字でしたが、のちに広く使われるようになりました。「錆」はその旁からも分かる通り、銅にできる緑青のことです。「赤錆」「黒錆」「白錆」にも「錆」の字を使うのは面白いですね。ちなみに現代中国語では「銹」という形声字を使います。

　③金属に施す動作としては、「銘・録（録）・鍍」が挙げられます。「銘・録」は金属に文字や文様を刻み込むことから、広く「しるす、のこす」の意味になりました。「鍍」は「めっき」をすることで、この言葉は「滅金」に由来します。④金属製品を表すものとしては、「鋼・針・鍼・鍋・釜・鉢・鎌・鍬・鋤・鍵・鎖・鐘・錐・鏡・鑑」などが挙げられます。このうち、「鑑」の旁である「監」は甲骨文「」からあり、人が水鏡に姿を映している象形です。そこから「みる、かがみ、手本」という

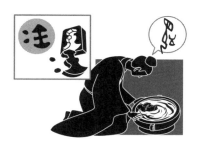

図1 白川説では、「金」の字の源は金属の塊と鋳型からなると考えられている（図左）。金に関連する字として、人が水鏡に姿を映している象形「監」（図右）からなる「鑑」などがある

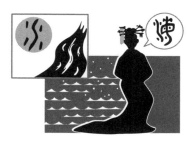

図2 甲骨文の「水」（図左）と金文の「海」（図右）。「海」に用いられる「毎」は頭に装飾を施した女性の姿からなり、「くらい」といった意味にも共通する。そこには漢字をつくった殷商の人々が持つ「うみ」への心象が表れているのかもしれない

意味を表すようになり、のちに鏡が銅鏡など金属製になって「金」がつきました。

　次は「水」の系統の字です。この字も組み合わされる位置により「氵・氺」などに変化します。「水」は自然物ですからもちろん甲骨文から見ることができ、「氺」という字です。そして「川（巛）」が「川」です。「川」は両側の線が川岸で中央の線が水流だと分かります。「水」は実線が水の流れで点線が水しぶきであるとか、大河の急な主流と緩やかな沿岸の流れとを表しているなどと考えられています。「水」の系統の字も、①水の状態、②水のある場所、③水の性質、④水を使ったもの、水のようなもの、⑤水にかかわる動作に分けることができます。

　①水の状態を表す字としては、「氷・湯・沸・湧・波」などが挙げられます。「氷」は金文に「氷」が見られます。右側に付いているものは氷の塊で、これは「冰」という「氷」の異体字になりました。なお、標準と異体は相対的なもので、日本や韓国では「氷」を標準の字としていますが、中国や台湾では「冰」を標準としています。「波」は旁の「皮」が音を表す形声字です。「皮」のように表面にあるもの、うねうねとしたものを表しているという説もあり、白川説もそうです。「波」については中国南宋期（13世紀中頃）の随筆『鶴林玉露』に面白い話があります。北宋後期（11世紀）に蘇軾氏が王安石氏（いずれも政治家で文人）に、「『波』の字はなぜこの形をしているのか」と問い、王氏は「水の皮である」と答えた。すると蘇氏は「では『滑』は水の骨ということか」と言ったという、両者の対立を象徴する逸話です。

　②水のある場所としては「河・江・海・浜・瀬・湾・潟」などが挙げられますが、このうち「河・江」はもともと川の名前を表す固有名詞でした。「河」は黄河、「江」は長江のことで「洛・漢（漢）」なども川の名前です。その畔にある地方が栄えて都市名や国名、ひいては民族を象徴する名前にもなっていきました。「海（海）」は金文「海」から見られ、「毎（毎）」を音符とする形声字です。この「毎」は甲骨文「毎」から見られ、頭に装飾を施した女性の姿で、「ごと」という意味は仮借の用法です。女性の頭の飾りのごてごてとした様子からか、「わずらわしい（繁）」「くらい（晦）」という意味にも共通しています。漢字をつくった殷商の人々は、黄河流域の海から500kmほど離れた内陸に住んでいました。そのような人々にとって「うみ」とは何があるのか分からない暗黒の世界と考えられていたのかもしれません。

　次回は、「水」の残りの部分をお話しします。

医道の日本.comのマガジンページ先行で、
2020年4月8日にスタートしたお灸のコラム。7月号まで本誌にも掲載します。

やわらかな澤田流

治ろうとする力を伸ばすお灸

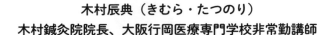

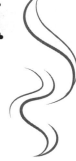

木村辰典（きむら・たつのり）
木村鍼灸院院長、大阪行岡医療専門学校非常勤講師

✅ Web第3回／繰り返し、丁寧に見続ける（2020/05/22）

第1回では、『鍼灸真髄』（医道の日本社）の構成から、澤田流がはじめから完成された治療法でないことを知り、そこから、自分の感覚でとらえた、生きた身体の経穴反応を中心にして、またこの本を読んでいくことをお伝えしました。

今回は、少し具体的な例を挙げながら見ていきたいと思います。

例えば、「次髎が張ると手足が冷える」(p.84) とあります。当たり前ですが、はじめのうちは、よほどひどい状態でない限り分かりません。

このときに無理をして、頭で次髎の張りを、分かろうとしないほうがよいのです。

仙骨上の八髎穴を何十人、何百人も、あるいは同じ人を何度も身体で触れているうちに、「ん？なんか張っている気がする」となり、そこにお灸を据えることで反応が取れ、下肢や下腹の冷えが取れることで、「あの感じは、やっぱり『張った感じ』で合っていたのだな」と、あとから学んでいく、その繰り返しで、少しずつ手の経験値が上がっていくのだと僕は理解しています。

また、『鍼灸真髄』には、澤田先生の天才的な面をうかがい知ることができる記述があります。往診随行記にある、腕の痛みで動くこともできないという患者さんの治療場面です。

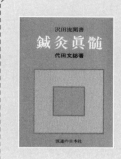

代田文誌
『沢田流聞書 鍼灸真髄』
（医道の日本社）

▶詳しくはこちら
🖥 https://www.idononippon.com/book/shinkyu/1013-6.html

「ちょっと指先へものがふれただけでも右の肩甲関節が痛んで堪えられないという。ようやく起き上ると先生は右の腰部（腎兪のあたり）に手掌を翳（かざ）され、「ここに熱がこもっています。これ少し腫れ上がっていましょう。……中略」

「腎兪の第一行（右）とおぼしき処に穴を捜りあてて二寸五分の針を根元まで刺入され、暫くの間（約一分間）針を止めて廻旋術を施し乍ら「それ腫れが引けて来ました。もう腕の痛みが大方とれたでしょう」という。大将これに答えて「ええ大分痛みがとれました。まるで嘘を云ったようにスーッと痛みが減りました」（p.252－253）

とてつもない感覚の鋭さです。

この部分を初めて読んだときの印象は、今でも鮮明に残っています。

これは僕以外の先生方もきっと経験があると思っているのですが、思わず自分も、人の腰に直接触れず、手をかざし、目を閉じてしまいました。

もちろん、しばらくの沈黙のあと、何も感じることができない自分の才能のなさに笑ってしまうのですが。

このように、はじめは、澤田先生の天才的なところにばかり目がいってしまいますが、そこであきらめてはいけません。経穴反応を丁寧に見続けながら、繰り返し読むうちに、「澤田先生もこのような経穴反応なら迷っていたのではないか」「自分で考えることができるよう、わざと矛盾することをいっているのではないか」などと、臨床と照らし合わせながら、自分なりの読み方ができるようになります。

そうすると、お灸を据えることがもっと楽しくなります。

「太極療法」という言葉を、聞いたことがない人もいるかもしれません。澤田流の代名詞といえるもので、澤田流の治療法そのものを指します。

『鍼灸真髄』のなかでは、こう書かれています。

「五臓六腑の中枢を調えることにより末梢の病気をなほすもので、対局所的の治療ではなく、根本治療である。……」(p.19)

「澤田流の治療の眼目は丹田の力を満たしめることにおかれていた。太極治療をやると自然に丹田に力が満ちてくる」(p.24)

ちなみに「太極」とは、陰陽がいまだ分かれる前という意味ですので、身体を気血などの概念で分ける前、全身の内も外も丸ごと、生命力そのもの、ということになります。

まとめますと、病名や症状にとらわれず、身体をしっかりと診て五臓の不調和を調えると、丹田（下腹部）が充実してきて、自然と病気は治ってしまう、というところでしょうか。

身体の治ろうとする力があるからこそ、病気は治るわけで、お灸が症状や病気を治していると勘違いしてはいけないのだと思います。

治ろうとする力を伸ばす、そんなお灸を目指したいものです。

では、五臓の不調和をどのように見つけ、調和を取るのか？
丹田が充実したかどうかをどのように診るのか？
など、素朴な疑問が湧くところです。

それを知るためには、澤田先生が鍼灸で活躍する前にまで遡らないといけません。澤田先生小伝を参考にタイムスリップしますので、少しお付き合いください。

若き日の澤田先生が、朝鮮半島にて、足を傷めた患者の治療をしている最中に、腰のあたりのコリが出ているのに気づき、それをほぐすことで足の痛みや腹の症状までが取れた有名な話があります（ちなみに、このときは、柔道整復術が専門で鍼灸については全くの素人でした）。

そこから経穴に興味を持ち、古書屋で初めて手にした本、それが『十四経発揮』です。
この本は中国の経絡・経穴の専門書で、澤田先生はその後20年かけて、温めた石を生きた人

の経穴に当てて、ひびき方を研究したそうです。

そこで初めて、自身が指先で感じていた反応が、経穴に一致することを知るわけです。

普通は、テキストで経穴を学び、その後に経穴の反応を探りますが、澤田先生は先に経穴反応に気づいてしまったのです。

お弟子さんたちに、「書物は死物、生きた身体によって読みなさい」と繰り返しいわれた、この学び方こそが、澤田流の原点になったのだと思います。

ここが分かると、あとはシンプルです。

その後、身体中を巡っている経絡は五臓による支配を受けていることを知ります。そして、その大切な五臓を治する経穴として、背部の肺兪・心兪・肝兪・脾兪・腎兪の五臓兪に目を付けたのです。

澤田先生もはじめは、ここを中心に身体（五臓）の不調和をうかがい、そこだけを治療穴として使っていた。

これら5つをすべて据えるのではなく、生きた身体の反応をみながら必要なところだけを据えていきました。

そして、これをベースとしながら、五臓兪の近く（縦・横）のつながり、または表裏としての腹の経穴など、治療の幅を広げていかれたのでしょう。

Profile

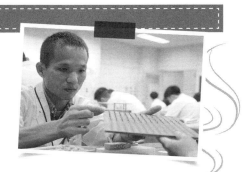

木村辰典　きむら・たつのり

1976年生まれ。曾祖母が産婆と灸治療、母親と姉が鍼灸治療をしていた影響で鍼灸の世界に入る。2002年に大阪行岡医療専門学校鍼灸科に入学。2002年より母親の同級生である上田静生先生に師事。初対面のときに「鍼灸真髄を暗記するまで読みなさい」と言われ澤田流と出会う。2005年、大阪行岡医療専門学校鍼灸科卒業。あん摩マッサージ指圧師免許取得。その後、澤田流の基礎古典である『十四経発揮』の教えを受けつつ臨床にあたる。2010年より一元流鍼灸術ゼミにて伴尚志先生に師事。2012年より澤田流や灸術を学ぶための「お灸塾」を開講。

2007年4月より大阪行岡医療専門学校に勤務。現在は非常勤講師。2011年10月より同校の「お灸同好会」で指導。2009年より大阪ハイテクノロジー専門学校非常勤講師。2005年より母親が営む木村鍼灸院に勤務。2016年、自身の木村鍼灸院を開業。

大師流小児はりにおける
保護者とのかかわり方

賢昌鍼灸院院長／大師流小児はりの会会長／日本小児はり学会理事
首藤順子（しゅとう・じゅんこ）

保護者とのかかわり方が治療の核

大師流小児はりは、筆者の曾祖父、谷岡捨蔵が創案した小児はりで、132年の歴史を有する。その代表的鍼法のフェザータッチ法は、三稜鍼で皮膚表面を優しく撫でるように擦るため、羽毛で撫でられたような心地よい刺激が特長である。皮膚への心地よい刺激情報は、脊髄・脳に伝わり、内臓の働きをコントロールする。また、全身の血流をよくし、身体をリラックスさせる効果がある。それによって情緒が安定し、夜ぐっすりと眠れ、成長ホルモンの分泌も促される。大師流小児はりは、子どもの健康に加え、成長をサポートする治療法といえる。

筆者は現在、大師流小児はりの発祥の地である大阪府八尾市で賢昌鍼灸院を運営し

ている（写真1、写真2）。これまで30年以上にわたって、のべ15万人の小児を治療してきた（写真3）。

一方で、大師流小児はりの研究会である「大師流小児はりの会」では、父の谷岡賢徳を始め、全国の会のスタッフとともに、国内では北海道・仙台・東京・名古屋・大阪・広島・福岡・沖縄、海外ではアメリカ（ボストン、ポートランド）・オーストリア・ドイツ・フランスでの普及活動を行ってきた。

研究会のセミナーや講習会では、基本的な実技、子どもとの接し方などを中心に解説するが、小児への治療で核となるものは保護者、つまり親とのかかわり方である。小児は親に連れられて来院する。鍼灸師は、小児はもちろん、その親にも信頼してもらわなければ、効果的に施術を行うこと、か

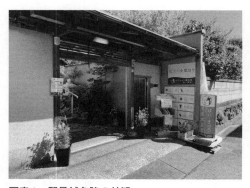

写真1　賢昌鍼灸院の外観

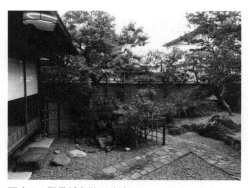

写真2　賢昌鍼灸院の中庭

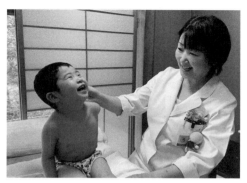

写真3　小児を治療する筆者

つそれを継続させることは難しい。セミナーや講習会を行うなかで、受講生の課題として感じる点が、この親とのかかわり方の部分である（今年の8月にも大師流小児はり初心者講習会を開催予定。詳細はhttps://daishiryu-atumari.jimdofree.com/参照）。

　小児はりの臨床現場では、心がふるえるような感動的な場面に遭遇することが多々ある。本稿では、筆者の心に残るたくさんの症例のなかから、いくつかの症例を紹介する。そこから、治療家として、どのように子どもを正しく理解し、その保護者とかかわっていければよいのかというヒントを感じていただければ幸いである。

小児はりの適応

　小児はりは、生後1カ月から12歳までの小児が基本の対象となるが、当院では、その間の年齢はもちろん、中学生以上の子どもたちも多く来院している。初診当時は幼稚園生や小学生だった子どもたちが、成長して高校生、大学生になってOLになって結婚しても鍼治療を受けにきてくれている。

　臨床で向き合う子どもたちの症状はさまざまだ。夜尿症、夜泣き、疳の虫、アトピー性皮膚炎を始め、吃音、便秘や下痢、食欲不振、ぜんそく、鼻炎なども多い。どれも小児はりの適応症状である。また、低身長、低体重に対して病院では成長ホルモン療法を行っているケースが圧倒的であるが、そのようなケースでも、小児はりを開始して3カ月程度で平均的な成長曲線に乗せられることが大いにある。また、臍ヘルニア（出べそ）で手術を強いられている小児へも腸の働きを高める小児はりをすることで手術を免れるケースがほとんどだ。

　大師流小児はりの基本治療は、三稜鍼によるフェザータッチ法。ツボや経絡をトントンと撫でたり、擦ったり、軽くたたいていく。鳥の羽でさするかのような刺激は気持ちよく、子どもは笑顔になる。その様子を見守る親も笑顔になる。鍼だけでなく灸法も適宜行う。小学校高学年以上であれば灸点液を用いた隔物灸（本誌2019年11月号参照）を、それよりも小さい子どもには線香灸を使うことがある。

　1回の治療時間は、小児はりだけなら約5分程度。子どもは感受性が高いため、短い治療時間でも十分な効果を上げられると考えている。また、少しの刺激で生体が変化するため短時間でよい。

　治療回数は、症状にもよるが3〜5回くらいである程度の改善がみられる。症状が治ったあとも、鍼をすることで子どもの機嫌や体調がよくなるため、来院を継続することが多い。重度の症状をもつ場合は、10回以上の定期的な治療が必要となるが、どの程度のペースで治療を受けるかは、症状に加え、母子の体力、稽古事の有無やどこに住んでいるかも踏まえて提案している。

　当院の近くに住んでいれば、通院は負担ではないが、ほとんどの親子が片道30〜40分かけて通院してくる。つまり、往復で1時

間以上かかることになる。大人の体力では問題ない時間でも、子どもにとっては相当な負担となる。小児はりの効果を説明したり、その効果を実際に目の当たりにしたとき、多くの保護者は「毎日連れてきます」と言う。しかし、小さな子どもの身体に、毎日通院することの負担量をていねいに説明し、週2〜3回といったペースに刷り合わせることも重要となってくる。

　小児の治療では、症状はもちろん、その子の年齢、体力、体質、性格、家庭環境など、さまざま要因を考慮して治療を行うことが必須となる。

発語遅延の症例

　初診当時4歳の男の子、A君の症例である。アレルギー、鼻炎があり、虚弱体質で、発語の遅れを母親が気にかけていた。初診時、A君は「ママ」を含む2、3語しか話せないとのことであった。ことばの発達は個人差が大きいものだが、発達が遅れていると、親にとっては大きな不安材料となる。

　母親は40歳のときにA君を出産。高齢出産ということもあり、とても大切に育てていたようである。療育で、ことばの教室にも通っているとのことだったが、それでもA君がうまくしゃべれないということを母親は非常に苦にされており、来院当初はうつの手前のような状態であった。

　治療ではまず、カルテに記載しながら保護者の話をしっかりと聴く（傾聴）ことから始まる。最初の医療面接（問診）で保護者は、現在抱えている不安を話してくれる。話を聴いていると、子どもとのかかわりのなかで、改善したほうがよい点も見えてくるが、まずは保護者の考えや訴えを何も否定せずに、しっかりと聴いてすべてを受け

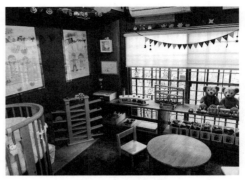

写真4　院内キッズルームの一角

止めることに集中する。

　このA君の母親も、当初は不安が強い様子だったが、傾聴で気持ちを受け止めながら、治療でA君の体調や機嫌がよくなるのを実感してもらうにつれて、不安が和らいでいった。A君は、平均週3回の治療を継続していくなかで、少しずつアレルギーや虚弱体質が改善され、ことばも出てくるようになっていった。1年経つと、A君は年齢相応にしゃべれるようになった。

　治療を開始して3カ月後には、母親の希望もあり、A君に加えて母親にも鍼灸治療を行うようにした。当院では、子どもに小児はりの治療を受けに来院する保護者にも、同時に施術することが多い。なお、大人の治療時は、子どもに院内で待ってもらうことになるが、そのようなときに当院のキッズルームが役に立つ（写真4）。モンテッソーリ思想に基づいた子どもの手先を使って考えながら遊べる本物の玩具を多く取り揃えている。小児はりをすることで子どもがより著しく発達していく姿を保護者とともに、このキッズルームで確認することができる。2歳児のような年齢の低い子どもでも、泣いたり、だだをこねることなく、キッズルームで賢く遊びながら親の治療が終わるのを

待っている。また、治療者は親の治療をしながら、子どもが危うくないかを横目で観察できるように配置・設計されている。キッズルームでの遊びが楽しくて、「家に帰りたくない」という子どもがほとんどである。

その後、A君は順調に成長。小学校中学年になった現在も、体調管理のために母親とともに週2回治療を継続している。子どもは親の感情を写し鏡のようにはっきりと映し出す。親の不安な感情が子どもにも伝わり、それが子どもの発達に悪影響を及ぼしているとき、治療家ができることは、ただただその母親の不安や焦りを一心に聴き、共感し吐き出させてあげることで、その母親がまた元気を取り戻し本来のその方らしく、生き生きと子育てができるようになっていくことをサポートする、そんな大切な役割も担っている。

ぜんそくの薬がやめられない症例

初診当時5歳の女の子、Bちゃんの症例である。1歳の頃からぜんそくがあり、以降飲み薬や吸入ステロイド薬が欠かせない状態だった。父親は当院で蓄膿症が治った経験があり、子どものぜんそくにも鍼が効くのではないかと考え、来院した。症状や住まいの距離などから、週3回の治療を基本にスタートした。

初診の治療では、このBちゃんもそうだったように、子どもは治療ベッドに上がるのを嫌がることが多い。そのような場合も、前述のキッズルームが役に立つ。まず、キッズルームで自由に遊んでもらう。しばらく遊んで緊張がほぐれたところで、そのままキッズルームで治療を行う。Bちゃんの場合も、お絵描きで遊んでいるときに「何描いてるのかな？」と頭を撫でながら話しか

け、後頚部から治療を始めていった。このようにキッズルームで治療を行うと、子どもはまったく怖がらない。初診の治療で泣いたり嫌がったりせずに成功すれば、2回目以降はベッドでの治療ができるようになる。

治療開始から3カ月後、ぜんそくの発作は消失した。しかし、Bちゃん本人も保護者も、1歳から飲み続けている薬をやめるのは相当不安な様子だった。治療開始5カ月後、飲み薬をやめない理由をたずねてみると、「お盆休みで先生の治療院が閉まってしまうのが不安」とのことだったので、「お盆休みのときも何かあったら治療してあげるから大丈夫だよ」と伝えると安心した様子だった。なお、保護者には以前から「体調が悪化したらすぐに来てください」と話して、悪化の目安を説明していたが、保護者は「どういう状態が悪化かわかりません」という返答が続いたので、聴診器を貸し出して、胸の音（肺の音）の聴き方を教え、雑音が聴こえたらすぐに来院してもらうように対応した。

その後、治療開始6カ月でぜんそくは寛解し、喘鳴が出ることもなくなった。Bちゃん、保護者ともに薬のことを全く忘れてしまった。現在もBちゃんは、体調管理を目的に月1〜2回のペースで通院を継続している。Bちゃんは小学校に入学すると、自身の治療経験をもとに「わたしは、しんきゅうしになりたいです」の一文から始まる作文を書き上げた。その作文はすばらしく、地元の広報誌にも掲載された。筆者の宝物のひとつである。

自閉症の一症例

初診当時2歳の女の子、Cちゃん。筆者はどんな子どもでも、泣かさないで治療で

きるのが自慢なのだが、Ｃちゃんはなかなか泣きやんでくれなかった症例である。

Ｃちゃんは初診時、当院に入る前から泣いていた。院に入ると端から端までウロウロと泣きながら歩き回っていた。Ｃちゃんの母親に「泣いてもきちんと治療できるので心配なさらないでください。できるだけ、お母さんが横にいてあげてくださいね」と伝え治療を行った。結局、治療の間はずっと泣き続けていた。

そこからＣちゃんは週2回のペースで通院してくれるようになった。来院すると泣いてはいるが、小児はりは気持ちよいと感じてくれているようだった。4、5回目くらいからは、治療を本当に嫌がっているわけではなく、条件反射のようなかたちで泣いている様子だった。そして13回目。Ｃちゃんは、一切泣かなくなった。それ以降は全く泣かずに、大人しくベッドに来て自分で服を脱ぎ治療を受けてくれるようになった。

「子どもを泣かさない」「泣いたら治療が終わるまでに泣きやませる」ことが大師流の鉄則であるが、「自閉症」などが起因し泣いている場合は、泣きやませることを最優先にせず、冷静に治療に専念することが重要と感じた。

Ｃちゃんは、自閉症の症状がみられた。けれども初診時には、保護者はそのことに触れておらず、問診票にも記入がなかった。これは、自閉症や発達障害の子を持つ親の行動としては、よくある自然なことである。

当院の問診票には、「来院する前にどんな症状で悩んでいましたか？」という項目がある。自閉症や発達障害の子どもの保護者は、そこには夜尿症や夜泣きなどと書き、核心部分の真の悩みは明かさないことが多い。子どもを鍼治療に連れてくる保護者は

9割以上が母親だが、「子どもに何かあると自分の育て方が間違っていた。自分の責任だ」と自身を追い込んでしまうようである。母子一体感が引き起こすそのような状況でも、最初は正論を説いたり、諭したりしようとせず、その苦しみにただ頷き共感することで保護者は納得してくれる。

鍼灸師と保護者の信頼関係が築けていない初診の段階で、本当のこと、一番苦しんでいることを書いてくれない場合が多いのも、当然のことである。鍼灸師は、その段階から保護者と子どもと信頼関係を構築していき、初診票の情報の奥にある、声にならない声を引き出していくことが求められる。それらを引き出すために、保護者に対する傾聴と共感、そして親子の表情の変化の一瞬一瞬、言動の一語一句を慎重に洞察することが重要ある。

例えば「ちゃんと座っておきなさい！」「静かにしてなさい！」というように怒る母親。2、3歳の子どもがちゃんと静かに座っていたら、逆にどこか具合でも悪いのかと筆者は思うが、母親は「私の子はこうでなければ」という枠があったり、「いつもきちんと礼儀正しく」、あるいは、子どもを自分の所有物のように扱ってしまっていたりすることがある。

そのような場合でも治療者側は、親のそのような子どもとのかかわり方を咎めない。もちろん、子どもに危害が及ぶような場合は別だが、まずは子どもの状態を捉えている親の意見や感情を、受容すること。これが、小児はりの治療において最も重要である。親に「この先生はわかってくれる」と思ってもらい心を開いてもらわないと、問題点を引き出せないからである。

Ｃちゃんの場合も、まず母親の子どもへ

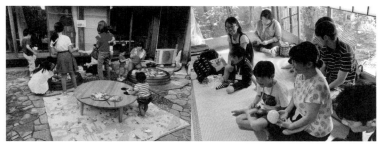

写真5 「月見はり」は賢昌鍼灸院が毎年開催する小児はりイベント。わた菓子
やヨーヨーすくいの屋台など、お祭りの催しも行っている
詳細は賢昌鍼灸院HP参照：https://kensho-hari.com/

のかかわり方、問題の本質を言えない不安な想いを受け入れ、傾聴しつつ子どもとの距離を詰められたことがよかったと考えている。たとえ保護者が自閉症のことを明かさなくても、治療者側が問題の本質を把握できていれば、どのように治療すればよいか、どのように支援すればよいのかがわかる。親に子どもへの接し方や生活習慣などについてアドバイスするのは、信頼関係が十分に構築できてからである。

小児はりで世界中の子どもたちを笑顔に

小児はりで重要なことは、①診察と治療技術、②子どもとの接し方、そして③保護者（親）とのかかわり方の3つに分類できる。本稿では、そのなかの3本目の柱について症例を交えて解説した。ともすると治療者は、診察や技術面に比重を置きがちだが、保護者や子どもとの接し方についても研鑽を積むことが不可欠になってくる。

小児はりの場合、最終的に治療を行うかどうかを決めるのは保護者である。筆者は保護者に対して、最初におよその治療回数や経過、料金を提示するが、鍼で治すかどうかは保護者に委ねる。そこで治すと決めた保護者は、必ず治療に来てくれる。その

ときに、鍼灸師が「これくらいの期間や回数で治す」と覚悟をもってはっきりと言えるかどうかが鍵である。

小児はりは、たいへんやりがいのある仕事である。何より子どもたちはパワフルで純粋で元気をもらえる。経営的にも率がよい。子どもは小児はりが気に入れば、健康になっても、成長して大人になっても継続して来院してくれるからである。また当院では、症状が治って特に不調がない子どもたちでさえも元気と笑顔を維持するために、お稽古事のように毎週小児はりを受けに来る。そのような、子どもたちがホッと笑顔になれるような鍼灸院が、筆者の目指している鍼灸院のかたちである（写真5）。

＊

新型コロナウイルス感染拡大による緊急事態宣言下にある5月現在、当院も可能な限りの衛生管理を実施しつつ、毎日の診療を継続している。外出自粛要請や休校などで、家族団らんの幸せなひとときを過ごすなかにおいても、親子ともども、普段感じられない疲労やストレスなどが出てくることもあるのではないだろうか。小児はり、鍼灸治療を通して、子どもたちとその家族が笑顔で健康に過ごせるように尽力していきたいと考えている。

鍼灸徒然草

―ふと臨床篇― その19

しゅとうでんめい
首藤傳明

めっちゃいい！

　今の中学生の成長は早い。将来は身長180cm級の女子中学生ばかりになるのではと思案します。中学2年の女生徒です。6カ月前から腰が痛いのでバスケット部を休んでいます。右の下腿前面に痺れがある。「レントゲンは？」「2番目がなんとかって」というので、第2腰椎に変化があるのでしょうか。腰痛も右だけです。理学テストは陰性です。

　首藤先生は神の手を持っているので一度診てもらえと父親の説得、と祖母がそばで解説します。この説得の方法、かなり効くようで、頑固に鍼灸を否定していても、あるいはと考え直すらしい。ただし、うまくいかないときは困るのですが。

　圧痛は跗陽、殿頂（図1）、志室に、ひどくはないが認められます。腸骨点（図2）、腎兪にも反応あり。患側だけの治療にします。脈証は肝虚証。曲泉、陰谷に超旋刺。跗陽、殿頂、志室、腸骨点、腎兪に単刺2mm（下線は灸も。以下同）。足三里、足尖に向けて皮内鍼を貼付。治療を終えて動かして

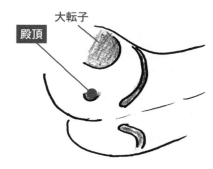

図1　筆者の取穴（殿頂）
『首藤傳明症例集』（医道の日本社）p.171 より

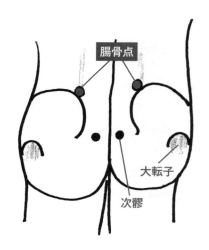

図2　筆者の取穴（腸骨点）
『首藤傳明症例集』（医道の日本社）p.16 より

みて、腰の痛み、「めっちゃいい！」＜影の声：ヤバイ！とはいわないの？＞　神の手になるかどうか。仏の手で終わるか。

　２週間後、再診。１日よかったが、また痛みがある＜影の声：残念、普通の手！＞。

再診に「怠けてるの」

　予診票の「今、悪いところはどこですか」欄には「腰痛」の２文字しかありません。びっしり書き込んであるのも大変ですが、あまり簡単なのも味気ない。75歳、女性です。

　「いつからですか？」

　「10年前からです」

　「（……？）痛みの増減はないの？」

　「ずーっと痛い」

　「どういうとき？」

　「動くときです」

　「どの辺が痛いの？」

　「この辺です」

　と、両手を広げて尾骨を中心にしたところをさします。

　「病院は？」

　「検査を受けましたが、どこも悪くないといわれました」

　理学テストは陰性です。動きは柔らかい。高血圧、バセドー病（服薬中）、喘息があるので、病院には通っている。痛みが変わらないので再度検査を受けたそう。

　「検査はいつでしたか、近頃？」

　「3年前です」

　「……？」

　何回検査を受けても異常なし。担当医師曰く「悪くない。怠けてる！」

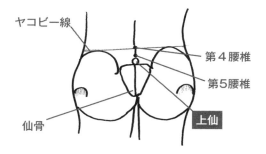

ヤコビー線は両側腸骨稜を結ぶ線をいう。成人においては第４腰椎棘突起を通過する。第５腰椎と仙骨との間が上仙穴。ヤコビー線と督脈の交わる点から少し下方、凹みがある

図3　筆者の取穴（上仙）
『首藤傳明症例集』（医道の日本社）p.87 より

　腰部の触診にかかります。上仙（図3）、つまり第５腰椎から仙骨の間とその下の椎間が柔らかい。極端にいうと指がずぶりと入る感じです。腸骨点、小腸兪、跗陽にも圧痛。上仙の圧痛を確認してもらうと、「痛みの震源地はここです。他の鍼灸院にも行きましたが、そこは診てくれませんでした」とのこと。腰痛→腎兪、志室となったものでしょうか。志室だけ、また遠隔経穴だけで上仙まで効かすのは大変です。

　「このへんが痛いのです」と（患者さんが）治療家に教えると、うまくいくことが多いのです。

　病院では「故障なし」でも、科学的検査にはひっかからないだけで、患者さんが悪いといえば、どこかに何かあると考えるほうが普通ですが、西洋医学では「怠けてる」となるのかもしれません。怠けてないと思えば、湿布薬が渡されるのでしょう。

　腰と仙骨の棘突起間の靱帯が故障しています。またその周囲の筋肉、筋膜も弱っていますので、ここの治療で治ります。靱帯や筋肉の微細な損傷は検査に反応しないの

で、病なしとなるのでしょう。触診（指で触ってみる）すると簡単ですが、指先で判断できるのは慣れないと難しい。その点、鍼灸師はプロです。慣れているのでうまい。上仙に家庭での施灸が望ましいが、ご主人は脳梗塞で療養中なので、不可。鍼灸治療だけですと4〜5回必要かもしれません。10年来の腰痛の原因が分かった、私の訴えは甘えではなかった。そう理解してくれる人が現れても、複雑な気持ちでしょう。治療家はその気持ちも、お聞きしましょう。

高眼圧症いろいろ

緑内障の患者さんを多く治療するうちに、タイプの違うものに遭遇します。28歳の男性、高眼圧症、眼圧27（正常値20以下）、視力裸眼で0.3、メガネをかけて1.0。症状はなし。

この高眼圧症は、眼圧は高値でも視野は正常で、眼底の視神経乳頭に明らかな異常がない状態です。緑内障は、眼圧が高く、視野や視神経乳頭に異常があるものです。正常眼圧緑内障は、視野と視神経乳頭に緑内障でよく見られる異常があっても、眼圧が常に正常範囲にあるもので、本来の緑内障と区別します。すなわち、視野と視神経乳頭の状態次第で分けられるものです。

この患者さんの場合、診察では肝虚証。柳谷風池（図4）に圧痛・硬結、曲池に硬結。他には変化がみられません。実際にはいたって健康、緑内障の予防ということになるわけで、月1回の治療でその目的が達せられそうです。

治療は柳谷風池への刺入鍼、「気至る」

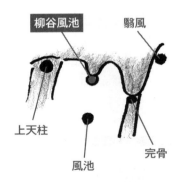

図4　筆者の取穴（柳谷風池）
『首藤傳明症例集』（医道の日本社）p.27 より

のあと5分間置鍼と灸5壮。曲泉、陰谷、曲池、中脘、石門、肩井、膏肓、肝兪、腎兪。灸は5壮。

やっと「こんにちは」

戦後に道徳・宗教の授業がなくなったせいか、挨拶をしない人が多くなった（気がします）。患者さんでもそうです。抑うつの方は特にその傾向がある。18歳の女性、大学受験2年目の挑戦中、横須賀在住ですから医道の日本社の前＜影の声：まさか＞。両親の故郷・大分へ盂蘭盆の墓参中、おばあちゃんが心配して、無理に鍼灸治療を受けさせたわけです。

夜眠れない、朝起きられない、朝食がおいしくない、大便は週に何回かある。月経痛がある。触診で眼球が硬いので、眼科の受診をすすめました。眼圧が正常でも、これだけ硬いと頭痛や肩こりになりやすい。目つきが気になります。にらまれているような。斜視を疑いましたが、複視はありません。いま流行りのスマホ症状か。スマホ

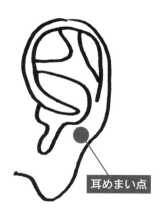

図5 筆者の取穴（耳めまい点）
『首藤傳明症例集』（医道の日本社）p.28 より

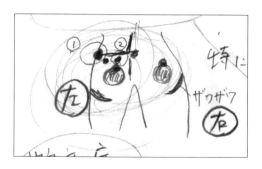

図6 患者さんの描いた図（許可を得て掲載）

に浸からぬよう注意しました。

脈証は肺虚証、触診では三陰交の圧痛、上仙の圧痛・陥下。治療は中脘、石門、太淵、太白、三陰交、曲池、柳谷風池、肩井、肺兪、脾兪、神道、上仙、跗陽に超旋刺。右耳めまい点（図5）に皮内鍼貼付。

初診から3日後、2回目の治療。こんにちは！ 挨拶がきました。脈証は肝虚証。これはいい。何がいい。私の感触がいい。眠りが少しよくなって、眼球、こころなしか柔らかく感じます。変わるものですねえ。

治療の補填（ほてん）

以前は患者さんの訴える症状をすべて頭の片隅に記憶して治療していましたが、最近は忘れることが多くなりました。加齢ではすまされない。大事な症状を忘れる、したがってその治療も忘れるということになるわけで、初診の患者さんに不信感をもたらしかねない、となります。

62歳の女性です。訴えは不眠、眠りが浅い、咽のつかえ、動悸、胸が落ち着かない、息苦しい、飛蚊症、ほてり、便秘、左の腰殿部痛、下殿部がざわざわ（図6）、膝がだるい。血糖値A1－cが上がり気味（5.7→6.1）。

日本で有名な漢方の先生からの紹介です。これは一つのヒントで、有名な先生の紹介だから、この先生の鍼はよく効くという刷り込みがありうるのです。どんな治療でもかなり効くということにもなりかねない。脈証は肺虚証です。漢方薬は更年期障害のもの、軽いうつの薬も飲んでいます。治療はいつもの通り＜影の声：述べますか＞。中脘、左梁門、石門、太淵、太白、三陰交、足三里、曲池、風池、肩井、肺兪、脾兪、腎兪、飛揚に超旋刺。

何か忘れ物は？ 腰殿部に、腎兪以外テストも触診も治療もしていないことに、夜カルテを整理していて気付いたのです。軽度のうつが強く私の頭にあったのでしょう。

ところがです、こういうこともあるのです。翌日いらした。なぜ？ 予約日の変更をしたいと。電話でもいいのに、性格が分かりますね。昨夜はよく眠りました。うれしい。和菓子の手土産つきです。私はとっさに「ベッドに上がって！」。両殿頂に鍼灸をしました。治療の補填、いや、私の忘

れ物の補塡です。もちろん無料、治療時間は1分です。こういう経験は記憶にない、いい感じです＜影の声：仏の境地＞。

2診は17日後。症状はほとんど消える。腰痛を少し感じる。脈証は肝虚証、抑うつ状態から、気分はやる気に変わっています。腰殿部を診ましたが、顕著な反応なし。1診の治療で十分でした。刷り込みが効いています。

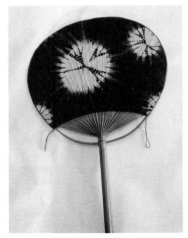

図7　懐かしい学会の思い出

伝統にかぎる

夏は暑い。特に近年は極端な気象が多く、日本古来のおだやかな四季とかけ離れるような気がします。春秋がなくなって、夏冬が交代するようになる、とは考えたくありません。

最近、夏は記録的な温度が各地の気象台から発表されています。我が家は100余年前、大工だった私の父が建てたもの。そこにまだ住んでいる＜影の声：骨董人＞のですが、夏向きにできており、誠に涼しい。夜間も冷房、扇風機なしですまされます。しかし、時に汗が出ることもあります。心臓を患うと、胸が熱くなって発汗ということもあります。そのようなとき、団扇を使ってみると心地よい、扇風機では得られない味のある風（？）がきます。

しかし、我が家の団扇はすべてもらったもの、買ったものなし、です。以前から近所で商店の宣伝用に作られていたからです。団扇の材料をみると、ポリ団扇が多く、竹製のものは少なくなっています。秘蔵してあるものを使って（扇いで）みると、誠に勝手がいい。丸柄なのがよい。模様も紺

を主体の涼しい感じで、糸だしもついている（図7）。宣伝用にしては優雅。裏を見る。第21回日本経絡学会学術大会四国大会とある。学会のお土産なんだ。多分、うどん食べ放題のあのときか。実行委員長・真鍋立夫氏、会場は四国鍼灸専門学校、会頭は同校長・大麻悦治氏、会長・岡部素道、でなくて岡田明祐先生でした。平成5年ですから約25年、四半世紀前のことです。

団扇といえば、四国は丸亀うちわという日本一の生産地、これをお土産というのは粋な計らいです。大事に使っていきます。団扇も鍼灸も伝統に限る！＜影の声：こじつけ＞

正営一本！

診察や治療の姿勢が自然と変わっていくのは、仕方がないことです。特に脈診のあるなしでは全く違ってきます。診察や治療成績が上がるように、微妙に少しずつ変

わっていくのに気が付きます。が、今年の変わり方は大きい。

心臓を悪くしてから、ベッドの高さを低くし、周囲に椅子を置いての診察治療です。不便だが次善の策です。

最近は、まず仰臥する患者さんの頭上に位置します。眼球の硬さを調べます。母示指で耳を軽く按圧、硬さを診ます。下関を按圧、顎関節の状態を診ます。

鍉鍼で軽く回旋しながら＜影の声：鍉鍼の超旋刺？＞、攢竹、陽白、懸顱を按圧し、頭部は百会、顖会、上星を中指頭で軽く叩打または按圧し、変化を診ます。それから腹診、脈診となるのです。

患者さんの気持ちも百人百様、嫌とはいいませんが、取っ付きにくい人もいます。ときに天邪鬼（あまのじゃく）ではと思える患者さんもちらりほらり。

今回の患者さんも少し近い。なかなか予約しない。「空いてるところはないですか」というので、キャンセルが出て連絡すると、「その時間は用事がある」と。治療は趣味？主な症状は左頚椎症による左上肢の痛痺、右手首骨折の後遺症です。最初は敏感で、少し刺入鍼がすぎると調子が悪いと文句、ほとんど鍉鍼か超旋刺ですませていました。だんだん慣れてきて体力もつき、刺入鍼も喜ぶようになってきました。初診は平成20年ですから11年すぎています！　なんと、見てびっくりです。63歳男性、農家、畑とみかん作り。今回は5カ月ぶりの治療とは長すぎる、月1回が望ましい。

症状は左の肩、頚の痛み。例の如く、頭上から診ます。顖会、百会の反応なし。少し左に移行して指頭でさすってみると正営が柔らかい。中指頭で押さえると「痛っ！」。

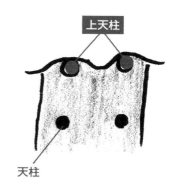

図8　筆者の取穴（上天柱）
『首藤傳明症例集』（医道の日本社）p.27 より

大きな声です。ちなみに、その周囲1〜3cmを押さえても反応なし。頚の痛みは間欠的、ずきんと痛む、髪の毛に触れるだけで痛い、という症状はないですか？　「その通り」。後頭神経痛が疑われます。

脈証は肝虚証。曲泉、陰谷、曲池に刺鍼のあと、正営を押さえてみると痛くない。劇的です。正営は胆経ですから曲泉が効いたのでしょう。正営にも鍼灸。

側臥位で後頚部を診ます。圧痛・硬結は柳谷風池、上天柱（図8）。肩井、風門、膏肓、肝兪、崑崙にも治療。入浴（短時間のシャワーは可）、深酒、上向きの仕事、肩をこらすような細かい仕事に気を付けるように助言しました。多分1回でよくなるでしょうから、1年先の予約で可＜影の声：皮肉をこめて＞。10日先を決めているようです。今回の特徴は正営の圧痛でした。

そこ！

心臓が疲れてくると、臨床で刺鍼動作が身体にこたえます。疲れないのは鍉鍼、次

に接触鍼、超旋刺、刺入して気至らせる鍼術の順となります。気合が入るほど疲れますが、治したいとなると、選択せざるをえないこともあります。治療家は健康であるべきとさとす古典、その通りです。

48歳の女性。学校給食に提供する野菜をカットする職業です。主訴は10年前からの（？）めまい。耳鼻科では頚性めまいと診断されています。2カ月前から、婦人科で子宮内膜症の治療（ホルモン療法）を受けています。ホルモン治療の副作用として、めまいはますますひどくなり、肩こり、右耳閉感、頭重、不眠、疲れると視力の異常、身体がだるい、生理に異常などの症状があります。他覚的には足冷。

ほかの鍼灸院で治療を受けました。初回は肩への治療。2回目は頚主体の鍼治療。これで、頚が痛くなりました。そこでインターネットで探すと、近くにいい先生がいるじゃない＜影の声：「？」＞、となりました。

理学テスト（ライトテスト）は両側陽性です。他のテストは陰性。脈証は肺虚証。治療は以下です。太淵、太白、三陰交（圧痛）、中府、中脘、石門、左梁門（圧痛、硬結、擦痛）、顖会、曲池、足三里、肺兪、天宗、脾兪、腎兪、跗陽に超旋刺。右耳めまい点に皮内鍼貼付。肩井、柳谷風池に刺入鍼。座位で欠盆に刺入鍼。左は一本で命中、右はいまいちの感じ、2本目が命中。

彼我ともに満足です。彼女、治療に満足された気持ちを、神の手といって帰られました。実はこの刺鍼術、あとで私の体調を狂わせるのですが、これはまた機会があれば。

過ぎに過ぐるもの

かの『徒然草』最終243段は、兼好さんらしからぬ文章で、物足りません。仏問答、息子を自慢する話です。では「春はあけぼの」で始まる『枕草子』の末尾はどうでしょう。第245段、清少納言曰く、

「ただ過ぎに過ぐるもの。帆かけたる舟。人の齢。春、夏、秋、冬」

―ただもう過ぎていってしまうもの。帆を上げた舟。人の年齢。春、夏、秋、冬。―

うまい！　終わりにふさわしい。垢抜けしています。いや、古典の話をしているのではありません。『鍼灸徒然草』をいかに終わらせるかに腐心しているのです。これならどうでしょう。

いっこうに減らぬもの、症状と愚痴。難しいこと、取穴と気至らせる刺入鍼＜影の声：終わり？　ネタ切れか。洛陽の紙価を低くしてしまい、医道の日本社にご迷惑をかけたな。めっちゃヤバイ＞。

御愛読ありがとうございました。　完

あん摩マッサージ指圧療法、鍼灸療法に対する受療者の評価に関する調査（前編）

矢野　忠　明治国際医療大学鍼灸学部
安野富美子　東京有明医療大学保健医療学部
藤井亮輔　筑波技術大学保健科学部
鍋田智之　森ノ宮医療大学保健医療学部

I 背景

あん摩マッサージ指圧療法（以下、あマ指療法）および鍼灸療法の年間受療率について、継続的に調査を行ってきた。あマ指療法の年間受療率の推移をみてみると、2017年度は16.5%[1]、2018年度は17.4%[2]と徐々に上昇傾向を示した。一方、鍼灸療法の年間受療率の推移をみてみると、2002年度～2012年度まではほぼ7.5%前後で推移していたものが2013年度以降急速に低下し、2017年度は4.6%[3]、2018年度では4.0%[2]まで落ち込んだ。

このようにあマ指療法の年間受療率が上昇傾向を示したのに対して、鍼灸療法のそれは徐々に低下する傾向を示した。鍼灸療法の受療率の低下傾向の諸要因として需要に対する供給量（鍼灸師と施術所）の増加、そして施術者および施術の質の低下などが指摘されてきた[1-3]。

II 調査研究の目的

鍼灸療法の年間受療率の低下は著しく、その原因は複合的な要因によるものと考えられている[1-3]が、鍼灸療法の特性を踏まえると、主要な要因は「施術および施術者の質」ではないかと考えた。

医療の質にかかわる要素として、Donabedian（1980）が提唱する「結果・経過・構造」の3要素を含め多様であるが、概略的にまとめると（1）技術的要素、（2）人間関係的要素、（3）アメニティの要素の3つに分けられる（郡司篤晃、1995）。これらの要素は独立的に医療の質を規定するものではなく、それらの相互作用により医療の質が決まるという[4]。

医療提供者の技術的要素については、医療側の評価としてOSCE（Objective Structured Clinical Examination: 客観的臨床能力試験）などが行われる。人間関係的要素やアメニティの要素については、医療のステークホルダーである患者側によるアンケート調査などであり、患者満足度、医療満足度に関する調査として行われる[5-9]。

これらについては、あはき療法の質を考える場合においても同様である。あはき療法の質に関する先行研究は、鍼灸療法の受療者を対象にした施術者の診療能力や患者への態度、施術の満足度などについての報告[10,11]のみで、あマ指療法についての報告は見当たらなかった。

そこで本調査では、あはき療法の受療状況に加え、あはき療法の受療者による施術者と施術の質についてアンケート調査を行い、あはき療法の質について検討するとともに、そ

の成果を受療喚起のストラテジーを講ずるための基礎資料に資することを目的とした。

<table>
<tr><td>Ⅲ

調査研究の方法</td></tr>
</table>

1. 対象と調査方法

（1）対象
　全国の20歳以上99歳までの男女4,000人を対象とした。

（2）サンプルデザイン
　住宅地図データベースを用いた層化三段無作為抽出法（エリア・サンプリング法）を採用した。手順は下記の通りである。

1）層化
　全国の市町村を県または市を単位に12ブロックに分類した。12ブロックは、①北海道（北海道）、②東北（青森県、岩手県、宮城県、秋田県、山形県、福島県）、③関東（茨城県、栃木県、群馬県、埼玉県、千葉県、京浜ブロック以外の東京都・神奈川県）、④京浜（東京都区、横浜市、川崎市）、⑤甲信越（新潟県、山梨県、長野県）、⑥北陸（富山県、石川県、福井県）、⑦東海（岐阜県、静岡県、愛知県、三重県）、⑧近畿（滋賀県、京都府、阪神ブロック以外の大阪府・兵庫県、奈良県、和歌山県）、⑨阪神（大阪市、堺市、豊中市、池田市、吹田市、守口市、八尾市、寝屋川市、東大阪市、神戸市、尼崎市、明石市、西宮市、芦屋市、伊丹市、宝塚市、川西市）、⑩中国（鳥取県、島根県、岡山県、広島県、山口県）、⑪四国（徳島県、香川県、愛媛県、高知県）、⑫九州（福岡県、佐賀県、長崎県、熊本県、大分県、宮崎県、鹿児島県、沖縄県）とした。
　次いで各ブロック内において、さらに市郡規模によって次のように分類し、層化した。市郡規模として①21大都市（札幌市、仙台市、さいたま市、千葉市、東京都区、横浜市、川崎市、相模原市、新潟市、静岡市、浜松市、名古屋市、京都市、大阪市、堺市、神戸市、広島市、岡山市、北九州市、福岡市、熊本市）、②その他の市、③郡部とした。なお、ここでいう市とは、2019年4月1日現在による市制施行の地域とした。
　このように層化し、標本数の配分を各ブロック、市郡規模別の層における20歳以上人口（2018年1月1日現在住民基本台帳値）の大きさにより、4,000の標本を比例配分した。

2）調査地点の抽出（一段目の抽出）
①第一次抽出単位となる調査地点として、2015年の国勢調査時に設定された調査区の基本単位区を使用した。
②各層の調査地点数は、各層における推定母集団の大きさから標本数を比例配分し、そこから1地点の標本数の基準として25程度になるよう調整し、157地点とした。
③調査地点の抽出は、層ごとに抽出間隔を算出した。算出方法は、次の通りとした。

「層における利用可能な国勢調査の人口の合計」／「層で算出された調査地点数」＝抽出間隔

　この式により抽出間隔を算出し、等間隔抽出法によって当該人数番目のものが含まれる基本単位区を抽出し、抽出の起点とした。
④抽出に際しての各層内における市町村の配列順序は、調査時における総務省設定の市町村コードの順序に従った。

3）対象世帯の抽出（二段目の抽出）
　第二次抽出単位となる世帯の抽出に際しては、住宅地図データベースを用い、2）の手順によって抽出された調査地点から3軒おきに対象となる世帯を抽出した。なお、使用データベース上で世帯名が掲載されていなくても（表札情報の有無に関係なく）、データベースが個人宅と認識している世帯をすべて抽出適格とみなした。

4）対象者の抽出（三段目の抽出）
　対象世帯の誰かに接触できたら20歳以上の家族について性別・年代を聞き出し、割当

てに該当する方を対象者とした。

（3）実施調査の流れ

実施調査は、下記の手順により行った。

①選定された世帯に事前協力挨拶状をポスティングしておく。

②その後、世帯を訪問し、世帯の20歳以上の人、1人に調査への協力を依頼する。

③世帯でどの人を対象にするかは性別・年代別割当ての状況などから判断して決める。最初はどの年代層でも可能だが、すでに割当てられた性別・年代の調査が完了している場合は、その世帯は非該当とし、次の世帯に進む。

④選定した対象者に挨拶状を手渡し、調査への協力を依頼する。調査への協力が得られれば、その人の氏名、生年月を聞き取り、名簿の該当する欄に記入する。また、その対象者の該当する性別・年代を記入する。

⑤調査対象とした人が不在の場合、在宅しているときに再度訪問して直接、調査をお願いする。不在の対象には最低3回は訪問した上でどうしても依頼ができないときに調査不能と判断する。

⑥訪問した世帯での対象者の選定の状況、協力依頼できたかどうか、できない場合の理由などについてすべての対象について名簿用の所定欄に具体的に記入する。

（4）調査の実施期間

調査員による個別面接聴取法により2019年11月1日〜11月11日の間に実施した。

2. 調査項目（調査票）

調査票は「あはき受療者評価調査」と題し、調査項目は以下に示す質問を設定した。なお、受療者は「あん摩・マッサージ・指圧治療院」と「鍼灸治療院」で受療した者とした。

（1）属性：性別、年齢、職業、学歴、地域

（2）あマ指療法および鍼灸療法の受療率と受療回数

（3）あマ指療法および鍼灸療法の施術および施術者に対する受療者の評価

施術および施術者に対する評価項目は、(a)あなたの訴えをよく聞いてくれる、(b)あなたの訴えをよく理解してくれる、(c)あなたの状態をよく説明してくれる、(d)説明が分かりやすい、(e)質問しやすい、(f)診察・治療技術が優れている、(g)施術に満足できる、(h)信頼できる、の8項目とし、「まったくあてはまらない」「あまりあてはまらない」「まあまああてはまる」「とてもあてはまる」「わからない」の5件法にて調査した。

3. 調査の実施

本調査の実施は、調査研究班と社団法人中央調査社（東京）との契約に基づいて、中央調査社に委託した。委託内容は、面接調査の実施および調査結果の集計とした。

4. 統計処理

主として単純集計（実数と百分率）とし、必要に応じてクロス集計を行った。なお、必要な項目については95％信頼区間を算出した。

5. 倫理的配慮

本調査研究は、明治国際医療大学倫理委員会の承認（受付番号2019-043）を得たうえで行った。また、個人情報の取扱いについては、本調査を担当した中央調査社が倫理規定に基づいて厳重に管理している。

IV
結果とその意味

1. 回収状況および回答者の属性、地域および調査の信頼性について

（1）回収状況

調査対象4,000人のうち1,214人から回答を得た。回収率は30.4％であった。なお、回収不能数（率）は2,786人（69.7％）であった。その内訳は、転居141人（3.5％）、長期不在13人（0.3％）、一時不在1,058人（26.5％）、

住所不明11人（0.3％）、拒否1,091人（27.3％）、その他472人（11.8％）であった。

（2）回答者の性別・年齢・職業・学歴および地域

回答者1,214人のプロフィールを表1〜表5に示す。

性別では、男性45.4％（551人）、女性54.6％（663人）で女性が有意に多かった（表1）。母集団（2019年11月報、総務省）の男女の割合をみると男性48.2％、女性51.8％であり、標本と母集団の構成割合の差は男性が2.8％少なく、女性が多かった。この差異は、調査員が日中に住宅を訪問することから在宅している人が女性であったこと、また高齢者では女性が多いことなどによるものと考えられた。

年代別では「70歳以上」27.0％（328人）が最も多く、次いで「40代」18.6％（226人）、「60代」16.9％（205人）、「50代」15.5％（188人）、「30代」12.5％（152人）と続いた（表2、表3）。

なお、年代別人口割合では、標本と母集団との構成割合の差は30代〜50代および70歳以上では近似（±1.1％以内）していたが、20代では2.5％少なく、60代では1.5％多かった（表3）。

職業別では「無職の主婦」（24.5％）が最も多く、次いで「労務職」（19.9％）、「事務職」（19.6％）と続き、順位はこれまでの調査と同様であった（表4）。

学歴別では「高校」（50.2％）が多く、次いで「高専・大学以上」（40.7％）であり、徐々に「高専・大学以上」の割合が増加する傾向

表1　回答者の性別

性　別	男　性	女　性
1,214（人）	551	663
割合（%）	45.4	54.6
95% CI	43−48	52−57

表2　回答者の年代別

総　数	20〜29歳	30〜39歳	40〜49歳	50〜59歳	60〜69歳	70歳以上
1,214（人）	115	152	226	188	205	328
割合（%）	9.5	12.5	18.6	15.5	16.9	27.0

表3　回答者の年代別構成とその割合（母集団との比較）

	20〜29歳	30〜39歳	40〜49歳	50〜59歳	60〜69歳	70歳以上
年代別人数（1,214人）	115	152	226	188	205	328
A：標本構成割合（%）	9.5	12.5	18.6	15.5	16.9	27
年代別人口（10,508万人）	1,264	1,426	1,851	1,631	1,616	2,720
B：標本構成割合（%）	12.0	13.6	17.6	15.5	15.4	25.9
A−B差	−2.5	−1.1	1.0	0	1.5	1.1

＊年代別人口は2,019年11月報（総務省統計局）

表4　回答者の職業

職　業	農林漁業	商工・サービス業	事務職	労務職	自由業管理職	無職の主婦	学生	その他の無職
1,214（人）	22	140	238	242	39	298	22	213
割合（%）	1.8	11.5	19.6	19.9	3.2	24.5	1.8	17.5

表5　回答者の学歴

総　数	（旧）小・高小（新）中学	（旧）中学（新）高校	（旧）高専大（新）大学	不明
1,214（人）	110	609	494	1
割合（%）	9.1	50.2	40.7	0.1

を示した（表5）。

　以上、回答者の性別、年代別、職業、学歴については、これまでの調査結果[12-14]と比較すると大きく異なることはなかったが、学歴において高専・大卒の割合が増える傾向にあった。年代別に母集団と比較すると20代が少なく、60代が若干多かった。性別ではこれまでと同様に女性が多かった。

　また、地域の規模別は、21大都市が28.1%（341人）、その他の市が62.4%（758人）、町村が9.5%（115人）であった（表6）。表7で示すように回収数と抽出数の構成割合の差は、すべての地域で1.2%以内であり、サンプリングは全国を適切に反映したものとなった。

（3）調査方法の信頼性について

1）地図法（エリア・サンプリング法）について

　ここ数回の調査は、住宅地図データベースを用いた層化3段無作為抽出法によるエリア・サンプリング法を用いた。近年、地図法は、固定電話番号とともに住民基本台帳（以下、住基台帳）に代わる利用可能な水準にある抽出枠とし、利用されている[15-17]。しかしながら、住基台帳に比して母集団カバレッジが劣ること、回収率が低いことが指摘されている。この件に関して、鄭は住基台帳を用い

た層化副次（二段）無作為抽出法とエリア・サンプリング法とを比較検討し、単純集計の比較において、両者間で差は認められなかったと報告している[17]。しかし、地図法の調査では、回収率が低いことから標本の属性に偏りが生じ、そのために質問間の関係性の構造に影響を及ぼす可能性が指摘されている[17]。

　本調査では、このことを勘案して単純集計を中心に検討することとした。また、標本の属性においては、上記したように母集団の年代別構成に比して20代が少なく60代が多かったこと、性別では女性が多かったことを結果の解釈において考慮すべき要件であることが示された。

2）調査の妥当性について

　本調査では1,214人から回答を得、回収率は30.4%であった。回収数が調査時の母集団（2019年11月報の20歳以上100歳未満の人口1億508万人）の0.00116%にすぎず、推計精度の限界性はあるものの、回答標本は以下に示すように概ね偏りなく回収されており、母集団を一定の精度で縮約したものである。このことから回収された標本の質は、一定の信頼性が担保されていると考えられた。

①比例抽出された4,000標本と回収された1,214標本間で、標本数の構成割合の誤差が1.2%以内に収まっていたこと。

②回答標本の男女比率（45.4% vs. 54.6%）が調査日の2019年11月報（総務省統計局の人口統計の速報値）同比率（48.2% vs. 51.8%）に近似していたこと。

表6 回答者の地域別

総　数	21大都市	その他の市	町村
1,214（人）	341	758	115
割合（%）	28.1	62.4	9.5

表7 回答者の地域別とその構成割合

地域	北海道	東北	関東	京浜	甲信越	北陸	東海	近畿	阪神	中国	四国	九州
回答標本数 1,214（人）	48	82	287	134	55	27	157	105	77	73	35	134
A：構成割合（%）	4.0	6.8	23.6	11.0	4.5	2.2	12.9	8.6	6.3	6.0	2.9	11.0
抽出標本数（4,000）	174	288	900	456	166	94	466	366	282	232	124	452
B：構成割合（%）	4.4	7.2	22.5	11.4	4.2	2.4	11.7	9.2	7.1	5.8	3.1	11.3
A－B　差	−0.4	−0.4	1.1	−0.4	0.3	−0.2	1.2	−0.6	−0.8	0.2	−0.2	−0.3

③年代階級別の構成割合では、2019年11月報（総務省統計局の人口統計の速報値）の年代別構成割合の比較においては20代では2.5％と少なかったものの30代〜70歳以上では±1.5％以内に収まっていたこと。

④回収率は30.4％と低かったものの標本数が1,214件であり、個別訪問による聞き取り調査であったこと。

2. あマ指療法の受療状況について

（1）受療率について

表8は受療状況を示す。「現在受けている」9.1％（111人）、「現在受けていないが過去1年以内に受けたことがある」11.0％（133人）、両者を合わせた年間受療率は20.1％（244人）であった。なお、受けたことがない人が55.9％（679人）と高かった。「1年以上前に受けたことがある」を含めた経験者を算出すると43.9％（533人）で国民の4割以上があマ指療法を経験していることになる。

あマ指療法は、鍼灸療法に比して比較的国民に親しまれている療法である。今回の調査結果を2018年の年間受療率と比較すると、17.3％（95％ CI: 15.2−19.6）から20.1％（95％ CI: 17.8−22.5）と2.8％増え、上昇傾向を示した。「1年以上前に受けたことがある」を含めた経験者も41.9％から43.9％と2.0％増えた。

このようにあマ指療法の受療率は、増加傾向にある。その理由は明らかではないが、ボディケアや手もみなどのリラクゼーション業の市場規模が徐々に増加している[18, 19]ことから、連動してあマ指療法への国民の要望も高くなったものと思われる。先行研究によるあマ指療法の受療目的の調査では、「疲労回復」

（50.8％）が最も多く、「リラクゼーション・癒し」は3.4％に過ぎなかった[20, 21]が、疲労回復や症状、疾患の治療に加えて、リラクゼーション、癒しに用いる国民が増えた可能性も考えられる。あマ指療法では疲労回復、心地よさ、リラクゼーションなどの効果をリアルタイムで実感できることから、ストレス解消に用いる受療者が増えたのではないかと考えられたが、この点については、さらなる調査で明らかにする必要である。

かつては疲労や倦怠感などの解消に栄養ドリンクなどが使用されていたが、それらでは得られない爽快な体感を手による療法で得られることから、クイックマッサージを皮切りにリラクゼーション業（手を用いるもの）が席巻するようになったと思われる。その背景には、社会経済環境の変化に伴い、心理・社会的ストレスを生む状況が発生し、ストレスを抱えながら日々生活している人が多くなったことによるものと思われる[19]。ちなみに2016年度の国民生活基礎調査では、日常生活での悩みやストレスを抱えている国民は47.7％で、国民の半数近くがストレス状態にあると報告されている。

（2）受療回数について

表9は、この1年間の受療回数を示す。最も多かったのは「10回以上」69.3％（169人）、次いで「3回−5回」15.6％（38人）、「1回−2回」11.1％（27人）と続いた。このことから7割近くの受療者が「10回」以上受療していたことは、概ね月1回以上のペースで受療していた可能性が示された。

上述したようにあマ指療法は主に疲労回復や症状、疾患の治療に利用されているが、今

表8 あマ指療法の受療状況

総数	現在受けている	現在は受けていないが、過去1年以内に受けたことがある	1年以上前に受けたことがある	受けたことはない	わからない
1,214（人）	111	133	289	679	2
割合（％）	9.1	11.0	23.8	55.9	0.2
95％ CI	7.2−10.9	9.3−12.8	21.4−26.3	53.1−58.4	0.0−0.1

表9 受療回数

	1回～2回	3回～5回	6回～9回	10回以上	わからない
244（人）	27	38	9	169	1
割合（%）	11.1	15.6	3.7	69.3	0.4
95% CI	7.4－15.7	11.3－20.7	1.7－6.9	63.1－75.0	0－2.2

表10 受療回数と受療者の年齢との関係

	該当者（人）	1回～2回（%）	3回～5回（%）	6回～9回（%）	10回以上（%）	わからない（%）
総　数	244	11.1	15.6	3.7	69.3	0.4
20～29歳	29	20.7	20.7	3.4	55.2	0
30～39歳	25	24.0	28.0	4.0	44.0	0
40～49歳	48	18.8	8.3	4.2	68.8	0
50～59歳	39	0	15.4	2.6	82.1	0
60～69歳	51	7.8	15.7	5.9	70.6	0
70歳以上	52	3.8	13.5	1.9	78.8	1.9

回の調査で受療率が上昇したことからリラクゼーション・癒しにも利用された可能性を考えた。しかし、本調査ではこの点を明らかにすることはできなかったが、おおよそ月1回以上のペースで利用している受療者が多かったことから、ストレス解消や身体のメンテナンスとしてあマ指療法を利用していることが想定される。なお、受療回数からみるとリピーターが多い可能性が示された。

　表10は、受療回数と受療者の年齢とのクロス集計である。各年代において、10回以上の受療回数の割合で最も多かったのは50代で、次いで70代以上、60代、40代と続き、最も低かったのは30代であった。このように50代で8割以上、40代で7割近い割合であったことは、これらの年代に起因する医学的な要因だけではなく、ストレスや蓄積疲労などの心理・社会的要因が関与していることが想定される。なお、この点については受療目的について調査をしていないことから明らかにできないが、受療目的で最も多かったのは疲労回復[20,21]であったことからも心理・社会的ストレスに起因する蓄積疲労や慢性的な肩こりなどの改善とともに爽快感を得たいことからあマ指療法を受療するのではないかと

考えられた。

（4）あマ指療法の施術者に対する受療者の印象評価について

1）施術者に対する受療者の印象評価（全体について）

　表11は、あマ指療法の受療者（年間受療者244人）による施術者の診療に関する8項目の印象評価の結果を示す。すべての項目において「あてはまる」の割合が「あてはまらない」より圧倒的に大きかったことは有資格者（あん摩・マッサージ・指圧治療院の施術者）としては当然の結果である。しかし、すべての項目において「とても当てはまる」の割合が50％を超えた項目がなかったことは、憂慮すべき結果であった。特に「診察・治療技術のレベル」と「施術の満足度」の「とても当てはまる」の割合が30％台であったことは、これらの項目が医療の質に強くかかわる技術的要素だけに、この結果は施術者およびあマ指療法の質の低下を示すものと考えざるを得ない。

　以上のことから結果を総合すると、診療に優れ、受療者に高い満足を与えられるあマ指師は、5割以下ということになる。有資格者であれば、少なくとも7割以上（この数値は

表11 あマ指療法に対する受療者の印象評価

	該当者（人）割合（%）	まったくあてはまらない	あまりあてはまらない	まあ あてはまる	とても あてはまる	わからない
①あなたの訴えをよく聞いてくれる	244人	4	14	110	113	3
	100（%）	1.6	5.7	45.1	46.3	1.2
②あなたの訴えをよく理解してくれる	244	4	14	115	107	4
	100	1.6	5.7	47.1	43.9	1.6
③あなたの状態をよく説明してくれる	244	5	21	106	110	2
	100	2.0	8.6	43.4	45.1	0.8
④説明が分かりやすい	244	5	20	106	109	4
	100	2.0	8.2	43.4	44.7	1.6
⑤質問しやすい	244	4	17	106	114	3
	100	1.6	7.0	43.4	46.7	1.2
⑥診察・治療技術が優れている	244	5	21	116	93	9
	100	2.0	8.6	47.5	38.1	3.7
⑦施術に満足できる	244	5	21	122	92	4
	100	2.0	8.6	50.0	37.7	1.6
⑧信頼できる	244	6	16	112	106	4
	100	2.5	6.6	45.9	43.4	1.6

著者らの期待値であり、エビデンスはない）は優れた施術者としての評価を得ることは当然のことと思われるが、結果はそうではなかった。こうした結果が、ともすれば無資格の進出を許す要因（両者の区別がつかない）になっているとともに有資格者の存在価値を低めている可能性があるのではないかと思われる（本稿で有資格者とした根拠は、あマ指療法を「あん摩・マッサージ・指圧治療院」で受療した者に回答をしたもらったことから、施術者を有資格者として判断した）。

2）受療回数と各評価項目との関係

①受療回数と「あなたの訴えをよく聞いてくれる」との関係

表12は、治療回数と「あなたの訴えをよく聞いてくれる」との結果を示す。「とてもあてはまる」の割合が50％を超えたのは6回以上であったのに対し、「まああてはまる」が50％を超えたのは5回以下であった。また、「まったくあてはまらない」「あまりあてはまらない」の割合が1回〜2回で大きかったことから「あなたの訴えをよく聞いてくれる」ことが弱いながらも受療継続の要因である可

能性が示された。

②受療回数と「あなたの訴えをよく理解してくれる」との関係

表13は、受療回数と「あなたの訴えをよく理解してくれる」との結果を示す。「とてもあてはまる」の割合は受療回数が多いほど割合が大きくなる傾向を示し、「まああてはまる」では逆の傾向を示した。また、「まったくあてはまらない」「あまりあてはまらない」の割合が最も小さかったのは10回以上であったことから「あなたの訴えをよく理解してくれる」ことが弱いながらも受療継続の要因である可能性が示された。

③受療回数と「あなたの状態をよく説明してくれる」との関係

表14は、治療回数と「あなたの状態をよく説明してくれる」との結果を示す。「とてもあてはまる」の割合では受療回数10回以上のみが50％を超えたことは、受療者の病状について丁寧に分かりやすく説明してくれることが受療継続の因子として影響したのではないかと考えられた。一方、「まったくあてはまらない」「あまりあてはまらない」の割合が

表12 受療回数と「あなたの訴えをよく聞いてくれる」との関係

受療回数	244（人）	まったくあてはまらない（%）	あまりあてはまらない（%）	まああてはまる（%）	とてもあてはまる（%）	わからない（%）
1回〜2回	27	7.4	14.8	51.9	22.2	3.7
3回〜5回	38	0	5.3	60.5	34.2	0
6回〜9回	9	0	0	44.4	55.6	0
10回以上	169	1.2	4.7	40.2	52.7	1.2
わからない	1	0	0	100	0	0

表13 受療回数と「あなたの訴えをよく理解してくれる」との関係

受療回数	244（人）	まったくあてはまらない（%）	あまりあてはまらない（%）	まああてはまる（%）	とてもあてはまる（%）	わからない（%）
1回〜2回	27	7.4	7.4	63	18.5	3.7
3回〜5回	38	0	7.9	60.5	31.6	0
6回〜9回	9	0	11.1	44.4	44.4	0
10回以上	169	1.2	4.7	41.4	50.9	1.8
わからない	1	0	0	100	0	0

表14 受療回数と「あなたの状態をよく説明してくれる」との関係

受療回数	244（人）	まったくあてはまらない（%）	あまりあてはまらない（%）	まああてはまる（%）	とてもあてはまる（%）	わからない（%）
1回〜2回	27	11.1	11.1	51.9	22.2	3.7
3回〜5回	38	0	10.5	55.3	34.2	0
6回〜9回	9	0	0	66.7	33.3	0
10回以上	169	1.2	8.3	37.9	52.1	0.6
わからない	1	0	0	100	0	0

表15 受療回数と「説明がわかりやすい」との関係

受療回数	244（人）	まったくあてはまらない（%）	あまりあてはまらない（%）	まああてはまる（%）	とてもあてはまる（%）	わからない（%）
1回〜2回	27	11.1	14.8	44.4	25.9	3.7
3回〜5回	38	0	15.8	50.0	31.6	2.6
6回〜9回	9	0	0	77.8	22.2	0
10回以上	169	1.2	5.9	39.6	52.1	1.2
わからない	1	0	0	100	0	0

大きかったのは受療回数1回〜2回であったことから病状への丁寧な説明ができるか否かが受療継続を決定する要因である可能性が示唆された。

④受療回数と「説明がわかりやすい」との関係

　表15は、治療回数と「説明が分かりやすい」との結果を示す。「とてもあてはまる」の割合では受療回数10回以上のみが50％を超えたことは、受療者が理解しやすいように説明ができる施術者への信頼が継続させる要因として作用したのではないかと考えられた。一方、「まったくあてはまらない」「あまりあてはまらない」の割合が多かったのは受療回数1回〜2回、3回〜5回であったことから、受療者に納得できる説明ができるか否か、すなわち説明能力が受療の継続を決定する要因である可能性が示唆された。

表16 受療回数と「質問のしやすさ」との関係

受療回数	244（人）	まったくあて はまらない（%）	あまりあて はまらない（%）	まああて はまる（%）	とてもあて はまる（%）	わからない（%）
1回〜2回	27	7.4	14.8	44.4	29.6	3.7
3回〜5回	38	0	10.5	55.3	31.6	2.6
6回〜9回	9	0	11.1	44.4	44.4	0
10回以上	169	1.2	4.7	40.2	53.3	0.6
わからない	1	0	0	100	0	0

表17 受療回数と「診察・治療技術が優れている」との関係

受療回数	244（人）	まったくあて はまらない（%）	あまりあて はまらない（%）	まああて はまる（%）	とてもあて はまる（%）	わからない（%）
1回〜2回	27	7.4	11.1	55.6	22.2	3.7
3回〜5回	38	2.6	13.2	52.6	31.6	0
6回〜9回	9	0	0	88.9	11.1	0
10回以上	169	1.2	7.7	42.6	43.8	4.7
わからない	1	0	0	100	0	0

表18 受療回数と「施術に満足できる」との関係

受療回数	244（人）	まったくあて はまらない（%）	あまりあて はまらない（%）	まああて はまる（%）	とてもあて はまる（%）	わからない（%）
1回〜2回	27	7.4	18.5	51.9	18.5	3.7
3回〜5回	38	5.3	5.3	63.2	26.3	0
6回〜9回	9	0	11.1	66.7	22.2	0
10回以上	169	0.6	7.7	45.6	44.4	1.8
わからない	1	0	0	100	0	0

表19 受療回数と「施術に満足できる」との関係

受療回数	244（人）	まったくあて はまらない（%）	あまりあて はまらない（%）	まああて はまる（%）	とてもあて はまる（%）	わからない（%）
1回〜2回	27	7.4	14.8	51.9	22.2	3.7
3回〜5回	38	5.3	2.6	63.2	28.9	0
6回〜9回	9	0	0	77.8	22.2	0
10回以上	169	1.2	6.5	39.1	51.5	1.8
わからない	1	0	0	100	0	0

⑤受療回数と「質問のしやすさ」との関係

　表16は、治療回数と「質問のしやすさ」との結果を示す。「とてもあてはまる」の割合では受療回数10回以上が最も高く、次いで受療回数6回〜9回であった。「質問のしやすさ」は施術者との関係が良好であることを表すことから、受療者―施術者の関係が良好であると受療回数が多くなると考えられた。すなわち良好なラポール形成が、受療継続を決定する要因である可能性が示唆された。

⑥受療回数と「診察・治療技術が優れている」との関係

　表17は、治療回数と「診察・治療技術が優れている」との結果を示す。「とてもあてはまる」の割合では受療回数10回以上が最も高く、受療回数が5回以下では3割台以下と低かった。「診察・治療技術が優れている」施術者の診療は、受療継続を促進する要因で

ある可能性が示唆される。しかし、「とても
あてはまる」が10回以上の受療者で5割に達
しなかったことは、診療能力の高い施術者が
半分以下と考えられることから、施術者の臨
床力が全体的に低下しているのではないかと
懸念される。

　あま指の分野では、ボディケアやリフレク
ソロジーなどのリラクゼーション業が無資格
者によって広く行われている状況下、「とて
もあてはまる」と評価された施術者が上記で
占めたように3割台（表11）であるという実
態をあま指関係者はどうとらえるか、である。

⑦受療回数と「施術に満足できる」との関係

　表18は、治療回数と「施術に満足できる」
との結果を示す。「とてもあてはまる」の割
合では受療回数10回以上が最も高く、受療
回数が5回以下では2割台以下と低かった。
受療者の医療的満足感（患者満足度）を高め
ることは、受療継続を促進させる重要な要因
であり、この結果はそのことを支持するもの
であった。しかし、施術の満足度も診察・治
療技術と同様に「とてもあてはまる」が10
回以上の受療者で5割には達しなかったこと
から、施術者全体の臨床力が低下しているの
ではないかと懸念される。この点についても
表11で示したように「とてもあてはまる」
と評価された施術者が3割台（表11）に留
まった。

⑧受療回数と「信頼できる」との関係

　表19は、治療回数と「信頼できる」との
結果を示す。「とてもあてはまる」の割合で
は受療回数10回以上が最も高く、受療回数
が5回以下では2割台と低かった。受療者の
施術者に対する高い信頼は、医療的満足感と
同様に受療の継続を促進させる重要な要因で
ある。施術者への信頼は、態度、診察、治療
技術などの総合評価である。それが4割台で
あったことは、あま指師への信頼が低いので
はと懸念される。

　前述したようにあま指の施術者としての総
合的評価が「信頼」とすれば、国民から信頼
される施術者は半分以下であり、極めて深刻
な状況と考えざるを得ない。

（次号の後編に続く）

【参考文献】
1) 矢野忠, 安野富美子, 藤井亮輔, 鍋田智之. 三療
（あはき）の実態および認知の諸要因に関する調
査研究（前編）. 医道の日本 2019; 78(1): 190-7.
2) 矢野忠, 安野富美子, 藤井亮輔, 鍋田智之. 最も気
になる症状（国民生活基礎調査『健康票』）の治
療であんま・はり・きゅう・柔道整復師（施術所）
にかかっている割合に関する調査（前編）. 医道
の日本 2019; 78(10): 123-9.
3) 矢野忠, 安野富美子, 藤井亮輔, 鍋田智之. 三療
（あはき）の実態および認知の諸要因に関する調
査研究（後編）. 医道の日本 2019; 78(2): 134-40.
4) 郡司篤晃. わが国における医療の質の第三者評
価の試み. 医療と社会 1995; 4(2): 40-53.
5) 早瀬良, 坂田桐子, 高口央. 患者満足度を規定す
る要因の検討 ―医療従事者の職種間協力に着目
して―. 実験社会心理学研究 201-2013; 52(2):
104-15.
6) 水野凌太郎, 渡邊宏尚, 渋谷卓磨他. 患者満足度
データの知識化による医療機関のサービスサイ
エンスに関する研究. 鳴門教育大学情報教育
ジャーナル 2015; 12: 45-50.
7) 今井壽正, 楊学坤, 小島茂, ほか. 大学病院の患者
満足度調査. 外来・入院患者の満足度に及ぼす要
因の解析. 病院管理 2000; 37(3): 241-52.
8) 前田泉, 徳田茂三. 患者満足度 コミュニケーショ
ンと受療行動のダイナミズム. 日本評論社, 2003.
9) 前田泉. 実践患者満足度アップ. 日本評論社, 2005.
10) 高野道代, 福田文彦, 石崎直人, 矢野忠. 鍼灸院通
院患者の鍼灸医療に対する満足度に関する横断
研究. 全日本鍼灸学会雑誌 2002; 52(5): 562-74.
11) 加藤竜司, 鈴木雅雄, 福田文彦ほか. 鍼灸院通院
患者の受療状況と満足度に関する横断研究. 全
日本鍼灸学会雑誌 2017; 67(4): 297-306.
12) 矢野忠, 安野富美子, 藤井亮輔, 鍋田智之. 我が国
におけるあん摩マッサージ指圧、鍼灸、その他
の手技療法の受療状況に関する調査（前編）. 医
道の日本 2016; 9: 96-101.
13) 矢野忠, 安野富美子, 藤井亮輔, 鍋田智之, 石崎直
人. 我が国における鍼灸療法の受療状況につい
て―主として年間受療率、一施術所当たりの月
間受療者数、認知状況、知る機会・媒体につい
て―. 医道の日本 2014; 9: 131-42.
14) 矢野忠, 安野富美子, 坂井友実, 鍋田智之. 我が国
における鍼灸療法の受療状況に関する調査―年
間受療率と受療関連因子（受けてみたいと思う
要因）について―. 医道の日本 2015; 8: 209-19.
15) 鈴木督久. エリア・サンプリング調査の再検討.
日本行動計量学会第34回大会発表論文抄録集
2006: 286-9.
16) 氏家豊. エリア・サンプリングの問題点. 行動計
量学 2010; 37(1): 77-91.

17) 鄭躍軍. 抽出の枠がない場合の個人標本抽出の新しい試み—東京都における意識調査を例として. 統計数理 2007; 55(2): 311-26.

18) 矢野経済研究所. ボテイケア・リフレクソロジー市場の概況と予測. プレスリリース, 2017.

19) 地方経済総合研究所. 成長に伴い業界の確立が求められるリラクゼーションビジネス-リラクゼーションビジネスの現状と課題 2014.

20) 矢野忠, 安野富美子, 藤井亮輔, 鍋田智之. 我が国におけるあん摩マッサージ指圧、鍼灸、その他の手技療法の受療状況に関する調査(前編). 医道の日本 2016; 9: 96-101.

21) 矢野忠, 安野富美子, 藤井亮輔, 鍋田智之. 我が国におけるあん摩マッサージ指圧、鍼灸、その他の手技療法の受療状況に関する調査(後編). 医道の日本 2016; 10: 108-11.

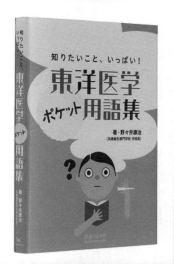

Case Report

胎児の脳室拡大を予防する可能性を示唆した鍼治療の一症例

長森夏弥子 （崔邁）

（ながもり・かやこ） （さい・まい）　　長津田まい針灸院　院長

1. 目的

　胎児期の脳室拡大は「超音波エコー検査で妊娠中期から後期にかけて、側脳室三角部幅径が10mm以上であること」[1]と定義されている。通常、水頭症の診断は臨床症状と徴候と脳室拡大の所見により、比較的容易に下される。先天性水頭症は脳の中を循環している脳脊髄液がたまることで脳室が拡大することにより、生まれつき脳が圧迫されている病態である。そのため、元気だと思っていた胎児に脳室拡大の疑いがあると診断された際、その母親や家族に大きな不安を感じさせる。

　本稿では、脳室拡大傾向がある胎児の妊婦へ中医学に基づいて鍼治療を行った症例を提示し、その効果およびメカニズムについて検討することを目的とした。

2. 症例

【患者】

　44歳、女性。営業職。

【初診】

　X年6月。

【主訴】

　胎児脳室拡大の疑い。

【現病歴】

　妊娠20週、定期健診を受けたところ胎児の脳室が左8.7mm、右9.8mmであり、婦人科の医師に胎児脳室拡大傾向と診断された。本症例には治療方法がないため、医師からは1週間経過観察をし、脳室が10mmになったら精密検査を受けるようにいわれたとのこと。しかし本人が不安を覚えてインターネットで調べたところ、鍼治療は水頭症の患者に効果があることを知り、当院を受療した。

【既往歴】

　特になし。

【所見】

①初診時の症状・舌診と脈診

　自覚症状としてむくみ、また仕事に対し常にイライラを感じていて、盗汗がある。舌紅裂紋潤、苔が薄白、脈は弦。

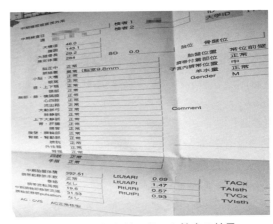

図1　鍼治療前の婦人科で行った検査の結果

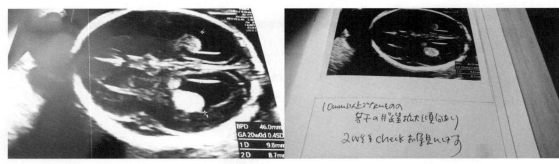

図2　鍼治療前に婦人科で行った超音波エコー検査の結果

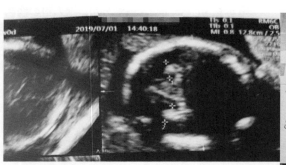

図3　鍼治療後に婦人科で行った超音波エコー検査の結果

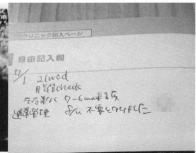

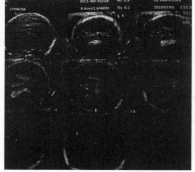

②婦人科の検査結果

　超音波検査で胎児の脈絡叢異常（脳室左8.7㎜、右9.8㎜）。ほかの検査では異常なし（図1、図2）。

【診断】

西洋医学診断名：脳室拡大傾向。

中医学弁証分型：肝腎陰虚火旺兼水液停留。

【治療・経過】

治療原則：補肝腎、平肝潜陽、通利三焦。

取穴：内関・中堵・陰陵泉・陽陵泉・太衝。

手法：平補平瀉。

〈第2診（第1診の2日間後）〉

　むくみが改善した。昔からのぼせがあり顔が赤くなりやすく、特にお風呂のあとは顔が赤くなるという。舌は紅裂紋で苔が少ない。脈が弦実。

取穴：大椎・風府・風池・風門・心兪・左肝兪・右胆兪・胃兪・三焦兪・腎兪。

手法：平補平瀉。

3. 結果

　計2回の鍼治療のあと、婦人科で超音波検査を受けた。その結果は胎児の脳室が異常なし（脳室左右とも6〜7mm）となった（図3）。その後、患者は週1回のペースで鍼治療を計3回受けたところ、舌脈に変化はないが盗汗とイライラの症状がなくなった。それから健康維持のため、出産するまで鍼治療を毎週1回受けた。同時に婦人科の健診を2週間に1回受診し、毎回超音波検査を行ったが、胎児の脳室異常はなかった。

4. 考察

　冒頭で述べたように、先天性水頭症は頭蓋内に脳の中を循環している脳脊髄液がたまり、脳室が拡大することによって生まれつき脳が圧迫されている病態である。また胎児期水頭症は難治性脳形成障害症の対象疾患に属し、根本的治療法も予防法も不明な希少疾患である[1]。

　先天性水頭症の多くは胎児期・乳児期早期に診断されるため、頭囲拡大・大泉門緊満が主症状となるが、頭囲静脈怒張・落陽現象（眼の運動を司る神経が障害され、眼が下方に変位する）は進行した重度の頭囲拡大に合併して認めることがある。また、頭蓋縫合離開、重症例では鬱血乳頭を呈することもある。診断時、あるいは成長に伴い精神運動発達障害・行動異常・視機能・内分泌機能障害が明らかとなってくることが多い[2]。

　本症における西洋医学の治療は胎児の全身状態と体重との関係で違いがある。一般的に体重2000〜2500gでは出生後に髄液リザーバーを頭皮下に設置し、定期的に髄液の穿刺排液を行う。2500g以上となると、脳室腹腔短絡（VPシャント）術を行う。水頭症の発生機序によっては、内視鏡治療（第3脳室開窓術）が適応になることもあるが、1歳以下での手術成功率は50〜60％と決して高くはない[2]。

　今回、胎児の脳室拡大傾向がある妊婦に中医学に基づいて鍼治療を行った1例を紹介した。この患者自身が陰虚陽亢、肝火上炎によりのぼせやすく、顔色が赤いという頭部と顔の症状を現したのと同時に、胎児の頭（病位）の病変を起こしたと考えられる。一方、患者は水湿内停の症状があるため、胎児の脳に水が溜まる傾向を招いたと考える。

　治療の面では、第1診で「急則治標」に従い、平肝潜陽、通利三焦、利水効果がある内関・中堵・陰陵泉・陽陵泉・太衝に鍼治療を行った。第2診でむくみが改善していたものの陰虚陽亢の症状が目立つため、補肝腎、平肝潜陽、通利三焦の効果がある大椎・風府・風池・風門・肝兪・胆兪・胃兪・三焦兪・腎兪に鍼治療を行った。その結果、患者自身の症状を改善すると同時に、胎児の脳室は異常から正常状態にすることができた。一例ではあるが、弁証施針の鍼治療は胎児の脳室拡大を予防する可能性があることを示唆している。

　先天性水頭症の発生機序について、名古屋大学大学院医学系研究科（松門健治研究科長）分子病理学・腫瘍病理学教室の高岸麻紀特任助教（名古屋大学高等研究院兼任）、高橋雅英教授（理事・副総長）らのグループは、先天性水頭症の原因遺伝子デイプル（Daple）が脳室内を覆う繊毛の正しい配向と脳脊髄液の流れを制御していることを明らかにした[3]。

　この研究はDaple遺伝子改変マウスを作成し、脳脊髄液の流れや脳の構造を解析することで、先天性水頭症の発症メカニズムの解明を目

指した。Daple遺伝子改変マウスは脳脊髄液の流れる経路に閉塞がないにもかかわらず、脳室内に脳脊髄液を貯留した。そのDaple遺伝子改変マウスの脳室表面を電子顕微鏡で観察すると、繊毛が絡まり、繊毛の根元の向きがそろっていなかった。その結果、脳室の表面を覆い繊毛が協調して波打つことができず、脳脊髄液の流れが停滞していた。脳室の表面を覆い繊毛を有している上衣細胞にはDapleが多く確認でき、Dapleは上衣細胞の中で多数の繊毛の根本を一方向へ向けることに必要な骨格微小管の細胞内分布を制御していることを発見した。本研究の成果は米国科学誌「Cell Reports」（米国東部時間2017年7月25日付）の電子版に掲載された[3]。

　以上の研究結果により、先天性水頭症の発症メカニズムはDaple遺伝子の異常によって胎児の脳室内を覆う繊毛が絡まり、繊毛の根元の向きがそろっていないために繊毛が協調して波打つことができず、脳室内に脳脊髄液が貯留することだと分かった。

　今回の症例では、鍼治療のあとに行った超音波エコー検査で、側脳室三角部幅径が減ったことを確認した。一例ではあるが、鍼治療には脳脊髄液の流れを改善させる可能性があることを示した。そのメカニズムについては、鍼治療が胎児の脳室内を覆う繊毛の方向を一方向へ調整していると考えられる。また、鍼治療による刺激がDaple遺伝子の異常に及ぼす影響や、母親の体質異常（中医弁証）とDaple遺伝子および脳室の表面を覆う繊毛との関係も興味深い。今後さらに症例を増やし、鍼治療で先天性水頭症を予防するために研究を続けたい。

【参考文献】
1）山崎麻美, 金村米博. 胎児診断における難治性脳形成障害症の診断基準の作成. 京府医大誌 2016; 125（4）: 225.
2）小児慢性特定疾病情報センター. 先天性水頭症. https://www.shouman.jp/disease/details/11_03_010/
3）高岸麻紀, 他. 先天性水頭症をもたらす遺伝子の機能と新たな発症メカニズムの解明. https://www.med.nagoya-u.ac.jp/medical_J/research/pdf/Cell_R_20170726.pdf

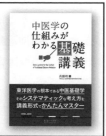

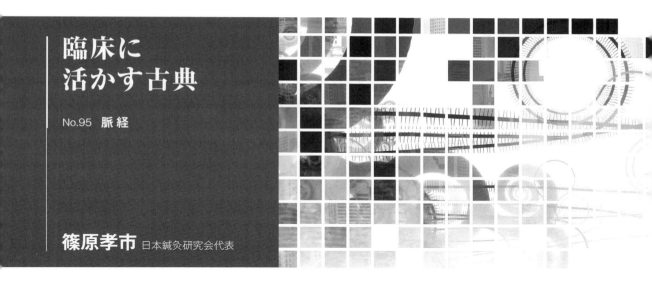

診法や処方の記載もある『脈経』と最善本

　『脈経』十巻は、200年代の後半に、西晋の太医令・王叔和が編纂したとされる診断学書である。脈法書と言い切れないのは、書中に各種の診法や処方の記載が数多く見られることによる。

　『脈経』の伝承について、岡西為人は正史の経籍志などを根拠に「大体原形のまま隋唐まで伝わったものと思われる」(『中国医書本草考』第一章第八節) と述べている。宋以前の段階で『素問』『霊枢』のように大きな再編を受けることもなく、『素問』のように繰り返し注解の対象となることもなかった。近世以前において、引用されたり、敷衍されたりすることはあっても、注解されることがほぼ皆無という点は、『甲乙経』と似ている。

　隋唐以前の医書に、『脈経』がその名を挙げて言及や引用される例はわずかであるが、北宋のいわゆる宋改 (宋代の儒者による古籍校刊) の際には、『傷寒論』『備急千金要方』そのほかの校訂に大いに利用された。そして南宋以降になると、『察病指南』や『脈因証治』などの脈書や医

書に盛んに引用されるとともに、唐宋の間に現れた『王叔和脈訣』と対比されて、脈法の祖として高い評価を受けた。つまり『脈経』は、宋から明にかけて脈学に大きな影響を与えた『王叔和脈訣』とその脈状分類である〈七表八裏九道〉への、批判の根拠としても取り上げられたのである。李時珍の『脈訣攷証』はその典型である。

　『脈経』の最善本は、『経籍訪古志』著録の「明代摸彫宋本」、すなわち南宋の何大任刻本 (1217) を明で模刻した仿宋何大任本 (略称「何大任本」) である。この版本は、日本の静嘉堂文庫、内閣文庫、台湾の故宮博物院に所蔵されている。何大任本が最初に復刻されたのは、故宮博物院所蔵本の旧蔵者・楊守敬による影印本 (1893) で、後にこれを底本として上海衛生出版社などから3種の影印本 (1957〜1959) が出たが、いずれも広く流布することはなかった。何大任本が一般に広く認知されたのは、『東洋医学善本叢書』(東洋医学研究会、1981) に静嘉堂文庫所蔵本が影印されて以降のことで、現在は内閣文庫本も影印されている (日本内経医学会、2010)。

　ちなみに、中国では善本叢書『四部叢刊』(1935) に元版の葉氏広勤書堂本 (1330) が選ばれ、のちに人民衛生出版社からも平装の復刻本 (1956、

1962）が出たが、これも何大任本の系統である。なお、何大任本と葉氏広勤堂本以外の主要な版本は、私が編集した『難経注解叢刊・脈経版本叢刊』（オリエント出版社、1994）に収められている。

『脈経』が後世に及ぼした4つの影響

『脈経』を通覧すると、書中に現行の『素問』『霊枢』『難経』『傷寒論』『金匱要略』の同文や類文が大量に見られる。小曽戸洋はこれを調査して、「『脈経』の字数にして56%がこれら5書の記載文と合致する」と述べている（『東洋医学善本叢書』第八冊所収「『脈経』総説」）。すなわち『脈経』は諸経の校勘資料として重要である。また、巻第三所載の『四時経』や、巻第五の「扁鵲」の名を冠された諸篇のように、今では失われて伝わらない三国時代以前の医書の佚文も相当量見られる。古い中国医学のあり方に関心を持つ研究者、例えば江戸末期の森枳園はこれを集めて注解書『四時経攷注』を著し、近年の黄龍祥は古い「扁鵲医籍」の根拠の一つとしている。

他方、医学的、診断学的関心を持って『脈経』を読もうとするには、いくつかの注意が必要である。すでに述べたように、『脈経』は基本的に過去の医書の再編であり、内容の一貫性を欠いている。したがって、一つの意味や体系に到達することは最初から期待できない。現存する中国古代医書のうち、『素問』『霊枢』『脈経』『甲乙経』は、そうした意味で共通した性格を持っている。『素問』『霊枢』医学があり得ないように、『脈経』医学もあり得ないのである。

しかし、『脈経』にも、『脈経』の編者の手になるものではないかと考えられる部分がある。それが第一巻冒頭に置かれた二十四種の脈状の解説とその体系（二十四脈状）である。この二十四脈状は、病人の脈動を診た経験をそのま書き記したものではなく、また『脈経』の全巻に散見する脈状を一括して説明できるものでもない。一言でいえば、二十四脈状とは、従来使われてきた脈状を表す言葉を援用して、脈動を診るための規範を新しく体系的に構築したものである（拙論「脈についての一考察」〔『難経注解叢刊・脈経版本叢刊』第十冊『『難経』『脈経』研究論文集」所収〕参照）。

二十四脈状の確立によって、脈診の歴史は、〈脈状の経験蓄積の歴史〉から、〈脈動を診るための脈状の枠組み研究の歴史〉に転じた。個人の〈感じ〉がそのまま他人に伝えられないように、脈診の体験が〈手から手へ〉伝えられるようなことはない。それは一つの物語にすぎない。伝えられるのは、脈動を切り分けるための〈言葉〉の体系だけである。

この二十四脈状とその分類法は、その後の歴史的過程のなかで、引用され、あるいはさまざまに変奏された。唐代の『備急千金要方』巻第二十八・指下形状第三や『千金翼方』巻第二十五・診脈大意第二では、なお『脈経』の余燼が濃厚である。宋代以降、医学観の変遷とともに、脈状の体系は、大きく様相を変えたが、それでもなお『脈経』で確立された二十四脈状は形を変えつつ、明清に至るまで通奏低音のように続いたのである。

二十四脈状以外に、『脈経』が宋代以降の臨床に与えた影響には、①人迎気口診（巻第一第七）、②左右寸関尺診（巻第一第七）、③病証と脈状の順逆（巻第四第七）などがある。ただし、その影響は、『脈経』自体の研究を通じてではなく、『脈経』を引用し、あるいは敷衍した南宋金元明医学や日本近世の脈書や医書を介して浸透していったように思われる。

なお、南宋以降の脈法に決定的な影響を与えた新しい診脈の基準である〈浮沈遅数〉の「四脈」は、『難経』の影響と考えられる（『脈経』巻第一第八に略同文。『傷寒論』弁脈法、『脈経』巻第一第十三にも類似の基準が見られる）。

『脈経』の言葉の分析だけに徹した 小曽戸洋に共感する

1941年以来、〈日本鍼灸〉の主流の位置にある経絡治療には、『脈経』を研究する動きはなかった。経絡治療の体系が成立した前後、求められたのは、『脈論口訣』や『脈法指南』『脈法手引草』といった江戸期の脈書であり、それらに材料を与えた南宋の『察病指南』や明の『瀬湖脈学』であった。その事情は、1943年に岡部素道が北京で『診家枢要』を〈発見〉したあとも変わらなかった。1970年代に始まった『脈経』への関心は、経絡治療の臨床家ではなく、専ら医書の研究者たちから生じたものである。

私が『脈経』の講義を初めて聴いたのは、1974年の2月3日のことである。場所は当時、東京は飯田橋の家の光会館で毎月第1日曜日の午後1時から4時半まで開催されていた経絡治療関東支部例会で、新進気鋭の『素問』『霊枢』研究者であった藤木俊郎の講義「人迎脈口診の起源」、岡部素道の『甲乙経』講義、そして丸山昌朗の『脈経』巻第三の講義を聴講したのである。1963年以来、ずっと『素問』『霊枢』の講義を続けて来た丸山が、晩年、おそらく日本では近代以降最初の『脈経』の講義に取り組んだ理由は分からない。はっきりしていることは、この『脈経』講義も、丸山の『素問』『霊枢』の講義と同様、経絡治療の必要とは異なった地点から出てきたものだということである。丸山は、経絡には一貫して関心を示したが、経絡治療には常に批判的であった。だからこそ、それだけ自由に研究領域を広げられたのであろう。

私は当時、丸山の影響を受け、論文や発言に注目していたが、このときの講義には、さほどに感銘を受けなかった。その理由は、私のほうに丸山の講義を受け止める準備がなく、また巻第三という巻の難解さもあったかもしれない。

[イラスト：上田英津子]

しかし、その主たる理由は、おそらく、『脈経』の経文に対する丸山のあまりに感性的な解釈にあったような気がする。

丸山の『脈経』講義に心を動かされなかった私が、初めて方的に影響を受けたのは、1980年8月に出会った小曽戸洋の、書誌文献学に特化した『脈経』研究である。版本の面からのアプローチもさることながら、画期的であったのは、医学古典の向こうに先験的に何かの意味の体系を想定せず、ひたすら古典文献の表層に物としてある言葉だけを分析するというその徹底した方法であった。私は、丸山あるいは経絡治療の臨床家の〈臨床的解釈〉という方法は役に立たないが、小曽戸の一見臨床と無縁に見える文献学的方法を内容検討の場に援用することができれば、『脈経』を始めとする医学古典を臨床に活かすために有用だと考えたのである。

私のこうした考えは、〈気〉を直観したり、修業の果てに訪れる悟りを待ち続ける立場の対局にある。また、ひたすら目に見え触れることのできる〈物〉を鍼灸の土台に据えようとする考え方とも違っている。私の考える〈気の医学〉としての鍼灸とは、〈気〉をつかむなら〈物〉から入り、〈物〉を論じるなら〈気〉から始めるしかないという地点にあるからである。

次回は『甲乙経』について述べる。

世界メディアが伝える「鍼灸」最新動向

筆者が選ぶ2019年下半期・2020年上半期の世界メディアの注目記事

　地球規模での新型コロナウィルス感染拡大により、生活や経済における不要不急の活動は、待機や停止を基本とするという未曾有の変更を余儀なくされています。2020年3月以降、鍼灸の話題を取り上げる世界メディアの記事も大きく減少しています。ごくまれに世界メディアが鍼灸を取り上げるときも、中国政府の中医学（主に中医薬）のプロパガンダ関連記事ではなく、世界的な「ステイホーム（外出の自粛や制限）」によって人々に副次的に起こる運動不足やストレスを解消するためのさまざまな工夫（それも、他人との接触がなく自分一人でできるもの）を伝える記事やニュースが中心で「（鍼治療の原理に基づいた）ツボ押し」や「ツボ刺激」が触れられているという状況です（記事❶）。

　このような社会環境のなかで、私たちの生活全般において「必ず収束する未来を見据え、これまでの活動を整理して将来に備えること」が重要だといわれています。世界的なメディアを通じて見えてくる鍼灸を取り巻く環境もご多分に漏れず「ポスト・コロナ（アフター・コロナ）」がやってきます。「三密を避ける」といった新たな行動様式に基づく鍼灸治療など、経験したことのないような臨床環境のなかで、はたしてどのようにして鍼灸（師）の有用性を定義し、訴え、提供していくのがよいのかを考えなくてはなりません。

　こうしたときに、改めて、「コロナ前」の世界で、鍼灸の何が人々に便益をもたらしていたのか、その便益はどのようにして人々に提供されていたのか、を整理しておくことが有用です。

議論呼ぶ、米国での鍼灸の保険適用

　今月は、「ポスト・コロナ」を見据えて、これまでの鍼灸の世界的な利活用を振り返る第1弾として、2019年7月〜2020年4月までの世界メディアによる鍼灸関連記事の中から鍼灸の利活用の点で大きな反響を与えた話題を取り上げてみます。

　まず、最もインパクトがあったのは「米国メディケア保険での鍼治療適用」のニュースです（記事❷）。2020年1月、米国保健福祉省のメディケア・メディケイドセンター（Centers for Medicare & Medicaid Services：CMS）は、トランプ政権のオピオイド禍への目玉対策の一つとして、メディケアとしては初めて正式に鍼治療の一部をメディケア保険本体でカバーすると多くのメディアが報じました。米国高齢者向けの公的保険メディケアで鍼治療を保険適用することについては、米国政府は、2018年10月にメディケア保険に加えてメディケア・アドバンテージという追加的な保険を購入した場合に限って、鍼治療費をカバーすることを決めました（本誌2018年12月号参照）。さらに2019年7月には、今後メディケア保険本体で鍼治療を適用する方針を打ち出しました（本誌2019年9月号参照）。しかし、実際には、その10月にメディケア・アドバンテージ（メディケア保険本体ではなく）で鍼

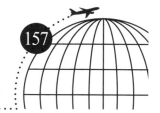

株式会社ラーカイラム 執行役員　日本伝統鍼灸学会 理事　**中田健吾**

治療がカバーされる形で導入が決まり、米国内でも混乱が起きていました（記事❸）。

　結局は、記事❷の通りに正式に本体でのカバーが決まるという複雑な動きがみえましたが、オピオイド禍への対応策として鍼が痛み治療として有効だと、米国政府がお墨付きを与えたことの重大さを示す証拠でもあったと思います。実際に、メディアには「鍼治療のような今まで保険適用されていなかった医療をメディケア保険の適用とすることを隠れ蓑として、（トランプ大統領の支持基盤である保険会社の収入である）メディケア保険料と（同じく）病院への支払額を上昇させようとする悪法だ」と批判する記事もありました（記事❹）。

記事

❶"At-Home Anti Aging Body Treatments For Each Day In Lockdown" Forbes-April 10, 2020
「ロックダウン中に在宅でできるアンチエイジング法」(https://bit.ly/2T4lsq2)
❷"Medicare Will Now Pay For Acupuncture In Part Due To Opioid Abuse" Forbes-Jan 24, 2020
「メディケアがオピオイドの代替治療としての鍼治療の保険適用を開始する」(http://bit.ly/2uAlX2b)
❸"Don't Make This Medicare Mistake" Forbes-Sep 8, 2019
「メディケア保険の新規加入者はご用心」(http://bit.ly/2M7U2fX)
❸"Medicare moving toward covering acupuncture for back pain" AP-July15, 2019
「メディケア保険が背部の痛みに対する鍼治療の適用に向けて大きく前進」(http://bit.ly/2YUgkF5)
❹"Column: Trump's plan to 'save' Medicare would actually destroy it" Los Angeles Times-Oct 4, 2019
「コラム：トランプ大統領がメディケア保険を"救う"ためだとする改革は逆効果でしかない」(https://lat.ms/2NwcU8S)

鍼灸の多様化と利用拡大が生む光と闇

　次に注目するのは米国における鍼灸医療サービスの「多様性」を伝えるニュースです。

　前述の通り、米国では公的保険であるメディケイドが鍼治療を保険適用したことで、オピオイド禍での代替医療として多くの信頼を集めています。記事では、この鍼灸の医学的な実力がお墨付きを得た結果、米国では理学療法士による鍼灸治療「ドライニードリング」を受ける患者が増えて、鍼灸師の存在価値が脅かされる可能性があることを伝えていました（記事❺）。また、記事❻は、米国では鍼治療への人気を背景に多くの鍼師が誕生するものの、その人気にあやかってにわか治療家も出現している現状も伝えていました。

　米国の鍼灸師資格制度は比較的新しく、また、米国医療の主体が民間保険で、比較的自由度の高い市場であるため、鍼灸師の地位が日本に比べて脆弱といえます。さらに、鍼灸治療の利点は、理学療法士に限らず医療者であれば多少のトレーニングで、トリガーポイントやテンダーポイント（圧痛点）などに鍼灸針を刺鍼したりパルス刺激を加えたりできるようになり、また、それによってある程度の

筋肉の緊張や痛みを改善できることです。これにより、十分な教育や認定を受けていないレベルの他の医療者による鍼灸治療が横行することになりますが、一方で、米国の自由な医療市場において、患者や社会のニーズを的確にとらえた多様な鍼灸医療サービスが出現して、鍼灸自体の人気向上に貢献することになります。

　米国スーパー最大手のウォルマート系列会員制スーパーのサムズクラブは、サムズクラブ提携の治療院で鍼治療とマッサージ治療を受けると、治療費の30％が割引される医療保険を会員に販売開始しました（記事❼）。米国では、健康保険料や医療費の自己負担額が上昇しているなか、大手スーパーが鍼治療を保険で受けられる医療保険を販売しています。このように、鍼治療への人気の高まりを、自社の保険商品としてビジネスにしようという意欲は米国ならではといえるでしょう。

　また、米国NBAの元スター選手であり現在も監督して活躍するケビン・オリー氏が、新進気鋭のフランチャイズ経営で急速に提携治療院を伸ばしているモダン・アキュパンクチャーグループと提携して鍼治療院を開設したという話題もありました（記事❽）。米国国技であるバスケットボール界のスーパースターが、オピオイド禍という大きな市場環境の変化やトレンドを的確にとらえて、鍼治療院の経営に乗り出したことは非常に興味深いです。これが鍼治療の新たな患者獲得、利用拡大につながっていくことは論を待ちません。

　米国セレブによる鍼治療をベースにした医療サービスの多様化という点では、女優のグウィネス・パルトローが立ち上げた「Goop（グープ）」ブランドの高級会員制健康クラブ「Well（ウェル）」が鍼治療を提供しているという話題も大きく取り上げられていました（記事❾）。米国では「超」がつくくらいの高額な「自然派」健康クラブが、会費だけで年間5000ドルもかかるパーソナライズ型の医療サービスを提供しています。鍼治療がその中心的な役割を担っていることが伝えられていました。

　これまでも欧米メディアを通じて伝えられる鍼治療を用いた医療サービスの多様化については、このコーナーでも紹介してきました。美容鍼灸や耳への粒鍼治療、日本にあるクイック治療のように大勢が一つの空間で一斉に治療を受けるコミュニティスタイルの鍼治療院などです。しかしながら、ここにきて初めて取り上げられたのが「日本式の小児鍼治療」です（記事❿）。テレビニュースで、鍼師が日本の小児鍼を用いて子どもの夜泣きや体調不良を治療していることを紹介しました。ニュースでは、この方法は「日本のShonisin（筆者注：小児鍼）」という治療法であり、刺さない小児鍼で一般的な刺鍼による鍼治療と同じように全身の免疫力を回復させ、さまざまな不調を改善することができると取り上げられたのです。

　このように、米国の鍼灸師は自由な競争にさらされており、それぞれの鍼灸師が生き残りをかけて「多様化」をしながら患者のニーズに応えています。誰でもある程度の効果が出せることで、鍼灸が広く（他職種からも）医療サービスとして取り入れられることは、一方でドライニードリングのような問題を生みつつ、もう一方で日本鍼灸が持つ多様性や繊細さなどの特徴を、予期せずクローズアップすることにもなっていることが分かります。

記事 ⋯⋯

❺ **"'It really helps': Physical therapist examines dry needling "** **WTRF-Jan 27, 2020**
「理学療法士はドライニードリングの効果を確信してきている」(http://bit.ly/2HutX7C)
❻ **"GTPulse: Imagine Health Provides Expert Acupuncture for Pain Relief"** **WWTV-Feb 10, 2020**
「地域情報GTパルス：イメージヘルス治療院は痛みの専門鍼治療」(http://bit.ly/3a5m7Oc)
❼ **"Walmart's Sam's Club launches health care pilot to members"** **AP-Sep 26,2019**
「ウォルマート系列会員制スーパーのサムズクラブが会員向け医療保険を立ち上げる」(http://bit.ly/35svB4y)
❽ **"Kevin Ollie Teams Up With Modern Acupuncture To Spread Holistic Healthcare"** **Forbes-Dec 13, 2019**
「ケビン・オリーがホリスティック医療を広めるためにモダン・アキュパンクチャーグループと提携」(http://bit.ly/2R2oRos)
❾ **"Wellness is an industry, a journey and now a $5,000-a-year club"** **Washington Post-Feb 6, 2020**
「ウェルネス事業はついに年会費5000ドルの高級会員制健康クラブのビジネスとなった」(https://wapo.st/38Ufopd)
❿ **"Baby acupuncture? Local acupuncturist eases suffering and sleepless nights"** **WVNS-Mar 5, 2020**
「小児鍼は子どもの症状を緩和するだけでなく両親に快適な睡眠をもたらす」(https://bit.ly/3b308rT)

⋯⋯

まとめ

⋯⋯

　世界メディアの記事から見えてくるのは、鍼治療が今後、さらに広く利活用されるためには、公的医療として医療保険での適用を目指す動きと、いわゆる自由診療の分野で多様なサービスを展開していく動きがあるという点です。

　日本国内で保険医療としての鍼灸の活躍の場を広げようとするならば、未知の感染症の流行であるコロナ禍で見えてきた、日本の国民皆保険制度における医療としての鍼灸の脆弱性をどう乗り越えるかを考えることになります。現在、日本の医療保険では、鍼灸は感染症治療分野以外、特に慢性疾患を対象にした医療に限定されています。このため、コロナ禍ではいわゆる保険医療としての出番はほとんどありませんでした。また、今回の非常事態宣言下で、保健所や自治体から活動制限外となるはずの「医療施設」として認められなかったという例が散見されました。これは、一般や監督官庁でさえも鍼灸師や鍼灸治療院を日常的に医療（者）として認識していなかったことが露呈したといえます。まずはこのような環境要因を乗り越えていくための方法を考える必要があるということです。

　一方、コロナ禍が自由診療としての鍼灸サービスの在り方にも大きな影響をもたらしています。病院医療においても、三密を避けるために多くの患者が不要不急の受診行動を抑制しました。その結果、病院経営に多大な減収をもたらしました。ましてや鍼灸院においてをや、です。

　ストレス改善や不眠および食欲不振の解消に役立つ鍼灸治療は、コロナ禍が収束したポスト・コロナの世界でニーズが高まる可能性があります。変化の激しい環境や患者ニーズに応じた鍼灸治療サービスを確立する。そのことがコロナ禍だけでなく、どのような時代においても日本鍼灸が今後も発展し続けるためには大切なのです。

論文から読み解く科学的知見 **鍼灸ワールドコラム**

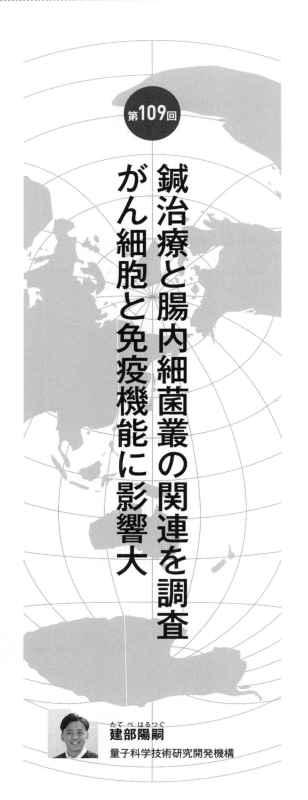

第109回

鍼治療と腸内細菌叢の関連を調査 がん細胞と免疫機能に影響大

たてべ はるつぐ
建部陽嗣
量子科学技術研究開発機構

マウスを用いた中国での最新基礎研究

がん患者に対する鍼治療は世界的に広がりを見せている。本連載で何回も取り上げてきたテーマであるが、記憶の新しいところでは2020年4月号において、がん性疼痛への鍼治療効果を検証した論文を紹介した[1]。

鍼灸の生理学的な機序はいろいろと分かってきている。オピオイド、アデノシン以外にも、セロトニンシグナル伝達、自律神経のアドレナリン作動性システム、グルタミン酸シグナル伝達など、数多くの経路の関与が分かってきた。また、プロテオミクス・メタボロミクスの技術を用いることで、鍼治療効果を反映するいくつかのタンパク質や代謝マーカーが判明している[2]。つまり、がん患者に対する鍼灸治療機序の解明だけでなく、客観的な指標によって鍼治療効果を判定できる日が、そう遠くない将来やってくる可能性があるのだ。

最近、腸内細菌叢が、人間の健康と病気の調節に重要な役割を果たすことを示す研究が増えてきている。がん患者と健常人との間で腸内微生物叢の組成に違いがあり、がんによって腸内細菌叢の変化が起こる比較研究も存在する。

そんななか、2020年4月、長春中医薬大学のXuらによって、鍼治療と腸内細菌叢との関連をマウスで調査した論文が発表された[3]。「The effect of acupuncture on tumor growth and gut microbiota in mice inoculated with osteosarcoma cells. (骨肉腫細胞を播種したマウスの腫瘍増殖と腸内細菌叢に対する鍼治療の効果)」と題されたこの論文では、鍼治療によって腫瘍増殖と腸内細菌叢の変化のスピードが変わることが確認された。では、その内容を見てみよう。

Xuらの研究の使用経穴と、鍼刺激で特定細胞に及ぼす変化

　Xuらは、皮下に生理食塩水を播種したマウス（対照群）、がん細胞を播種したマウス（疾患群）、がん細胞を播種したマウスに鍼治療を行ったマウス（鍼治療群）の3群を比較することで、鍼治療の効果を検証している。生理食塩水もしくは腫瘍細胞播種後のベースライン（0～5日：フェーズ1）時期を経て、鍼治療期間①（6～12日：フェーズ2）、鍼治療期間②（14～20日：フェーズ3）と2週間にわたって、1日に1回の鍼治療が行われた。使用経穴は、腎兪（BL23）、百会（GV20）、足三里（ST36）である。がんは陽虚に基づくと考え、陽気と元気と最も関連の高い経穴が選択された。

　各経穴のみを刺激したマウス、すべての経穴を組み合わせて治療したマウスを比較した。すると、すべての経穴を用いた場合が最も腫瘍サイズが小さくなったため、Xuらはその後の解析にすべての経穴を用いたマウスを使用している。

　まず、マウスの体重を調査すると、対照群、疾患群、鍼治療群ともにフェーズ2の期間までに差はない、フェーズ3に入るとがん細胞を播種した疾患群、鍼治療群マウスの体重が、対照群と比較して減少していく。しかし、18～20日になると、鍼治療群の体重減少がなくなり、疾患群との間に有意な差が見られるようになった。つまり、鍼治療によって、腫瘍増殖が遅くなったといえる。

　次に、フェーズ3後の脾臓および腋窩リンパ節の免疫細胞について、フローサイトメトリーの技術を用いて調査した。NK細胞はがん細胞を排除する重要な防御者であるため、その量が増加していれば、がん細胞に対して免疫系が活

性していることが分かる。もちろん対照群でNK細胞は見られないが、疾患群のNK細胞は著増する。鍼治療群のNK細胞数は、疾患群のそれよりも有意に低くなった。このNK細胞数の低下は、鍼治療によってがんの成長が遅くなるため、免疫系がNK細胞をまだがん細胞とフルに闘わせていないと考えることができる。

　さらに、脾臓のT細胞は、細胞傷害性T細胞とヘルパーT細胞とに分けられる。細胞傷害性T細胞には免疫抑制効果があり、この値の上昇はがん細胞に対する感受性を示す。逆に、ヘルパーT細胞は、抗腫瘍効果に関するさまざまなサイトカインを放出する。そのため、疾患群では細胞傷害性T細胞は増加し、ヘルパーT細胞は少なくなる。特に細胞傷害性T細胞の増加が顕著であり、がん細胞の影響を強く示していた。鍼治療群のヘルパーT細胞の減少は少なく、細胞傷害性T細胞の数は対照群より多かったが、疾患群よりははるかに少なかった。また、Xuらは血中のサイトカイン（IL-6、TNF-α、IFN-γ）量をELISA法によって確認している。その結果は、免疫細胞の試験から得られた結果と非常に類似した傾向を示していた。つまり、鍼治療群のサイトカイン値は、対照群と疾患群の間の値になったのである。つまり、鍼治療によって免疫細胞に変化が生じ、それによってがんの進行が遅れたことを示している。

　そして、鍼治療の効果をさらに評価するために、腸内細菌叢に注目した。生物分類学の階級を知っているだろうか。我々ヒトは、動物［界］脊索動物［門］哺乳［綱］サル［目］ヒト［科］ヒト［属］ヒト［種］となる。マウスの糞便を調べてみると、門レベルで各群での腸内細菌叢の数は異なっていた(図1)。バクテロイデス門、フィルミクテス門が、対照群と比較して疾患群・鍼治療群で明らかな差を認めた。しかし、鍼治

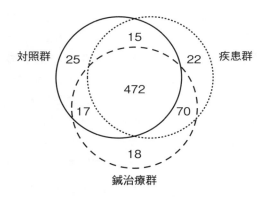

図1　各群のマウスの細菌種数

療群と疾患群との間にも有意な差が存在し、鍼治療群の細菌叢の割合は対照群に近かったのである。同様の傾向が、Candidatusサッカリバクター門（Candidatusは、培養に成功していない原核生物に与えられる、分類学上の暫定的な地位）でも認められた。

　その後、Xuらがさらに詳細に分析を行い、属レベルで3つの群間に有意差のある21個の細菌を特定した。そのすべてにおいて疾患群と比較して、鍼治療群の細菌数は対照群の細菌数により近い傾向が認められた。これらの結果から、鍼治療が特定の細菌の発現を調整し、比較的ゆっくりとした細菌の変化を起こしていることが分かったのである。

がんの増殖を遅らせ、免疫機能を改善できる可能性

　いかがであっただろうか。鍼治療によってマウスに播種したがん細胞の増殖を遅らせ、免疫機構の調節と腸内微生物の変化を遅らせることができることが分かった。がん患者の多くは、下痢や便秘といった消化器症状を抱えていることが多い。抗がん剤による副作用でも、強い胃腸反応が生じることがある。随伴する症状の緩和にも役立つ機序となるのかもしれない。それだけではない。鍼灸治療を客観的に評価する新たな評価軸になる可能性も秘めている。

　鍼灸治療が免疫機構によい影響を与えることを、我々鍼灸師は肌で知っている。しかし、その証拠はまだ少ない。今回のXuらの論文は、細胞レベル・分子レベルの観点からがんの増殖を遅らせる可能性を示した。特にがん患者の臨床症状だけでなく、免疫機能を改善できる可能性があることを示したのである。また、単独の経穴刺激よりも、複数の経穴を組み合わせることで効果が高く得られたことは、我々にとって大変興味深いものである。もしかしたら、もっと効果の高い組み合わせが存在するかもしれない。

　もちろん、さらなる研究が行われ、免疫と微生物叢のデータを組み合わせて、がんに対する鍼治療効果をさらに評価する必要がある。さらに、免疫反応、微生物叢、鍼治療の間の関係を調査し、経穴特異的な免疫細胞と細菌叢の変化とそのメカニズムを調べることも不可欠である。鍼灸治療によって消化器症状が変化し、その変化によって主疾患の状態がよくなるといった、臨床でよくみられる効果の機序となるかもしれない。図が10個もある長い論文ではあるが、オープンアクセスの論文なので、興味のある人はぜひ本文に当たってみてほしい。

【参考文献】

1）建部陽嗣. 鍼灸ワールドコラム第107回. がん性疼痛への鍼治療と指圧の効果を検証した論文の最新分析. 医道の日本 2020; 79（4）: 132-4.
2）建部陽嗣, 樋川正仁. 鍼灸ワールドコラム第61回. 鍼治療の機序研究に新たな手法 メタボロミクスによる網羅的解析. 医道の日本 2016; 75（6）: 174-6.
3）Xu X, Feng X et al. The effect of acupuncture on tumor growth and gut microbiota in mice inoculated with osteosarcoma cells. Chin Med 2020; 15: 33.

キャッチアップ！ 医療記事
HEADLINE

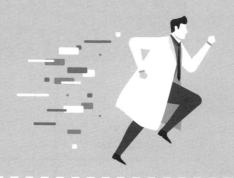

― HEADLINE NEWS ―

NEWS 01
発症２日前でも濃厚接触者に
国立感染症研が定義を変更

朝日新聞デジタル 2020 年 4 月 21 日

NEWS 02
市販の洗剤に
ウイルス不活化効果
エタノール、
界面活性剤含有で確認

デジタル毎日 2020 年 4 月 22 日

NEWS 03
無症状患者のPCR検査、
保険適用の方針
医師の判断で

朝日新聞デジタル 2020 年 4 月 27 日

NEWS 04
視覚障害者の外出支援、
コロナで不足
ヘルパー誘導「距離」保てず

読売新聞オンライン 2020 年 4 月 27 日

NEWS 05
医師ら感染、原則労災に
介護従事者含めて
経路不明でも

読売新聞オンライン 2020 年 5 月 1 日

NEWS 06
免疫暴走で肺炎重篤化か
新型コロナ、全身臓器に侵入
研究で判明

産経ニュース 2020 年 5 月 3 日

NEWS 07
コロナ感染歴ある子どもに
「川崎病」症状
欧米で相次ぐ

朝日新聞デジタル 2020 年 5 月 6 日

NEWS 08
新型コロナ
「37.5 度 4 日以上」
→「高熱感じたら」
PCR、目安見直しへ

デジタル毎日 2020 年 5 月 8 日

NEWS 09
漢方薬など対症療法の効果は
新型コロナ、症例解析へ
東洋医学会

時事通信社 2020 年 5 月 10 日

NEWS 10
唾液でPCR検査、5 月中にも
採取簡単、実施増やせる可能性

産経ニュース 2020 年 5 月 11 日

NEWS 11
判定 15 分程度の抗原検査、
13 日承認
レムデシビル配分も開始

産経ニュース 2020 年 5 月 12 日

NEWS 12
休業者に賃金の 8 割直接給付
厚労省方針、支援迅速に

日本経済新聞電子版 2020 年 5 月 14 日

今月の読者の広場
──── The Reader's Information ────
学会・研究会・イベント、その他のお役立ち情報をピックアップして紹介します

 SCHEDULE　開催予告

※新型コロナウイルスの感染拡大の状況をうけて、開催が延期もしくは中止となる可能性があります。最新情報につきましては、各学会のWebサイトなどを必ずご確認ください

東日本

▶漢法苞徳会
開催日 6月7日（日）

会 場 東京都・目黒さつきビル

内 容 「COVID-19への治療提案」、「汎用太鍼の実技運用、カルテ記入の実技、六気の治療の実技、当会テキストに基づく」、「難経精読」。

連絡先 事務局（宮地）　TEL：090-8511-9021

E-mail：setsuyo_y.m.nishiogi-harikyu@ezweb.ne.jp

▶積聚会
開催日 ①6月18日（木）

　　　 ②6月21日（日）

会 場 ①東京都・太子堂鍼灸院

　　　 ②東京都・積聚会事務局

内 容 「初診カルテと先天因」（高橋大希、森孝史）。

連絡先 事務局　TEL/FAX：03-6659-9098

E-mail：office@shakuju.com

▶半身症候鍼灸研究会
開催日 ①6月21日（日）基礎シリーズ全3回コース

　　　 ②6月21日（日）月例臨床セミナー

会 場 神奈川県・新横浜はりセンター

内 容 「少数穴理論」。①「半症鍼臨床の実際」、「正常・異常、筋肉反射テスト（TRテスト）法実習、選穴法」。②「臨床現場を想定した臨床技術の修得」。

連絡先 事務局　TEL：045-531-2716

▶中医臨床実力養成研修会
開催日 6月21日（日）

会 場 東京都・GS第一伝統治療院

内 容 「各病による痛みの本治と標治のコツ」、「鍼灸、漢方薬、薬膳の方法」、「第五講：生理痛（原発性、続発性）」。

連絡先 GS第一伝統治療院

TEL：03-3446-5598

E-mail：gogeish9411@hotmail.com

西日本

▶氣鍼医術臨床講座
開催日 ①6月7日（日）、②6月13日（土）

　　　 ③6月27日（土）

会 場 ①②兵庫県・漢医堂三ノ宮分院

　　　 ③オンライン

内 容 ①「氣鍼医術臨床講座普通部」（中村泰山）。②「玄庵塾」（葛野玄庵）。③「福島弘道先生テープ講義を聞く会」（葛野玄庵）。

連絡先 事務局（漢医堂三ノ宮分院内）

TEL：078-334-1589

▶柿田塾
開催日 6月21日（日）

会 場 大阪府・産業創造館

内 容 ※中止の場合あり

連絡先 おのころ治療院　TEL：0799-62-0990

▶カササギ会
開催日 6月28日（日）

会 場 兵庫県・病は気から気は病から（神戸元町）

内 容 「経絡治療の経験ゼロでも2時間で痛みがとれるようになる子午治療入門」。

連絡先 事務局　TEL：078-381-8455

E-mail：flyingkasasagi@gmail.com

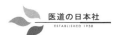
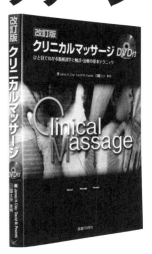

VOICE/THOUGHT/SUGGESTION
読者の声

1

毎月一番最初に読むのは建部陽嗣先生の「論文から読み解く科学的知見　鍼灸ワールドコラム」です。我が国の鍼灸界が世界の流れに遅れないため、ぜひこれまでの内容を1冊にまとめて出版されることを希望します。建部先生の連載の内容は必ず今後の日本鍼灸界の科学的発展のため有益になります。

（北海道・佐藤雅美）

2

「医道の日本」は私の治療指針として、長年安価にサービスを提供していただきありがたかった。今や新型コロナウイルス感染症の影響で業務も半減していますが、在宅での鍼灸マッサージが数件あって助かっています。再度、「医道の日本」誌が発刊できますよう、祈念いたします。

（徳島県・大住　晃）

「読者の声」コーナーでは、皆さまからのご感想・ご意見をお待ちしております。本欄で紹介させていただいた方には、掲載誌と図書カード（500円分）をお贈りいたします。
【読者係メール宛先：toukou@idojapan.co.jp】

📖 BOOK　新刊紹介

※お問い合わせは各発行所にお願いいたします

◉ ニュートン式 超図解 最強に面白い!!
脳

難解なテーマを「易しく親しみやすいイラスト」や「簡潔な文章」によって分かりやすく解説する「ニュートン式 超図解 最強に面白い!!」シリーズ。そのなかで、1000億個もの神経細胞からなる脳の仕組みを取り上げた本書では、記憶や感情の仕組み、また脳の病気である「アルツハイマー病」の原因などが紹介されている。

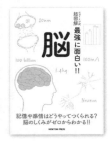

久保健一郎・監修
ニュートンプレス
A5判・128頁
本体900円＋税

◉ 改訂版 中医基本用語辞典

2006年に発刊した『中医基本用語辞典』に、新たに668語を追加し、合計約4200語を収載した本著。イラストや図表を用いて分かりやすく解説されており、中国伝統医学の入門者から臨床で活用している治療家まで活用できる一冊となっている。

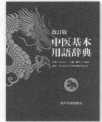

高金亮・監修／劉桂平、孟静岩・主編
東洋学術出版社
A5判・912頁
本体8,600円＋税

◉ 日英対照
漢方用語辞書　基本用語

本書は、日本東洋医学会用語および病名分類委員会にて作成された「漢方用語集」を基礎とし、『日本東洋医学雑誌』（59〜68巻）にて頻回使用されている語から、重要と思われる367語を収載。近年、WHOやISOといった国際舞台において日本の伝統医学である漢方医学を発信する機会が増加していることを受け、日本東洋医学会辞書編纂委員会が総力を結集し編集した一冊となっている。

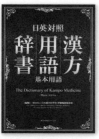

一般社団法人日本東洋医学会辞書編纂委員会・編集
メディカルユーコン
B5判・150頁
定価2,000円＋税

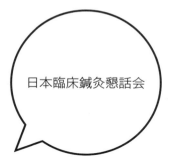

NEWSLETTER　今月の会報

CLOSE UP!

臨床針灸　34巻2, 3号、35巻

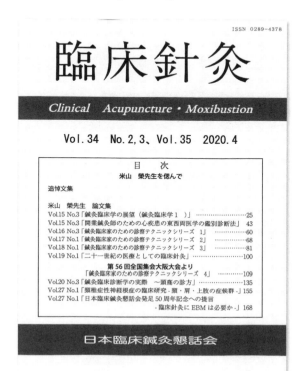

日本臨床鍼灸懇話会

2018年に逝去した米山榮氏の追悼号。過去に掲載された特別講演「鍼灸臨床学の展望（鍼灸臨床学1）」や、ディスカッション「開業鍼灸師のための心疾患の東西両医学の鑑別診断法」などを再掲載。そのほか、氏のもとで指導を受けた治療家の追悼文では、研修の様子を垣間見ることができる。同会の奥本憲司氏は編集後記で、「米山榮先生を失ったことは、懇話会だけでなく鍼灸業界全体にとっても残念なこと」と語っている。

砭石　第519号　古典鍼灸研究会

東洋療法　第313号　公益社団法人全日本鍼灸マッサージ師会

会報　第119号　公益社団法人京都府鍼灸マッサージ師会

経絡鍼療　第582号　一般社団法人東洋はり医学会

さきたま　第189号　公益社団法人埼玉県針灸師会

漢方の臨床　4月号　東亜医学協会

人間医学　5月号　人間医学社

マクロビオティック　5月号　日本CI協会

兵庫県保険鍼灸師会会報　5月号　協同組合兵庫県保険鍼灸師会

心・技・体　第320号　日本整体学会

日本漢方協会通信　5月　日本漢方協会

たにはだより　第133号　明治国際医療大学鍼灸学部・大学院同窓会

会報　第26号　健康保険ではり・きゅう・マッサージを受ける国民の会

季刊宇宙　第173号　山岡記念文化財団

第88回2019（令和元）年度全国盲学校弁論大会弁論集　毎日新聞社点字毎日

［編集後記］

どんなものでも最初に始めたという人がいて、文藝春秋社の創業者、菊池寛は月刊誌「文藝春秋」で「座談会」という形式を初めて考案したといわれている。もともと、食えない若手作家に発表の場を与えて原稿料を払うために菊池が創刊した雑誌だから、座談形式ならば、作家の負担も少なく誌面が作れて、謝礼も払えると思ったのかもしれない。そんな座談会も時代に応じたツールによって変革していく。このコロナ禍で、zoomやスカイプなどオンライン会議がすっかり一般的になった。▶今回の経絡治療座談会はzoomを用いたオンライン座談会である。直接、顔を合わせないので盛り上がるのか不安もあったが、やってみるとオンラインならではの利点があった。みなが発言に耳目を集めるので、発言の論旨もおのずと明確となり、議論が横道にそれにくい。また、好きな場所から参加できるから、遠方の参加者も集められるし、大人数でも開催しやすい。実技を見せ合いながらでも面白いだろう。学会やセミナーの風景も変わるかも。【山口】

今号は2020年1月号、2月号の連動企画「ツボの選び方」を題材に、座談会、研究会の意見、新たな寄稿、さらには学術的に新型コロナウイルス感染症を見た場合の、ツボの選び方にまで発展させて掲載しました。「ツボの選び方」をもっと深めて、その向こう側に横たわっている問題に焦点を当ててみる――本当は1年後の2021年1月号、2月号にと目論んでいた企画です。用語の認識が違う、スタンスが違う、「鍼灸」を意味する行為自体が違う。さまざまな相違を目の前にして、一つの意見に押し流されず、規制のために思考停止にならず、考え抜く機会になるように。緊急アンケートでは、鍼灸を必要とする患者さんのためにコロナ禍でも工夫をしながら開業を続ける方々の様子も見えてきました。【由井】

［今月のおすすめ］

2019年10月に発刊した『ケリー・スターレット式「座りすぎ」ケア完全マニュアル』の増刷が決定しました。本書は、現代人の座位中心のライフスタイルに警鐘を鳴らし、具体的な解決策を提示しています。350ページにわたり、姿勢の改善方法やセルフケアを詳細に解説しているため、「患者指導に使える」とご好評いただいています！　発刊したころは、仕事の合間に本書のエクササイズを実践し、長時間座りすぎないように注意していました。しかし外出自粛やリモートワークが続き、想像以上の座りすぎ生活に逆戻り……。増刷を機に、再び意識して取り組もうと思います。【髙橋】

医道の日本
VOL.79 NO.6 2020年6月

2020年（令和2年）6月号　Vol.79 No.6（通巻921号）
©IDO NO NIPPON SHA, Inc.
2020年6月1日発行（毎月1回1日発行）　定価 本体908円＋税　送料140円

発行人	戸部慎一郎	広告　岩花京太朗	発行所　株式会社医道の日本社
編集長	山口智史	菅原満	http://www.idononippon.com
編集	由井和美		
	兼平祐輔	デザイン　株式会社 dig	本社　〒237-0068
	小林篤子	デザイナー　成宮成	神奈川県横須賀市追浜本町1-105
	椚田直樹	山崎綾子	TEL 046-865-2161
	髙橋優果	峰村沙那	FAX 046-865-2707
	島田潤		東京支社　〒140-0014
	山本千津	組版　有限会社ナノネット	東京都品川区大井町1丁目23番1号
		株式会社アイエムプランニング	カクタビル8F
			広告受付　TEL 03-5718-3012
		印刷・製本　横山印刷株式会社	FAX 03-5718-3013
			編集部　TEL 03-5718-3011
			FAX 03-3772-3200

医道の日本

次号予告
July 7月号 2020

これからの鍼灸を考える（仮）

鍼灸の普及、発展において常に課題となる「科学化」。これからの鍼灸を考える新たな視点を提示します。また、長期戦の覚悟が必要といわれる新型コロナウイルス感染症への対応とともに、学校や海外の状況を調査予定です。識者インタビュー、経絡治療オンライン座談会2020後編もあります。

私と鍼灸

棋士の羽生善治氏が登場！

識者インタビュー

新たな視点で考える鍼灸治効メカニズム（予定）

寄稿

経絡、経穴の新たな考え方（予定）

緊急企画

新型コロナウイルス感染症と鍼灸治療（第3弾）

世界と日本の動向、業界の動向の続報です。
学校、海外で開業する鍼灸師からの報告、コロナを踏まえての提言も予定。

＊予告した内容は変更になることがあります。

月刊「医道の日本」
定期刊行休止のお知らせ

月刊「医道の日本」は、2020年7月号（7月1日発売号）をもって定期刊行を休止させていただくことになりました。

1938年に鍼灸の専門誌として創刊して以来、戦前戦後の困苦を乗り越え、あん摩マッサージ指圧をはじめとした手技療法の領域も加えながら、臨床報告や施術テクニック、業界ニュースなど業界の発展に寄与する誌面を心がけ、長きにわたって毎月発行して参りました。

一方で近年は、雑誌市場の縮小、WEB上での情報発信の一般化など情報をめぐる環境が大きく変化して参りました。この変化に伴い、弊誌も新たな形での情報発信を模索すべき時期が来たものと判断いたしました。つきましては、定期刊行は一旦休止させていただきますが、以後も「医道の日本」として不定期ながら継続して発刊していく予定です。

また、従来の紙媒体での単行本に加えて、WEB、電子書籍などの多様な形態で、引き続き、新鮮な情報を読者の皆様にお届けすべく、努めて参る所存でございます。

なお、今後、当社の新刊や業界の最新情報につきましては、医道の日本社の公式ウェブサイトや「医道の日本 Net Shopping」および「IDO Job Search」で、随時発信していきます。

長きにわたりご協力、ご支援下さいました皆様に、心より感謝申し上げます。今後とも変わらぬご愛顧のほど、何卒宜しくお願い申し上げます。

株式会社　医道の日本社

定期購読の終了が8月号以降のお客様へ

2020年8月号以降分の返金に関しましては、同封の書面にて、詳細をお知らせいたします。
何卒ご理解いただけますよう、よろしくお願い申し上げます。

お問い合わせ窓口　医道の日本社　定期購読係
電　話：0120-2161-02　（フリーコール）
ＦＡＸ：046-865-2707

地域別 求人案内

JOB INFORMATION

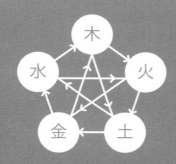

医道の日本社広告係
TEL:03-5718-3012　FAX:03-5718-3013

全国版

東京23区

東京23区以外

埼玉

千葉

神奈川

北海道・東北

北関東

甲信越・北陸

東海・近畿

中国・四国

九州・沖縄

海外

全国版

東京23区

東京23区以外

埼玉

千葉

神奈川

北海道・東北

北関東

甲信越・北陸

東海・近畿

中国・四国

九州・沖縄

海外

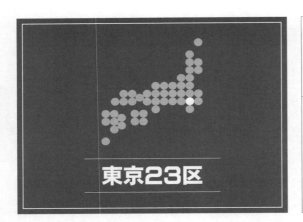

東京23区

武田整形外科

東京都世田谷区玉川3－39－7
二子玉川駅徒歩10分　http://www.takeda-os.jp
☎03－3708－2250

理学療法士・鍼灸マッサージ師・柔道整復師、トレーナーなど、幅広い資格の方を募集しています。
勤務時間も相談に応じます。往診のみも可です。
研修制度も充実しており、新卒者歓迎です。
関連鍼灸接骨院・マッサージ院での勤務もできます。
給与：経験者25万円以上、経験考慮、賞与年2回
時間：平日9時～13時、14時～18時、土曜8時～13時
休日：日曜、祝祭日　　※交通費支給、社会保険完備

医療法人社団 東品川クリニック

東京都品川区東品川3－18－3　神興ビル3階
http://www.hs-clinic.com
☎03－3472－6684

資格：あん摩マッサージ指圧師・柔整師の有資格者
勤務：9時～18時30分（月・火・水・金）休憩あり
　　　9時～13時（木・土）
休日：日曜・祝日・木、土午後、年末年始、夏期休暇
給与：23万円～、交通費・賞与・退職金
　　　住宅、家族手当・健康保険・厚生年金・雇用保
　　　険・労災
条件：要普通自動車免許、履歴書送付後面接

医療法人社団 平和島整形外科

東京都大田区大森北6－17－13
京急平和島駅徒歩2分
☎03－3766－2870

資格：柔整師、あん摩マッサージ師
時間：9時～13時、15時～19時、週40時間
休日：木土午後、日祝日、年末年始、夏季休暇
給与：22万円～（＋歩合給）、賞与年2回、昇給あり
待遇：交通費支給、社保完備、有給休暇あり
3階建てのビル、外傷症例多くレントゲン勉強可、短
時間通所リハビリを併設し、多方面の経験を積むこと
が出来ます。

株式会社 本間鍼灸研究所 本間治療院

東京都葛飾区亀有5－15－6　JR亀有駅徒歩2分
https://東京鍼灸師求人.com
☎03－5613－8484　FAX03－5613－8485

※接骨院や整形外科とは患者層が全く違います。※
　※　鍼灸師なら鍼灸院で成長しませんか？　※
給与：月給22～48万円（2019年度実績）
待遇：社保完備、週休2日、有給、社員旅行、食事会。
地方から東京で頑張る鍼灸師には、生活準備金10万円
をプレゼント！院長は鍼灸協会理事。スタッフは男性
4名・女性4名。臨床未経験者大歓迎。女性が活躍中。
25才以下の教育に注力。マッサージ資格者優遇します。

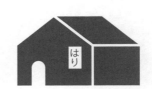

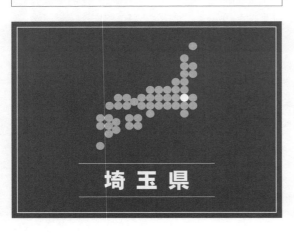

埼 玉 県

㈱元気　訪問マッサージ元気

埼玉県川越市砂新田3－20－8
東武東上線・新河岸駅より徒歩10分
☎049－241－7700

資格：あマ指師、要車免許
23～40万円＋歩合、昇給年1回
※研修（3ヶ月）月給20万円
待遇：社保完、交支給、車通勤可
　　　退職金、服貸、車貸
休日：完全週休2日、日・祝、年
　　　末年始、夏季、有給
女性も多く、リハビリの勉強充実

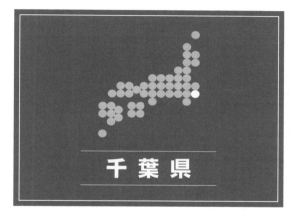

千葉県

愛光クリニック 整形外科内科

千葉市美浜区高洲３－１４－７１Ｆ
ＪＲ京葉線・稲毛海岸駅徒歩２分
☎０４３－３０３－１００８

柔整師、鍼灸師、マッサージ師
正社員　25万円～㋐時給1200円～
待遇　㋞全額支給
時間　９時～12時／15時～19時
休日　応相談　年末年始　お盆
　　　臨床経験少ない方でも親切
に御指導します。元気でやる気の
ある方は、まずはお電話下さい。

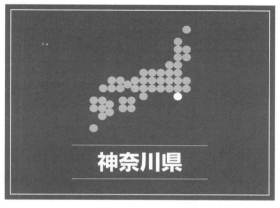

神奈川県

匠整骨院

神奈川県相模原市緑区西橋本５－１－１
ラ・フロール４階　　最寄駅：橋本駅
☎042-772-9883　070-2186-4446　　http://fukuju2016.com

　　○柔整師・鍼灸・指圧マッサージ師募集！○
給与：月給30万円以上（平均給与は43万円以上）
勤務：９時半～20時又は14～22時（休憩有・選択可）
　　　レセ残業等ありません。
休日：完全週休２日制　※３日間の場合は80％支給
待遇：雇用保険・交通費全給・車通勤ＯＫ
卒後臨床研修認定院です。受付も募集中！時給1110円
～（20時以降1320円～、日祭日1200円～）学生可

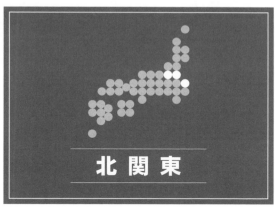

北関東

岳陽堂接骨院・鍼灸治療室
（がくようどう）

群馬県太田市藤阿久町432－５
http://www.gakuyoudou.com
☎0276－31－1148

資格：鍼灸師（柔整とのダブル免許優遇）
勤務地：群馬県太田市
時間：８：30～20：30　休憩有
給与：20万円～　昇給年１回　賞与年２回　諸手当
待遇：社保・厚生年金・労災・雇用保険・賠責保険
休日：日曜含む完全週休２日　夏期冬期ＧＷ　有給
自費の鍼治療の多い鍼灸接骨院です。鍼灸師が活躍で
きる職場です。詳しくはＨＰをご覧下さい。

全国版

東京23区

東京23区以外

埼玉

千葉

神奈川

北海道・東北

北関東

甲信越・北陸

東海・近畿

中国・四国

九州・沖縄

海外

医道の日本Jobサーチの特長

(鍼灸師・あん摩マッサージ指圧師・柔道整復師に
特化した求人サイトです。もちろんスマホにも対応！)

長年にわたり鍼灸師・あん摩マッサージ師・柔道整復師などの国家資格保有者の求人を支援してきた当社サイトだからこそ、モチベーションの高い求職者が集まります。スマートフォンにも対応していますので、求職者は場所と時間を選ばずサイトをチェックしています。

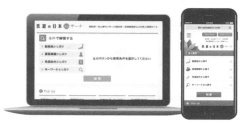

(医道の日本Jobサーチの料金システムは、
成果報酬型ではございません)

当サイトの求人広告は掲載課金型です。
掲載時に何人採用が決まっても追加の費用などは一切かからないので、安心してご利用いただけます。
※成果報酬型では掲載コストは低い反面、採用決定時に内定者に支払う年収の10〜20%を支払うものが一般的です

掲載課金型
何人採用が決まっても追加費用等はありません
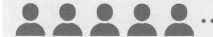
採用成果報酬＝0円

(「鍼灸師 求人」「マッサージ師 求人」「柔道整復師 求人」という
主要3ワードでいずれもWEB検索上位表示!!)

「鍼灸師 求人」「マッサージ師 求人」「柔道整復師 求人」という主要3ワードでいずれもWEB検索上位表示をキープする施策を常に行っています。

検索上位表示

鍼灸師 ＋ 求人	🔍
マッサージ師 ＋ 求人	🔍
柔道整復師 ＋ 求人	🔍

まずはサイトにアクセス・メルマガ会員登録をお願いします！
広告掲載料金・ご利用方法などお気軽にお問い合わせください。

http://www.ido-jobsearch.com/
医道の日本社 広告係
TEL:03-5718-3012　FAX:03-5718-3013

◆医道の日本社図書◆取扱書店一覧

北海道

札幌市	三省堂書店札幌店	011-209-5600
	MARUZEN&ジュンク堂書店札幌店	011-223-1911
	紀伊國屋書店札幌本店	011-231-2131
	コーチャンフォー新川通り店	011-769-4000
小樽市	喜久屋書店小樽店	0134-31-7077
旭川市	ジュンク堂書店旭川店	0166-26-1120

青森県

青森市	戸田書店青森店	017-762-1815
弘前市	ジュンク堂書店弘前中三店	0172-34-3131
	紀伊國屋書店弘前店	0172-36-4511

岩手県

盛岡市	ジュンク堂書店盛岡店	019-601-6161

宮城県

仙台市	丸善仙台アエル店	022-264-0151
	アイエ書店	022-738-8670

秋田県

秋田市	ジュンク堂書店秋田店	018-884-1370

山形県

山形市	八文字屋本店	023-622-2150
	高陽堂書店	023-631-6001
	戸田書店山形店	023-682-3111
東田川郡	戸田書店三川店	0235-68-0015

福島県

郡山市	ジュンク堂書店郡山店	024-927-0440

茨城県

つくば市	ACADEMIAイーアスつくば店	029-868-7407

群馬県

前橋市	蔦屋書店前橋みなみモール店	027-210-0886
	紀伊國屋書店前橋店	027-220-1830
	戸田書店前橋本店	027-223-9011
	廣川書店前橋店	027-231-3077
高崎市	廣川書店高崎店	0273-22-4804
	戸田書店高崎店	027-363-5110
藤岡市	戸田書店藤岡店	0274-22-2469

埼玉県

さいたま市	紀伊國屋書店さいたま新都心店	048-600-0830
	三省堂書店大宮店	048-646-2600
	ブックデポ書楽	048-852-6581
	紀伊國屋書店浦和パルコ店	048-871-2760
熊谷市	戸田書店熊谷店	048-599-3232

千葉県

千葉市	志学書店	043-224-7111
	三省堂書店そごう千葉店	043-245-8331
流山市	紀伊國屋書店流山おおたかの森店	04-7156-6111
柏市	ジュンク堂書店柏モディ店	04-7168-0215
船橋市	ジュンク堂書店南船橋店	047-401-0330
習志野市	丸善津田沼店	047-470-8313
印西市	宮脇書店印西牧の原店	0476-40-6325

東京都

千代田区	三省堂書店神保町本店	03-3233-3312
	三景書店	03-3252-2149
	いざわ書林	03-3261-3311
	亜東書店	03-3291-9731
	新樹社書林	03-3293-5691
	東方書店	03-3294-1001
	燎原書店	03-3294-3445
	書泉グランデ	03-3295-0011
	丸善お茶の水店	03-3295-5581
	丸善丸の内本店	03-5288-8881
中央区	八重洲ブックセンター	03-3281-8203
	丸善日本橋店	03-6214-2001
中野区	ブックファースト中野店	03-3319-5161
新宿区	紀伊國屋書店新宿本店	03-3354-0131
	ブックファースト新宿店	03-5339-7611
江東区	紀伊國屋書店ららぽーと豊洲店	03-3533-4361
大田区	東邦稲垣書店	03-3766-0068
品川区	医学堂書店	03-3783-9774
文京区	文光堂書店本郷店	03-3815-3521
豊島区	たにぐち書店	03-3980-5536
	ジュンク堂書店池袋本店	03-5956-6111
渋谷区	MARUZEN&ジュンク堂書店渋谷店	03-5456-2111
武蔵野市	ジュンク堂書店吉祥寺店	0422-28-5333
国分寺市	紀伊國屋書店国分寺店	042-325-3991
多摩市	丸善多摩センター店	042-355-3220
立川市	ジュンク堂書店立川高島屋店	042-512-9910
	オリオン書房ノルテ店	042-522-1231

神奈川県

横浜市	有隣堂伊勢佐木町本店	045-261-1231
	有隣堂横浜駅西口店	045-311-6265
	紀伊國屋書店横浜店	045-450-5901
	ACADEMIA港北店	045-914-3320
	紀伊國屋書店ららぽーと横浜店	045-938-4481
	ブックファースト青葉台店	045-989-1781
川崎市	丸善ラゾーナ川崎店	044-520-1869
厚木市	有隣堂厚木店	046-223-4111
藤沢市	ジュンク堂書店藤沢店	0466-52-1211

新潟県

新潟市	考古堂書店	025-229-4050
	紀伊國屋書店新潟店	025-241-5281
	戸田書店新潟南店	025-257-1911
	ジュンク堂書店新潟店	025-374-4411
長岡市	戸田書店長岡店	0258-22-5911

富山県

富山市	紀伊國屋書店富山店	076-491-7031
	BOOKSなかだ掛尾本店	076-492-1197

山梨県

甲府市	ジュンク堂書店岡島甲府店	055-231-0606
中巨摩郡	明倫堂書店甲府店	055-274-4331
中央市	戸田書店山梨中央店	055-278-6811

長野県

松本市	丸善松本店	0263-31-8171

岐阜県

岐阜市	郁文堂支店	058-246-1722
	丸善岐阜店	058-297-7008

静岡県

静岡市	MARUZEN&ジュンク堂書店新静岡店	054-275-2777
浜松市	ガリバー浜松店	053-433-6632

掛川市	戸田書店掛川西郷店	0537-62-6777

愛知県		
名古屋市	丸善名古屋本店	052-238-0320
	ジュンク堂書店ロフト名古屋店	052-249-5592
	大竹書店	052-262-3828
	三省堂書店名古屋本店	052-566-6801
	ジュンク堂書店名古屋店	052-589-6321
西春日井郡	紀伊國屋書店名古屋空港店	0568-39-3851

滋賀県		
草津市	ジュンク堂書店滋賀草津店	0568-39-3851

京都府		
京都市	丸善京都本店	075-253-1599
	アバンティ ブックセンター京都店	075-671-8987
	大垣書店イオンモールKYOTO店	075-692-3331
	ガリバー京都店	075-751-7151

大阪府		
大阪市	ジュンク堂書店大阪本店	06-4799-1090
	MARUZEN&ジュンク堂書店梅田店	06-6292-7383
	紀伊國屋書店グランフロント大阪店	06-6315-8970
	紀伊國屋書店梅田本店	06-6372-5821
	ジュンク堂書店近鉄あべのハルカス店	06-6626-2151
	ジュンク堂書店難波店	06-6635-5330
	旭屋書店なんばCITY店	06-6644-2551
東大阪市	ヒバリヤ書店本店	06-6722-1121
堺市	紀伊國屋書店泉北店	072-292-1631
高槻市	紀伊國屋書店高槻店	072-686-1195
	ジュンク堂書店高槻店	072-686-5300

兵庫県		
神戸市	ジュンク堂書店三宮駅前店	078-252-0777
	ジュンク堂書店三宮店	078-392-1001
	神陵文庫本店	078-511-5551
	紀伊國屋書店西神店	078-990-3573
姫路市	ジュンク堂書店姫路店	0792-21-8280

奈良県		
奈良市	ジュンク堂書店奈良店	0742-36-0801
橿原市	奈良栗田書店	0744-22-8657

和歌山県		
和歌山市	宮脇書店ロイネット和歌山店	073-402-1472

岡山県		
岡山市	神陵文庫岡山営業所	086-223-8387
	泰山堂書店鹿田本店	086-226-3211
	丸善岡山シンフォニービル店	086-233-4640
倉敷市	喜久屋書店倉敷店	086-430-5450

広島県		
広島市	紀伊國屋書店広島店	082-225-3232
	神陵文庫広島営業所	082-232-6007
	井上書店	082-254-5252
	丸善広島	082-504-6210
	ジュンク堂書店広島駅前店	082-568-3000
安芸郡	フタバ図書TERA広島府中店	082-561-0770

山口県		
宇部市	井上書店宇部店	0836-34-3424

徳島県		
徳島市	紀伊國屋書店徳島店	088-602-1611
	久米書店	088-623-1334
	久米書店医大前	088-632-2663

香川県		
高松市	宮脇書店総本店	087-823-3152
	ジュンク堂書店高松店	087-832-0170
	宮脇書店本店	087-851-3733
丸亀市	紀伊國屋書店丸亀店	0877-58-2511

愛媛県		
松山市	ジュンク堂書店松山店	089-915-0075
	新丸三書店	089-955-7381

福岡県		
福岡市	紀伊國屋書店福岡本店	092-434-3100
	九州神陵文庫本社	092-641-5555
	紀伊國屋書店ゆめタウン博多店	092-643-6721
	ジュンク堂書店福岡店	092-738-3322
	丸善博多店	092-738-3322
北九州市	井上書店小倉店	093-533-5005
久留米市	紀伊國屋書店久留米店	0942-45-7170

佐賀県		
佐賀市	紀伊國屋書店佐賀店	0952-36-8171

長崎県		
長崎市	紀伊國屋書店長崎店	095-811-4919

熊本県		
熊本市	紀伊國屋書店熊本はません店	096-377-1330
菊池郡	紀伊國屋書店熊本光の森店	096-233-1700

大分県		
大分市	紀伊國屋書店アミュプラザおおいた店	097-515-5050
	ジュンク堂書店大分店	097-536-8181
	紀伊國屋書店大分店	097-552-6100

宮崎県		
宮崎市	蔦屋書店宮崎高千穂通り店	0985-61-6711

鹿児島県		
鹿児島市	ジュンク堂書店鹿児島店	099-239-1221
	ブックスミスミオプシアミスミ店	099-813-7012

沖縄県		
那覇市	ジュンク堂書店那覇店	098-860-7175
豊見城市	戸田書店豊見城店	098-852-2511
中頭郡	琉球光和考文堂メディカルブックセンター	098-945-5050

ご希望の本が店頭にない場合は書店にご注文下さい。

[バックナンバーは全国の書店にてご注文いただけます]

月刊「医道の日本」バックナンバー12カ月INDEX

2019年6月号

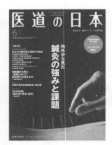

内外から見た鍼灸の強みと課題

2019年7月号

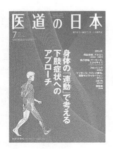

身体の「運動」で考える下肢症状へのアプローチ

2019年8月号

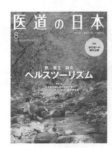

旅×養生×鍼灸　ヘルスツーリズム／旅行者への鍼灸治療

2019年9月号

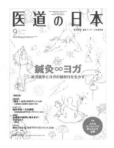

鍼灸∞ヨガ―東洋医学とヨガの親和性を生かす―

2019年10月号

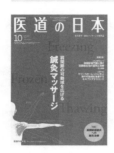

肩関節の可動域を広げる鍼灸マッサージ／肩関節周囲炎への鍼灸治療

2019年11月号

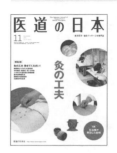

灸の工夫／灸治療が奏効した症例

2019年12月号

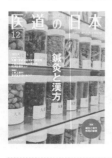

鍼灸と漢方／鍼灸と漢方　併用の症例

2020年1月号

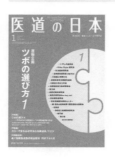

連動企画　ツボの選び方1

2020年2月号

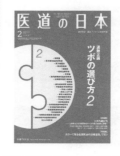

連動企画　ツボ選び方2

2020年3月号

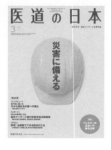

災害に備える／アレルギー性鼻炎への鍼灸治療

2020年4月号

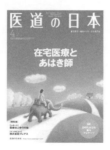

在宅医療とあはき師／在宅における鍼灸マッサージ

2020年5月号

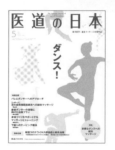

ダンス！／多様なダンスへの鍼灸マッサージ

● FAXでのご注文は、下のミシン目を切り離さず、側面のミシン
　目とアンケートとのミシン目を切り離してご使用ください。

〈通信欄〉

注 文 書

年　　月　　日

商品コード	品　名	サイズ	数量	金　額
				千
	合　計			

フリガナ
お名前

ご住所　〒　　　−

☎
FAX

※お電話番号は必ずご記入ください

E-mail　　　＠

□メールマガジン（無料）の配信を希望□する

お持ちの資格
※し印をお入れください（複数可）

□鍼灸師　□あマ指師　□柔道整復師
□看護師　□薬剤師　□ケアマネジャー　□医師　□歯科医師
□エステティシャン　□理学療法士　□トレーナー
□もっていない　□その他：

●資格欄は以前にお答え頂いている場合は未記入でお結構です。

●アンケートにご協力ください。
　（プレゼント希望の場合は□に✓印をつけて下さい。）

■6月号で面白かった記事の名前をご記入ください※5つまで。プレゼントを希望する⇒□

■これまでの「医道の日本」で一番面白かった企画、印象的だった企画をお答えください。

■これまでの「医道の日本」でもっと工夫してほしかった企画をお答えください。

■今後の小社へ希望する企画を教えてください。

■「医道の日本」へ一言、お願いします。

2020.6

「ゲンキ」をつくる仕事

1957 年創立の本校には 6000 名を超える卒業生がいます。
体験入学では臨床家や指導者としてご活躍中の先生方をお迎えし、「本物の技と心」を伝えていただきます。「はり」「灸」の治療体験、施設見学、個別相談会も行いますので、この機会にぜひお越しください。

AO エントリー
受付中!!

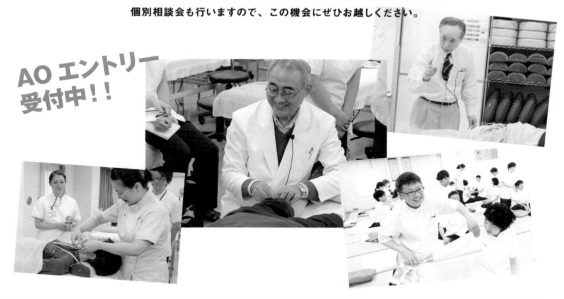

2021年4月入学生　募集学科

募集学科	募集人員		募集学科	募集人員	
鍼灸科	昼間部	30名	鍼灸あん摩マッサージ指圧科	昼間部	30名
	夜間部	30名		夜間部	30名

■専門実践教育訓練給付金対象講座　■職業実践専門課程認可校

体験入学日程 ※体験入学の詳細は随時本校ホームページに掲載いたします

2020　**6.14**㊐　**7.12**㊐　**8.23**㊐　**9.22**㊋㊗
10.18㊐　**11.23**㊊㊗　**12.6**㊐

2021　**1.11**㊊㊗　**2.7**㊐　**3.7**㊐

学校見学随時受付中!

厚生労働大臣認定　学校法人　素霊学園
東洋鍼灸専門学校

TEL 03-3209-5436　MAIL info@toyoshinkyu.ac.jp
〒169-0073 東京都新宿区百人町 1-4-4　https://www.toyoshinkyu.ac.jp
⊙ toyoshinkyu_official　　🐦 toyo_shinkyu　　駅から徒歩**3**分

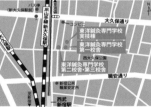

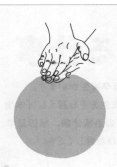
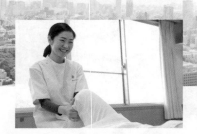 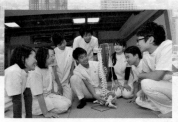 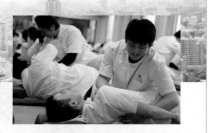

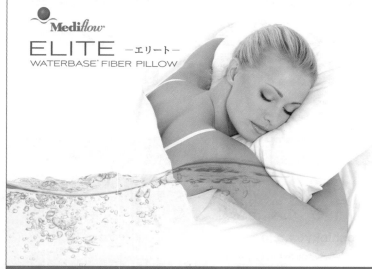
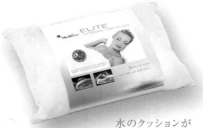

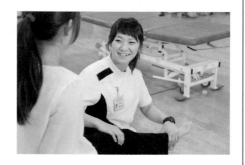

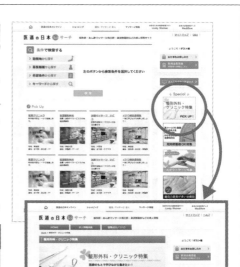

鍼電極低周波治療器

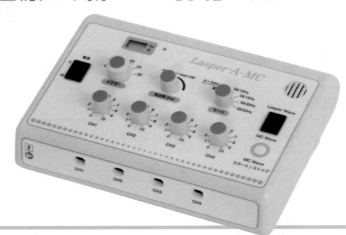

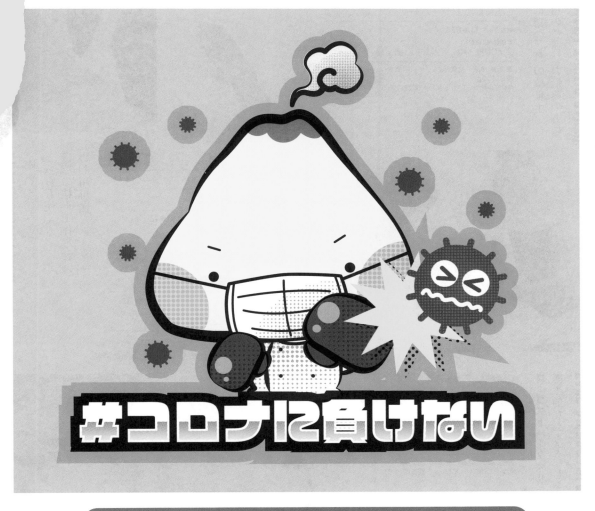

院内掲示もぐさんサイン 配布中です!!

もぐさんのイラストで癒されながら
ウイルスの感染防止の啓発や対策に取り組んでいただけないかと思い
弊社ホームページで院内掲示用のサインを配布しています!

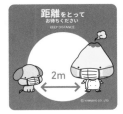
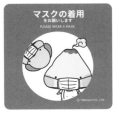
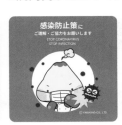
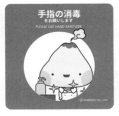
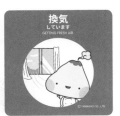

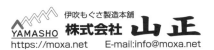

伊吹もぐさ製造本舗
株式会社 山正
https://moxa.net　E-mail:info@moxa.net

本　　社　〒526-0244 滋賀県長浜市内保町 238 番地 2
　　　　　TEL 0749-74-0330 (代)　FAX 0749-74-0466
東京営業所　〒180-0004 東京都武蔵野市吉祥寺本町 1-20-1 吉祥寺永谷シティプラザ 917 号室
　　　　　TEL 0422-23-7881　　　FAX 0422-23-7882

CIANA THUMB SAVER

母指（サム）の救世主
指の負荷にお悩みの方に

CIANA サムセーバー　[通年割引]

商品コード **IJA-634**
本体価格（税別）
2,400円 ⇒ 1,920円 **20%OFF**

製造国：中国　材質：ABS　サイズ：長さ14cm×幅4cm
重さ：100g
※オイルがついたら、石鹸、水、またはアルコールで洗浄します

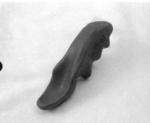
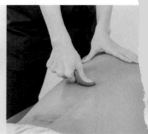

CIANA CLAY PACK

「温める」と「冷やす」
どちらも使える
自然の粘土で作られた
再利用可能なパック

CIANA クレイパック　[通年割引]

商品コード **IJA-636** CIANA クレイパック　ホット＆クール Mサイズ
本体価格（税別）
2,400円 ⇒ 1,920円 **20%OFF**

商品コード **IJA-637** CIANA クレイパック　ホット＆クール Lサイズ
本体価格（税別）
3,000円 ⇒ 2,400円 **20%OFF**

商品コード **IJA-638** CIANA クレイパック　ホット＆クール 2Lサイズ
本体価格（税別）
4,200円 ⇒ 3,360円 **20%OFF**

商品コード **IJA-639** CIANA クレイパック　ホット＆クール 首、肩用
本体価格（税別）
3,000円 ⇒ 2,400円 **20%OFF**

M（25×12.5cm）320g　　L（30×18cm）700g
2L（35×27.8cm）1700g　首・肩（58×15cm）850g
カバー素材：PVC、ポリエステル　内部素材：ナチュラルクレイ　製造国：中国

FACE DISPOSABLE COVER

ローコストハイクオリティで
衛生的なおもてなしを実現

CIANA フェイスディスポカバー 1000枚（1パック100枚入り、10パック）　[通年割引]

商品コード **IJA-635**
本体価格（税別）
10,000円 ⇒ 8,000円 **20%OFF**

大きさ：30×41cm　厚さ：50g/㎡
箱サイズ：42×31×44 cm　製造国：中国

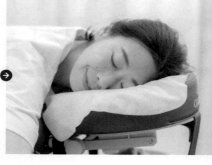
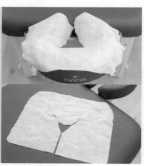

SILICONE CUPPING

ワンタッチでぴったり密着・
しっかり吸引
シンプルな操作法とデザインの
カッピングシリーズ

CIANA シリコーンカッピング 4個入　[通年割引]

商品コード **IJA-640** XS（接触側内径3cm）
本体価格（税別）
2,000円 ⇒ 1,600円 **20%OFF**

商品コード **IJA-641** S（接触側内径4cm）
本体価格（税別）
3,000円 ⇒ 2,400円 **20%OFF**

商品コード **IJA-642** M（接触側内径5cm）
本体価格（税別）
4,200円 ⇒ 3,360円 **20%OFF**

商品コード **IJA-643** L（接触側内径7cm）
本体価格（税別）
10,000円 ⇒ 8,000円 **20%OFF**

製造国：中国　材質：シリコーン

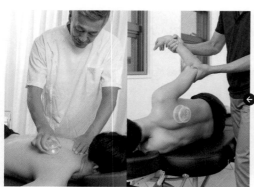

CIANA オフィシャルホームページ
http://ciana.jp/

CIANA Instagram
http://www.instagram.com/ciana_bodywork/

お問い合わせ　☎0120-2161-02
ネットショッピング　http://www.ido-netshopping.com/

FAX受注受付　046-865-2707

WEBでの販売価格は、カタログ掲載の割引販売価格と異なる商品もございます。

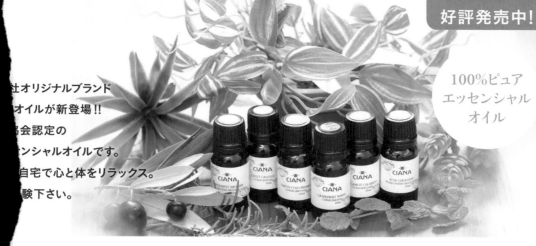

好評発売中!

100%ピュア
エッセンシャル
オイル

※画像はイメージです

容量：10ml
原産国：イタリア
[商品名]：[...]ト
商品コード：IBB-100
価格（税抜）：1,570円
[...]系の香り。大人のシトラス
[...]かな香り。

容量：10ml
原産国：フランス
商品名：グレープフルーツホワイト
商品コード：IBB-101
価格（税抜）：1,540円
さっぱりとした爽やかな香り。気分をリ
フレッシュしてくれます。

容量：10ml
原産国：イタリア
商品名：レモン　コールドプレスト
商品コード：IBB-102
価格（税抜）：1,540円
柑橘系ベーシックな精油。フレッシュな
搾りたてのレモンの香り。

容量：10ml
原産国：オーストラリア
商品名：スイートオレンジ
商品コード：IBB-103
価格（税抜）：1,540円
人気が非常に高い精油。甘く爽やかな
ジューシーな香りです。

容量：10ml
原産国：中国
商品名：ペパーミントアヴェンシス
商品コード：IBB-104
価格（税抜）：1,540円
薄荷希種（ハッカ）です。抗菌、抗細菌作
用に優れ清々しい爽さっぱりした香り。

容量：10ml
原産国：フランス
商品名：ローズゼラニウム
商品コード：IBB-105
価格（税抜）：2,570円
とても人気が高い精油。甘く上品な香
りは多くの女性を魅了します。

容量：10ml
原産国：スペイン
商品名：ローズマリー
商品コード：IBB-106
価格（税抜）：1,540円
幅広い効用があり温かみのあるハーブ
の香り。

容量：10ml
原産国：ブラジル
商品名：ローズウッド
商品コード：IBB-107
価格（税抜）：2,570円
非常に人気の高い精油。甘く、ウッ
ディーでとてもよい香り。

容量：5ml
原産国：インド
商品名：ジャスミンアブソリュート
商品コード：IBB-108
価格（税抜）：18,510円
濃厚で甘い上品なフローラルな香り。
感情のバランスをとってくれます。

容量：5ml
原産国：オーストラリア
商品名：サンダルウッド
商品コード：IBB-109
価格（税抜）：6,170円
生命の根幹から香るような、ビャクダン
の材を用いたスパイシーな精油。

容量：10ml
原産国：オーストラリア
商品名：ティートゥリー
商品コード：IBB-110
価格（税抜）：2,570円
自然の恵みを感じる、透き通る渋みと甘
さが特徴。抗菌作用があります。

容量：10ml
原産国：フランス
商品名：イランイラン(1st Grade)
商品コード：IBB-111
価格（税抜）：4,110円
エキゾチックな甘いフローラルな香り。

容量：5ml
原産国：イタリア
商品名：ネロリ
商品コード：IBB-112
価格（税抜）：13,800円
大変希少な精油です。高貴な華々しさ
とほろ苦さを併せ持っています。

容量：10ml
原産国：中国
商品名：ユーカリ　グロブルス
商品コード：IBB-113
価格（税抜）：1,540円
シトラス調でフローラル。フレッシュな
香りが強く人気があります。

容量：10ml
原産国：フランス
商品名：ラベンダー
商品コード：IBB-114
価格（税抜）：2,570円
古くから愛されるハーブの代表。ハーブ
の香りの最も人気が高い精油。

医道の日本社
オリジナルブレンド
眠りブレンド
容量：10ml
商品名：NEMURI BREND
商品コード：IBB-115
価格（税抜）：2,570円
ラベンダー、マジョラム、ベルガモット、
クラリセージ、ローズアブソリュート。

医道の日本社
オリジナルブレンド
麗しブレンド
容量：10ml
商品名：URUWASHI BREND
商品コード：IBB-116
価格（税抜）：2,570円
ラベンダー、マンダリン、ローズゼラニウム、
フランキンセンス、ネロリ。

17本
set
医道の日本社
アロマ17本セット
容量：5ml～10ml
商品名：AROMA SET
商品コード：IBB-130
価格（税抜）：69,820円
弊社のオリジナルオイル含め全ての精
油17種類のセット。

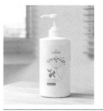

配合主
成分な
 ホホバ種子油
 アーモンド油
 ヒマワリ種子油

商品名：CIANAベーシックマッサージオイル
商品コード：IOE-3007
価格（税抜）：5,700円
安心の国産原料なのに低価格。
精油を混ぜて使えるキャリアオイル

容量：1L
国産

CIANAオフィシャルホームページ
http://ciana.jp/

CIANA Instagram
https://www.instagram.com/ciana_bodywork/

お問い合わせ　0120-2161-02

ネットショッピング　http://www.ido-netshopping.com/

FAX受注受付　046-865-2707

WEBでの販売価格は、カタログ掲載の
割引販売価格と異なる商品もございます。

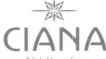

CIANA Massage Oil Serie

Refind Massage Series

CIANA プロフェッショナル
マッサージシリーズ

「CIANA」は医道の日本社オリジナルブランドです。
治療家と共に歩む医道の日本社だからこそ生み出せた、安心安全のこだわりの商品を体感してく

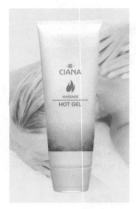

血行不良を改善する
成分でマッサージ後も
ポカポカがつづく

CIANA
マッサージ
ホットジェル

200g
本体価格 2,300円（税別）

深部への穏やかな温感作用
が、冷えやむくみ予防に最
適。

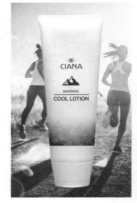

クールダウンが
筋肉や局所を
しっかり癒す
メンテナンスグッ

CIANA
マッサージ
クールローショ

200g
本体価格 2,200円（税別）

ソフトで爽快な
刺激を与える
冷感クールローション。

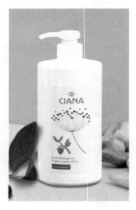

オーガニック
ホホバオイル配合
・無香料

ベーシック
マッサージオイル

1ℓ
本体価格 5,700円（税別）

安心の国産原料なのに
低価格。精油を混ぜて
使えるキャリアオイル。

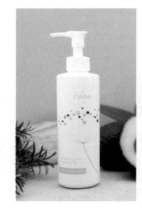

心やすらぐ
グリーンウッドの香り

RFライト
マッサージオイル

240mℓ
本体価格 2,200円（税別）

さっぱり軽いつけ心地。
全身マッサージや深部への
アプローチに。

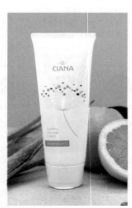

ほのかな
グレープフルーツの香り

ST
マッサージクリーム

200g
本体価格 1,900円（税別）

オイルのような滑りを実現し
たマッサージクリーム。
スポーツマッサージ、
リフレクソロジーなど
あらゆるマッサージに対応。

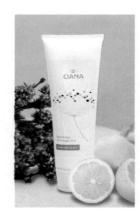

さわやかな
ラベンダーの香り

RMD
マッサージジェル

200g
本体価格 3,200円（税別）

とろけるような質感で
滑りがよくロングマッサージ
などにおすすめ。

発売元　株式会社 医道の日本社　フリーコール 0120-2161-02

マッサージ情報サイト「シアナ」▶ http://ciana.jp